实用口腔医学

主编 门贝 汤洪毅 李山

吉林科学技术出版社

图书在版编目（CIP）数据

实用口腔医学 / 门贝，汤洪毅，李山主编. -- 长春：吉林科学技术出版社，2022.4
ISBN 978-7-5578-9258-6

Ⅰ. ①实… Ⅱ. ①门… ②汤… ③李… Ⅲ. ①口腔科学 Ⅳ. ①R78

中国版本图书馆 CIP 数据核字(2022)第 088452 号

实用口腔医学

主　　编　门　贝　汤洪毅　李　山
出 版 人　宛　霞
责任编辑　史明忠
封面设计　金熙腾达
制　　版　金熙腾达
幅面尺寸　185mm×260mm
字　　数　383 千字
印　　张　16.75
印　　数　1-1500 册
版　　次　2022年4月第1版
印　　次　2023年3月第1次印刷

出　　版　吉林科学技术出版社
发　　行　吉林科学技术出版社
地　　址　长春市福祉大路5788号
邮　　编　130118
发行部电话/传真　0431-81629529 81629530 81629531
81629532 81629533 81629534
储运部电话　0431-86059116
编辑部电话　0431-81629518
印　　刷　三河市嵩川印刷有限公司

书　　号　ISBN 978-7-5578-9258-6
定　　价　105.00元

前言

口腔是人体的一种多功能的器官，不仅可以摄取食物，还可以进行语言交流；不仅可以进行呼吸，还可以进行部分手的替代工作。口腔的功能主要包括了与生俱来的吮吸功能、咀嚼功能、帮助消化的功能、感知味觉的功能、语言交流的功能以及支撑的功能。口腔健康包括的范围较为广泛，既包括了牙健康，又包括了口腔中其他辅助部位的健康，由此可见口腔疾病与人体的健康是密切相关的。

近年来，我国口腔医学的发展尤为迅速，多种诊断方法和治疗手段相继应用到临床工作中，极大地丰富了口腔医学的内容。随着社会经济的发展，人们对口腔医疗的需求量日益增加，口腔医学从业人员也在逐年增加，口腔医疗水平已成为一个国家经济发展和文明程度的重要标志。口腔医学涉及面很广，需要从业者有扎实的理论基础和熟练的操作技能，基层医院、个体口腔从业医务人员也越来越多地需要开展高质量的口腔治疗。为适应口腔医学的快速发展，充实口腔临床工作者的基础储备，特撰写了这部《实用口腔医学》。本书从口腔的解剖生理入手，依次对口腔的生物学、免疫学、病理学、医学美学、正畸学、修复学展开论述；对种植义齿与拔牙术以及口腔常见症状与常用药物也有一定的介绍；并特别针对儿童及老年人的口腔疾病与治疗做了简单的阐述；本书论述严谨，结构合理，条理清晰，能够为现代口腔医学相关理论的深入研究打下坚实的基础。

撰写过程中参阅了许多相关专业的书籍，在此表示感谢。全书内容丰富，希望能对读者提供一定的帮助。但由于能力有限，加之时间仓促，不妥与错误之处在所难免，望广大读者批评指正。

目　录

第一章　口腔的解剖生理

第一节　口腔及颌面部区域划分

口腔颌面部是口腔与颌面部的统称。上起发际，下至下颌骨下缘或达舌骨水平，两侧至下颌支后缘或颞骨乳突之间的区域通常称为颜面部。以经过眉间点、鼻下点的两个水平线为界，可将颜面部分为三等分（图 1–1），即上 1/3、中 1/3 和下 1/3。颜面部的中 1/3 和下 1/3 两部分组成颌面部，上 1/3 区域称为颅面部，即颌面部是以颌骨为主要骨性支撑的区域，而颅面部则是以颅骨（额骨）为主要骨性支撑的区域。现代口腔医学，尤其是口腔颌面外科学的研究，已扩展到上至颅底、下至颈部的区域，但不涉及此区域内的眼、耳、鼻、咽等组织器官。

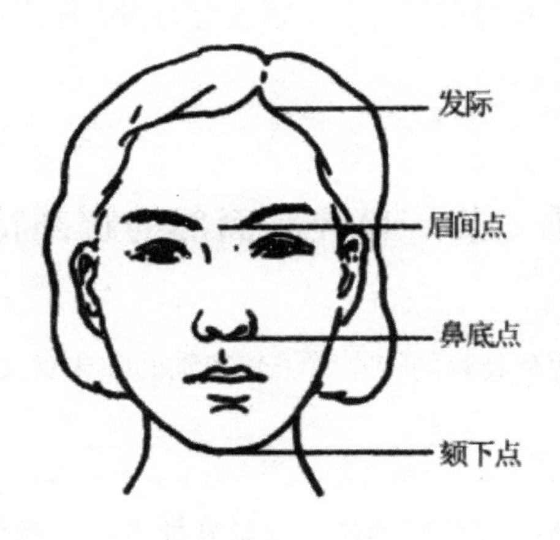

图 1-1　面部三等分

口腔颌面部的解剖区域可分为颌面区、眶区、眶下区、颞面区、鼻区、唇区、颏区、颊区、腮腺咬肌区、颧区（图 1–2）。

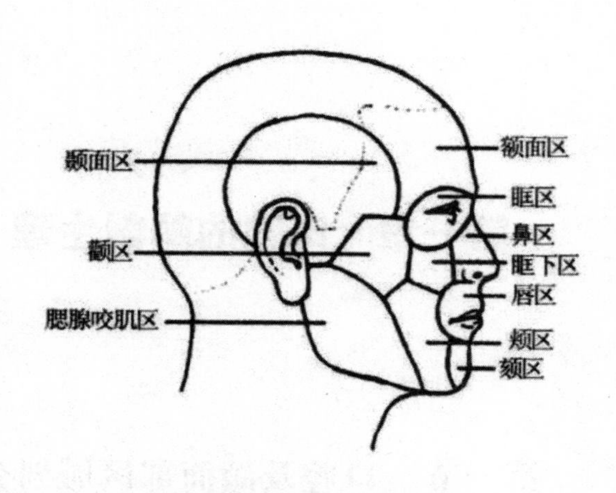

图 1-2 口腔颌面部解剖分区

口腔位于颌面部区域内，是指由牙齿、颌骨及唇、颊、腭、舌、口底、唾液腺等组织器官组成的多功能性器官。口腔为上消化道的起始端，其内牙齿的主要功能为咀嚼食物；唇的主要功能为吮吸；舌的主要功能为运送食物及辅助食物吞咽；唾液腺的功能则是分泌大量唾液，以润滑口腔黏膜和食物，并通过其中的淀粉酶对食物进行初步糖化作用。进食时，舌、颊、唇协调运动，将食物与唾液充分拌匀，送入上、下牙间便于咀嚼，并通过咀嚼把食物研细、拌匀以利于吞咽。舌体上有多种感受器，其中味觉感受器可感受酸、甜、苦、辣、咸等味觉，其他感受器可分辨冷热、机械刺激等。唇、舌、牙、腭、颊的协调运动对完成发音和提高语言的清晰度起到很大作用；在鼻腔堵塞时，可通过口腔经咽喉进行呼吸。

第二节　口腔颌面部的解剖特点

口腔颌面部的特殊性及其解剖特点赋予其特别的临床意义。

一、位置显露

口腔颌面部位置外露，容易受外伤，这是其缺点；但罹患疾病后，容易早期发现，获得及时治疗，则是其优点。

二、血供丰富

口腔颌面部血管丰富，使其组织器官具有较强的抗感染能力，外伤或手术后伤口愈合也较快；但因其血供丰富，组织疏松，受伤后出血多，局部组织肿胀明显。

三、解剖结构复杂

口腔颌面部解剖结构复杂，有面神经、三叉神经、唾液腺及其导管等组织和器官，这些组织和器官损伤后可能导致面瘫、麻木及涎瘘等并发症的发生。

四、自然皮肤皮纹

颌面部皮肤向不同方向形成自然的皮肤皱纹，简称皮纹。皮纹的方向随年龄增加而有所变化。颌面部手术的切口设计应沿皮纹方向，并选择较隐蔽的区域做切口，使术后伤口愈合瘢痕相对不明显。

五、颌面部疾患影响形态及功能

口腔颌面部常因先天性或后天性的疾患，如唇、腭裂或烧伤后瘢痕，导致颌面部形态异常，乃至颜面畸形和功能障碍。

六、疾患易波及毗邻部位

口腔颌面部与颅脑及咽喉毗邻，当发生炎症、外伤、肿瘤等疾患时，容易波及颅内和咽喉部，以及相邻的眼、耳、鼻等器官。

七、结构

由于颌面部结构复杂，面积相对小，又直接影响美观，所以，颌面部手术难度相对大。

第三节 颌面部解剖

一、颌骨

（一）上颌骨

上颌骨为面部中份最大的骨组织。由左右两侧形态结构对称、不规则的2块骨骼构成，并于腭中缝处连接成一体。上颌骨由一体、四突构成，其中，一体即上颌骨体，四突即额突、颧突、牙槽突和腭突。上颌骨与鼻骨、额骨、筛骨、泪骨、犁骨、下鼻甲、颧骨、腭骨、蝶骨等邻近骨器官相接，构成眶底、鼻底和口腔顶部。

1. 上颌骨体

上颌骨体分为四壁一腔，为前、后、上、内四壁和上颌窦腔构成的形态不规则骨体。

前壁：又称脸面，上方以眶下缘与上壁（眼眶下壁）相接，在眶下缘中心下方0.6～1

cm 处有眶下孔，眶下神经、血管从此通过。在眶下孔下方有尖牙根向外隆起形成骨突，称尖牙嵴。嵴的内侧、切牙的上方有一骨凹，称切牙凹。嵴的外侧、眶下孔下方有一深凹，称尖牙窝。此处骨质很薄，常经此凿骨进入上颌窦内施行手术。

后壁：又称颞下面，常以颧牙槽嵴作为前壁与后壁的分界线，其后方骨质微凸，呈结节状，称上颌结节。上颌结节上方有 2 ～ 3 个小骨孔，有上牙槽后神经、血管通过。颧牙槽嵴和上颌结节是上牙槽后神经阻滞麻醉的重要标志。

上壁：又称眶面，呈三角形，构成眼眶下壁的大部，其后份中部有眶下沟，向前、内、下通眶下管，开口于眶下孔。上牙槽前、中神经由眶下管内分出，经上颌窦前外侧壁分布到前牙和前磨牙。

内壁：又称鼻面，参与构成鼻腔外侧壁，内有三角形的上颌窦裂孔，在中鼻道通向鼻腔。上颌窦裂孔后方有向前下方的沟与蝶骨翼突和腭骨垂直部相接，共同构成翼腭管。翼腭管长约 3.1 cm，管内有腭降动脉和腭神经通过。临床上可以通过翼腭管施行上颌神经阻滞麻醉。

上颌窦：呈锥形空腔，底向内、尖向外伸入颧突，底部有上颌窦开口。上颌窦壁即骨体的四壁骨质皆薄，内面衬以上颌窦黏膜。上颌窦底与上颌后牙根尖紧密相连，有时仅隔以上颌窦黏膜，故当上颌前磨牙及磨牙根尖感染时，炎症易于穿破上颌窦黏膜，导致牙源性上颌窦炎；在拔除上颌前磨牙和磨牙断根时，应注意勿将断根推入上颌窦内。

2. 上颌骨突

上颌骨突包括额突、颧突、牙槽突和腭突。

额突：位于上颌骨体的内上方，与额骨、鼻骨、泪骨相连。

颧突：位于上颌骨体的外上方，与颧骨相连，向下至第一磨牙形成颧牙槽嵴。

牙槽突：位于上颌骨体的下方，与上颌窦前、后壁紧密相连，左、右两侧在正中线相连形成弓形。每侧牙槽突上有 7 ～ 8 个牙槽窝容纳牙根。前牙及前磨牙区牙槽突的唇、颊侧骨板薄而多孔，有利于麻醉药物渗入骨松质内，达到局部浸润麻醉的目的。由于唇颊侧骨质疏松，拔牙时向唇颊侧方向用力摇动则阻力较小。

腭突：指在牙槽突内侧伸出的水平骨板，后份接腭骨的水平板，两侧在正中线相连组成硬腭，将鼻腔与口腔隔开。硬腭前份有切牙孔（腭前孔），有鼻腭神经、血管通过。后份有腭大孔（腭后孔），有腭前神经、血管通过。腭大孔后方还有 1 ～ 2 个腭小孔，腭中、后神经由此通过。

3. 上颌骨的解剖特点及其临床意义

支柱式结构及其临床意义：上颌骨与多数邻骨相连，且骨体中央为一空腔，因而形成支柱式结构。当遭受外力打击时，力量可通过多数邻骨传导分散，不致发生骨折；若打击力量过重，则上颌骨和邻骨均可发生骨折，甚至合并颅底骨折并导致颅脑损伤。由于上颌骨无强大肌肉附着，骨折后较少受到肌肉的牵引而移位，故骨折段的移位与所受外力的大小、方向有关。上颌骨骨质疏松，血运丰富，骨折后愈合较快。一旦骨折应及时复位，以免发生错位愈合。发生化脓性感染时，疏松的骨质有利于脓液穿破骨质而达到引流的目的，因此上颌骨较少发生颌骨骨髓炎。

解剖薄弱部位及其临床意义，上颌骨具有骨质疏密、厚薄不一，连接骨缝多，牙槽窝的深浅、大小不一致等特点，从而构成解剖结构上的一些薄弱环节或部位，这些薄弱环节是骨折常发生的部位。上颌骨的主要薄弱环节表现为 3 条薄弱线：①第一薄弱线：从梨状孔下部平行牙槽突底经上颌结节至蝶骨翼突。当骨折沿此薄弱线发生时称上颌骨 Le Fort Ⅰ型骨折，骨折线称为上颌骨 Le Fort Ⅰ型骨折线。②第二薄弱线：通过鼻骨、泪骨、颧骨下方至蝶骨翼突。当骨折沿此薄弱线发生时称上颌骨 Le Fort Ⅱ型骨折，骨折线称为上颌骨 Le Fort Ⅱ型骨折线。③第三薄弱线：通过鼻骨、泪骨、眶底、颧骨上方至蝶骨翼突。当骨折沿此薄弱线发生时称上颌骨 Le Fort Ⅲ型骨折，骨折线称为上颌骨 Le Fort Ⅲ型骨折线。

（二）下颌骨

下颌骨是颌面部唯一可以活动而且最坚实的骨骼，在正中线处两侧联合呈马蹄形，分为下颌体与下颌支两部分。

1. 下颌体

下颌体分为上、下缘和内、外面，在两侧下颌体的正中处联合，外有颏结节，内有颏棘。下颌体上缘为牙槽骨，有牙槽窝容纳牙根。前牙区牙槽骨板较后牙区疏松，而后牙区颊侧牙槽骨板较舌侧厚。下颌体下缘骨质致密而厚，正中两旁稍内处有二腹肌窝，为二腹肌前腹起端附着处。下颌体外面相当于前磨牙区上、下缘之间，有颏孔开口向后上方，神经、血管经此穿出。自颏孔区向后上方与下颌支前缘相连续的线形突起称外斜线，有面部表情肌附着。下颌体内面从颏棘斜向上方的线形突起称下颌舌骨线，为下颌舌骨肌起端附着处，而颏棘上有颏舌肌和颏舌骨肌附着。在下颌舌骨线前上份有舌下腺窝，为舌下腺所在处；后下份有下颌下腺窝，为下颌下腺所在处。

2. 下颌支

下颌支为左、右垂直部分，上方有 2 个骨突。前者称喙突，呈扁平三角形，有颞肌和咬肌附着；后者称髁突，与颞骨关节窝构成颞下颌关节。髁突是下颌骨的主要生长中心。髁突下方缩窄处称髁突颈，有翼外肌附着。两个骨突之间的凹陷切迹称下颌切迹或乙状切迹，有咬肌血管、神经通过。乙状切迹为经颞下途径进行圆孔和卵圆孔注射麻醉的重要标志。下颌支外侧面较粗糙，有咬肌附着。内侧面中央有一呈漏斗状的骨孔，称下颌孔，为下牙槽神经、血管进入下颌管的入口；孔前内侧有一小的尖形骨突，称下颌小舌，为蝶下颌韧带附着之处。内侧面下份近下颌角区骨面粗糙，有翼内肌附着。下颌角是下颌支后缘与下缘相交的部分，有茎突下颌韧带附着。

3. 下颌骨的解剖特点及其临床意义

（1）解剖薄弱部位下颌骨的髁突颈、正中联合、颏孔区、下颌角等为下颌骨的骨质薄弱部位，当遭遇外力时，这些部位常发生骨折。

（2）血液供应较差，且骨皮质致密下颌骨的血液供应较上颌骨差，周围有强大致密的肌肉和筋膜包绕，当炎症化脓时不易得到引流，所以此处骨髓炎的发生较上颌骨为多。下颌骨骨折愈合较上颌骨骨折愈合慢。

二、血管

（一）动脉

颌面部血液供应特别丰富，主要来自颈外动脉的分支，有舌动脉、面动脉、上颌动脉和颞浅动脉等。各分支间和两侧动脉间均通过末梢血管网而彼此吻合，故伤后出血多。压迫止血时，必须压迫供应动脉的近心端，才能起到暂时止血的作用。

1. 舌动脉

舌动脉自颈外动脉平舌骨大角水平分出，向内上方走行，分布于舌、口底和牙龈。

2. 面动脉

面动脉又称颌外动脉，为面部软组织的主要动脉。在舌动脉稍上方，自颈外动脉分出，向内上方走行，然后绕下颌下腺体及下颌下缘，由咬肌前缘向内前方走行，分布于唇、颏、颊和内眦等部。面颊部软组织出血时，可于咬肌前缘下颌骨下缘压迫此血管止血。

3. 上颌动脉

上颌动脉位置较深，位于下颌骨髁突颈部内侧。自颈外动脉分出，向内前方走行至颞下窝，分布于上、下颌骨和咀嚼肌。

4. 颞浅动脉

颞浅动脉为颈外动脉的终末支，在腮腺组织内分出面横动脉，分布于耳前部、颧部和颊部。颞浅动脉分布于额、颞部头皮，在颧弓上方皮下可扪及动脉搏动，可在此压迫动脉止血。颌面部恶性肿瘤须动脉内灌注化疗药物时，可经此动脉逆行插管进行治疗。

（二）静脉

颌面部静脉系统较复杂且有变异，常分为深、浅两个静脉网。浅静脉网由面静脉和下颌后静脉组成；深静脉网主要为翼静脉丛。面部静脉的特点是静脉瓣较少，当肌收缩或受挤压时，易使血液倒流。故颌面部的感染，特别是由鼻根至两侧口角三角区的感染，若处理不当，易逆行传入颅内，引起海绵窦血栓性静脉炎等严重并发症。

1. 面静脉

面静脉又称面前静脉，起于额静脉和眶上静脉汇成的内眦静脉，沿鼻旁口角外到咬肌前下角，在颊部有面深静脉与翼静脉丛相通；由咬肌前下角向下穿颈深筋膜，越下颌下腺浅面，在下颌角附近与下颌后静脉前支汇成面总静脉，横过颈外动脉浅面，最后汇入颈内静脉。面静脉可经内眦静脉和翼静脉丛通向颅内海绵窦。

2. 下颌后静脉

下颌后静脉又称面后静脉，由颞浅静脉和上颌静脉汇合而成，沿颈外动脉外侧方，向下走行至下颌角平面，分为前、后两支。前支与面静脉汇合成面总静脉；后支与耳后静脉汇合成颈外静脉。颈外静脉在胸锁乳突肌浅面下行，在锁骨上凹处穿入深面，汇入锁骨下静脉。

3. 翼静脉丛

翼静脉丛位于颞下窝，大部分在翼外肌的浅面，少部分在颞肌和翼内、外肌之间。在行上颌结节麻醉时，有时可刺破形成血肿。它收纳颌骨、咀嚼肌、鼻内和腮腺等处的静脉血液，经上颌静脉汇入下颌后静脉。翼静脉丛可通过卵圆孔和破裂孔等与海绵窦相通。

三、淋巴组织

颌面部的淋巴组织极其丰富，淋巴管成网状结构，收纳淋巴液，汇入淋巴结，构成颌面部的重要防御系统。正常情况下，淋巴结小而柔软，不易扪及。当炎症或肿瘤转移时，相应淋巴结就会发生肿大，故有重要的临床意义。

颌面部常见且较重要的淋巴结有腮腺淋巴结、颌上淋巴结、颌下淋巴结、颏下淋巴结、位于颈部的颈浅和颈深淋巴结。

第四节　口腔解剖

口腔前壁为唇，经口裂通向外界，后方为口咽。牙槽骨及上、下牙列将口腔分为两部分：牙列与唇、颊之间为口腔前庭，牙列以内为固有口腔。

一、口腔前庭

口腔前庭为位于唇、颊与牙列、牙龈及牙槽骨、牙弓之间的马蹄铁形潜在腔隙，在张口时和固有口腔相通；在上、下牙咬紧时，通过在其后部经翼下颌皱襞与最后磨牙远中面之间的空隙与固有口腔相通。口唇与颊部内面都衬有黏膜，中间为肌肉，外面为皮肤。口唇与颊黏膜移行于上、下颌骨的牙槽突上，形成牙龈。

二、固有口腔

固有口腔亦称口腔本部，上方以软、硬腭为界，下方以口底为界，前方和两侧以上、下牙齿和牙龈为界，后方与口咽相邻。固有口腔内大部分空间为舌所占据。

三、口腔的主要组织器官

（一）唇

唇构成口腔的前壁，分为上唇和下唇。上、下唇脱离接触时构成的通道称口裂，两侧联合处形成口角。

唇组织结构由皮肤（外层）、肌肉（中层）和黏膜（内层）组成。

1. 皮肤

唇部皮肤较厚，与肌层附着紧密。唇部皮肤有丰富的汗腺、皮脂腺及毛囊，为疖、痈好发部位。

2. 肌层

肌层主要为扁平成环状或椭圆状的口轮匝肌。手术或外伤时应将其对位缝合，以免形成较宽的瘢痕或隐裂。

3. 黏膜下层和唇腺

黏膜下层主要由疏松结缔组织和较多纤细的弹力纤维组成。上、下唇动脉在平唇红缘处形成冠状的动脉环，距黏膜近而隔皮肤较远，以手指可触及搏动。唇部手术时可以夹住此处暂时止血。此外还有许多小黏液腺，导管阻塞时容易形成黏液囊肿。

4. 黏膜

上皮层较厚，略呈透明，有黏液腺开口，排出黏液。

（二）颊

颊位于面部两侧，形成口腔前庭的外侧壁。上界颧骨下缘，下界下颌骨下缘，后界咬肌前缘，前界唇面沟。颊的全层厚度为 1 ～ 3 cm，其厚度的大小直接影响面容丰满与否。颊的组织结构由外向内如下所述：

1. 皮肤

颊部皮肤较薄。

2. 皮下组织

皮下组织为疏松的结缔组织，其内含有数目不等的脂肪。在颊肌表面和颊、咬二肌之间有一团菲薄筋膜包裹的脂肪，称颊脂垫。其尖称颊脂垫尖，为下牙槽神经阻滞麻醉的重要标志。

3. 颊筋膜

颊筋膜位于皮下组织的深面，覆盖于颊肌表面，在颊肌和向后的咽肌之间形成翼下颌韧带。

4. 颊肌

颊肌起自翼下颌韧带及其上下颌骨的毗邻部分，腮腺导管穿过该肌。

5. 黏膜下层

黏膜下层含有黏液腺。

6. 黏膜

在上颌第二磨牙所对应的颊黏膜上有腮腺导管的开口。在颊黏膜偏后的区域，有时可见黏膜下有颗粒状黄色斑点，称为皮脂腺异位症或迷脂症。

（三）腭

腭分为前 2/3 的硬腭及后 1/3 的软腭两部分：硬腭在腭前部有骨质部分；软腭在腭后部有肌肉可活动部分。软腭后缘正中突出部为悬雍垂。腭参与发音、言语及吞咽等活动。腭表面有如下标志：

1. 腭中缝

腭黏膜的正中线上有一很明显的黏膜缝，叫腭中缝。

2. 切牙乳头

切牙乳头为位于两中切牙后面、腭中缝上的黏膜突起，其内为切牙孔，鼻腭神经、血管由此穿出向两侧分布于硬腭前 1/3。切牙乳头是鼻腭神经局部麻醉的表面标志。

3. 硬腭皱襞

硬腭皱襞位于切牙乳头两旁，为多条不规则的波浪形软组织横嵴。儿童或者青壮年时期比较明显，随着年龄增长而逐渐平缓。硬腭皱襞有辅助发音的功能。

4. 腭大孔

腭大孔位于硬腭后缘前方约 0.5 cm 处，上颌第三磨牙腭侧，约相当于腭中缝至龈缘之外、中 1/3 处。此处黏膜稍凹陷，其深面为腭大孔，腭前神经及腭大血管经此孔向前分布于硬腭后 2/3。此凹陷为腭大孔麻醉的表面标志。

5. 上颌硬区

在上颌硬腭中央部分，黏膜薄且缺乏弹性。在硬区前部有时可出现不同程度的骨质隆起，称上颌隆突。

6. 腭小凹

腭小凹为位于软、硬腭交界处腭中缝两旁的小孔，是腭部许多小唾液腺的开口。有些人没有腭小凹。

（四）舌

舌分为舌体和舌根两部分。前 2/3 为舌体，活动度大；后 1/3 为舌根，活动度小，参与咽前壁的构成。其前端为舌尖，上面为舌背，下面为舌腹。舌背黏膜粗糙，与舌肌紧密相连。舌体和舌根之间以“人”字形沟为界。界沟的中点后面有一凹陷，为甲状舌管遗留下来的残迹，称为舌盲孔。

舌是由横纹肌组成的肌性器官。肌纤维呈纵横、上下等方向排列，因此舌能进行前伸、后缩、卷曲等多方向运动。舌前2/3遍布乳头，分下列4种：丝状乳头数目最多，但体积甚小，呈天鹅绒状，布于舌体上面，司一般感觉；菌状乳头数目较少，色红，分散于丝状乳头之间而稍大，有味蕾，司味觉；轮廓乳头一般为7～9个，体积最大，排列于界沟前方，乳头周围有深沟环绕，沟内有味蕾，司味觉；叶状乳头为5～8条并列皱襞，位于舌侧缘后部，含味蕾，司味觉。舌的感觉神经：舌体部为舌神经，舌根部为舌咽神经。舌的运动为舌下神经所支配。舌的味觉神经为面神经的鼓索支，该支加入舌神经，分布于舌背黏膜。

（五）口底

口底又称舌腹面或舌下面。黏膜薄而光滑，在中线处形成舌系带。舌系带过短或附丽过前时，常造成语言、咀嚼障碍，须手术治疗。舌系带两侧各有一条黏膜皱襞，称舌下肉阜，为颌下腺导管和部分舌下腺导管的开口。

（六）牙列或牙弓

上、下颌牙分别在上、下颌牙槽骨上排列成连续的弓形，构成上、下牙列或牙弓。按照构成牙列的牙齿不同，分为恒牙列、乳牙列和混合牙列3种。恒牙列全部由恒牙组成，一般为尖圆型、椭圆形或方圆形。乳牙列全部由乳牙组成，形态近似半圆形。混合牙列中既有恒牙，也有乳牙。

四、牙周组织的解剖结构

牙周组织包括牙龈、牙周膜、牙槽骨三部分，是牙的支持组织。其主要功能是保护和支持牙齿，使其固定于牙槽窝内，承受咀嚼力量。

（一）牙龈

牙龈是包围和覆盖在牙颈部和牙槽嵴的黏膜组织，呈粉红色，坚韧而有弹性。牙龈未与牙颈部附着的部分称游离龈，游离龈边缘称为龈缘，龈缘正常情况下呈月牙形。龈缘与牙颈之间的空隙称龈沟。正常龈沟深度为0.5～3 mm，平均1.8 mm。龈沟超过3 mm时则被认为是病理性的，称牙周袋。两邻牙之间突起的牙龈称龈乳头，在炎症或食物嵌塞时，龈乳头可发生肿胀或破坏消失。附着龈在游离龈的根方，紧密贴附在牙槽骨表面。其表面有橘皮状的凹陷小点，称为点彩。当牙龈有炎症水肿时，点彩可消失。

（二）牙周膜

牙周膜由致密结缔组织构成，环绕牙根，位于牙根和牙槽骨之间。其宽度为0.15～0.387 mm，在根中1/3最薄。牙周膜由纤维、细胞、基质、神经、血管、淋巴结等组成，大量纤维排列成束，一端埋于牙骨质内，另一端则埋于牙槽窝骨壁里，使牙齿固定于牙槽窝内，并能抵抗和调节牙所承受的咀嚼压力，具有悬韧带的作用，又称牙周韧带。

（三）牙槽骨

牙槽骨是上、下颌骨包绕和支持牙根的部分，又称牙槽突。骨质较疏松且富于弹性。牙根所在的骨窝称牙槽窝，牙槽窝在冠方的游离端称牙槽嵴，牙根和牙根之间的骨板称牙槽间隔。牙槽骨和牙周膜都有支持和固定牙齿的作用。牙槽骨的生长发育有赖于牙的功能性刺激。如果牙齿脱落，牙槽骨也就随之萎缩。

第五节 𬌗与颌位

上、下颌牙发生咬合接触的现象称为𬌗。颌位指下颌骨相对上颌骨或颅骨的位置。由于下颌骨可以运动，可产生不同的颌位，其中容易重复又有临床意义的颌位有 3 种：正中𬌗位（牙尖交错位）、正中关系（下颌后退接触位）和息止颌位（下颌姿势位）。

一、𬌗的发育和发育阶段

（一）𬌗的发育

咬合正常不仅有赖于牙齿正常的发育和萌出到位，还有赖于颌骨及其牙槽骨以及整个面颅的正常发育，且与机体的整个发育状况密切相关，受遗传、先天、代谢、营养、内分泌以及局部环境等诸多因素的影响，所以𬌗的发育是机体及其与外界诸多因素共同作用的一个复杂过程。正常𬌗的发育有赖于面部各组肌肉间的动力平衡，即作用于牙弓的向前与向后、向内与向外的力相互平衡。正常的动力平衡是建立正常𬌗关系的基础。

1. 前、后向动力平衡

（1）使下颌向前的动力。

该动力主要来自颞肌、咬肌和翼内肌等升颌肌提下颌向前上的作用，从而对牙列产生向前的推动力。其作用主要可通过以下两种机制实现：①闭口咬合时，下颌从后下向前上运动，咬合力给上牙弓施加一个向前上的作用力。②上、下颌牙牙冠略向近中倾斜，咬合时牙的远中受力大于近中。这种咬合力对牙体有推向近中的作用，因而正常时牙齿基本上是向近中倾斜的。

舌肌的作用，上、下颌骨后部生长较前部旺盛的颌骨生长特点，也对牙列产生向前的推动力。

（2）使下颌向后、向内的动力。

该动力主要来自唇、颊肌，其力量加载在上、下颌前牙，通过邻接点而传至牙弓内各牙，一方面抵抗牙弓向前的推力，使牙弓不至于过度向前发育，形成上颌或（和）下颌前突，另一方面又促进了同颌的牙齿保持紧密接触、相互支持。

前、后向动力平衡具有重要意义。如果牙齿缺失，动力平衡被破坏，位于缺牙远中的邻牙因近中支持丧失，在向前的推动力作用下将向近中移动或倾斜；而位于缺牙近中的邻牙也会因缺少远中支持，在向后方向的动力作用下向远中移动或倾斜。

2. 内、外的动力平衡

上、下牙弓内侧有舌体，外侧有颊肌，内、外方向的动力相平衡。另外，前、后向的动力平衡，一方面可促进上、下颌骨适当向前发育；另一方面亦可促使牙弓向侧方发育。在正常的内、外向动力作用下，牙弓得以正常发育，不至于过宽或过狭。

3. 上、下的动力平衡

上、下牙弓密切而稳定的咬合接触关系，使得牙齿在各种生长发育动力作用下，得以保持正常的萌出高度。如果缺少对颌牙，则牙齿将过度萌出，直至遇到萌出阻力为止；如果因间隙过小，牙萌出受阻，萌出时阻力大于萌出力，则该牙将低位萌出或阻生。

（二）𬌗的发育阶段

𬌗的发育大致经历从无牙𬌗、乳牙𬌗、替牙𬌗到恒牙𬌗 4 个阶段。①无牙𬌗：新生儿至生后约半年内口腔内没有牙，因而也没有𬌗关系。②乳牙𬌗：从生后 6 个月到 2 岁半期间，乳牙陆续萌出后便逐渐建立了乳牙咬合关系，完整的乳牙𬌗约存在于 2 岁半至 6 岁期间。③替牙𬌗：从 6 岁之后，恒牙开始萌出，至 12 岁左右，乳牙相继被恒牙替换，因此在大约 6 ～ 12 岁前后，口腔内同时有乳牙和恒牙存在，为混合牙列期。④恒牙𬌗 12 岁开始，口腔内乳牙全部被恒牙所替换，恒牙𬌗基本建成，直到第三磨牙萌出，完成建𬌗过程。现代人第三磨牙先天缺失、萌出障碍等异常发生率也很高，因此，一般第二磨牙萌出并建立了咬合关系后，即可认为恒牙𬌗建𬌗完成。

1. 乳牙𬌗特征

完整的乳牙𬌗存在于 2 岁半至 6 岁左右第一颗恒牙萌出之前。乳牙𬌗在口腔内存留的时期，正是儿童生长发育非常旺盛的时期。一方面，摄取、粉碎食物，满足生长发育的营养需要；另一方面，在咀嚼食物过程中，咀嚼力对颌骨的生长发育也构成一种重要的生理刺激，因此，保护乳牙、保持乳牙列的健康非常重要。

乳牙在颌骨上的位置较垂直，无明显近远中及颊舌向倾斜度，无明显𬌗曲线。由于 4 岁以后颌骨发育速度明显加快，牙槽骨迅速增大，乳牙𬌗 4 岁前后特征略有不同。

（1）4 岁以前乳牙𬌗特征

①乳牙在颌骨上的位置较正，没有明显的近远中向或唇（颊）舌向倾斜。②𬌗曲线不明显。③上、下颌第二乳磨牙的远中面彼此相齐，成一垂直平面，称为齐平末端。④由于乳切牙的牙长轴接近垂直，无明显唇舌向倾斜，使乳牙𬌗的覆𬌗较深，覆盖较小。

（2）4～6岁期间乳牙殆特征

①随着颌骨的长大，牙排列逐渐不紧密，切牙区及尖牙区出现间隙，其中上颌尖牙近中和下颌尖牙远中的间隙称为灵长类间隙。②牙的切缘及殆面产生显著的磨耗。③上、下颌第二乳磨牙的远中面不在同一个平面，下颌第二乳磨牙移至上颌第二乳磨牙的近中。④随着下颌支的发育，暂时性深覆殆可有所减小。

2. 替牙殆特征

此期口腔内既有乳牙又有恒牙，殆关系变化较大。在替牙殆期间，常有暂时性错殆表现，此类错殆在胎的发育过程中，常可自行调整为正常殆，因此无须矫正。这些暂时性错殆主要表现为以下几种类型：

（1）上唇系带位置过低

在乳牙初萌时，上唇系带常位于两中切牙之间，此为暂时现象。随着面部和颌骨的发育，牙根的生长，上唇系带可逐渐退缩到正常位置。

（2）上中切牙间隙

上颌的左、右中切牙牙冠偏向远中，在两者之间形成一明显的间隙。这多是因为尚未萌出的上颌侧切牙在牙槽骨内挤压了中切牙的牙根，迫使之向近中移动所造成的。待侧切牙萌出后，一方面，其对中切牙牙根的挤压作用减弱或消失；另一方面，侧切牙萌出过程中对中切牙的牙冠产生挤压作用，迫使之向近中移动，这样上中切牙间隙便会逐渐消失，中切牙位置转为正常。

（3）上切牙牙冠偏远中

因颌弓暂时增长不足，上颌中切牙、侧切牙的牙根分别受到来自未萌出的侧切牙、尖牙牙冠向近中的挤压力，使得牙冠向远中偏斜。待侧切牙、尖牙相继萌出，同时牙槽骨又有所增长之后，各切牙的牙体长轴可恢复正常。

（4）暂时性远中殆

上、下颌第一恒磨牙在建殆的初期阶段，为偏远中关系。由于下颌乳切牙、乳尖牙的近远中总宽度小于下颌恒切牙、恒尖牙的近远中总宽度，而其差数较上颌乳切牙、乳尖牙与上颌恒切牙、恒尖牙的小。下颌乳磨牙的近远中总宽度大于下颌前磨牙的近远中总宽度，而其差数比上颌乳磨牙与上颌前磨牙的大。因此，在替牙期间，下颌第一恒磨牙向近中移动的距离较上颌第一恒磨牙多。这样，便能使上、下颌第一恒磨牙建立中性殆关系。

（5）暂时性拥挤

恒切牙初萌时，可能呈一定的拥挤状态。以后随着颌骨的发育、替换乳牙的恒牙比例差异以及牙齿的倾斜等因素作用的结果，恒牙弓增大，为恒牙调整位置、建立良好咬合对应关系，提供了有利的条件。

（6）暂时性深覆殆

有时上颌恒切牙较先萌出，以后与下颌恒切牙形成深覆殆关系。这种现象可能是暂时性的，待后牙咬合高度增长了，切牙的深覆殆现象可以自行消失。

总之，替牙殆期殆的变化很大，须细心观察，慎重诊断。对于能够自行调整的暂时性错殆，不需要治疗。

3. 恒牙期间的殆特征

所有替换乳牙的恒牙以及第一磨牙都在替牙期间建立咬合接触关系。第二恒磨牙约在 12 岁萌出，其所占位置间隙大部分由面前 2/3 向前方增长、小部分由面后 1/3 向后方增长而获得。第三恒磨牙多在 17 岁以后萌出，其萌出位置的获得与第二恒磨牙相同。但是现代人第三磨牙常常因萌出空间不足而阻生。

二、正中殆与正中殆位

正中殆又名牙尖交错殆，是指上、下牙颌牙尖相互交错殆面最广泛密切的咬合接触关系，属于牙对牙的关系。

（一）正中殆的特点

1. 中线对正

上、下牙列的中线相一致，并与面部的中线、上唇唇系带和人中一致。

2. 一牙对二牙

除了下颌中切牙及上颌第三磨牙外，每个牙均与对颌的两个牙形成咬合接触。上、下牙的这种对位关系的意义在于：可使殆面广泛地接触而有利于咀嚼功能，又因为是一牙对二牙的牙交错咬合接触，可以分散殆力，可以避免个别牙负担过重；不会因为个别牙的缺失，而导致无对颌牙咬合接触的现象发生，并在短时间内不至于发生牙齿移位现象。

3. 上、下颌第一磨牙的对位关系

第一磨牙的殆关系是牙尖交错殆的重要标志。临床上根据上、下颌第一磨牙的对位关系分为 3 种关系。

（1）中性殆

上颌第一磨牙的近中颊尖对着下颌第一磨牙的颊沟。

（2）远中殆

上颌第一磨牙的近中颊尖对着下颌第一磨牙颊沟的近中，也称为安氏Ⅱ类错殆。

（3）近中殆

上颌第一磨牙的近中颊尖对着下颌第一磨牙颊沟的远中，也称为安氏Ⅲ类错殆。

4. 上、下颌尖牙的对位关系

在正中殆时，上颌尖牙牙尖的近中舌斜面与下颌尖牙牙尖的远中唇斜面相对。

5. 上、下牙列间存在覆殆覆盖关系

由于上牙列比下牙列宽大，因而在牙尖交错殆时上牙列盖过下牙列。上颌牙列盖过下颌牙列的水平距离，称为覆盖；上颌牙列盖过下颌牙列的垂直距离，称为覆殆。在临床上，不特别说明的话，覆𬌗、覆盖一般指前牙。

（1）覆盖及分度

在正中𬌗时，以上颌切牙切缘到下颌切牙切缘水平距离来分度，水平距离在 3 mm 以内为正常覆盖，> 3 mm 则为深覆盖。①Ⅰ度深覆盖：水平距离在 3 ～ 5 mm。②Ⅱ度深覆盖：水平距离在 5 ～ 7 mm。③Ⅲ度深覆盖：水平距离 > 7 mm。覆盖过大影响下颌功能运动的范围，可造成前牙的切咬困难，过小可阻碍下颌的前伸运动及限制下颌的左右侧方运动。

（2）覆𬌗及分度

在正中𬌗时，以上颌前牙盖过下颌前牙唇面多少来分度，取决于下前牙咬在上前牙舌面部位而定，下前牙咬在上前牙舌面切 1/3 以内为正常覆𬌗，超过者为深覆𬌗。①Ⅰ度深覆𬌗：下前牙咬在上前牙舌面中 1/3 以内。②Ⅱ度深覆𬌗：下前牙咬在上前牙舌面颈 1/3 以内。③Ⅲ度深覆𬌗：下前牙咬在上前牙舌面颈 1/3 以上达牙龈者。

发育异常或其他原因，可以形成不同的覆𬌗覆盖类型：①反𬌗：在正中𬌗时，下颌前牙切缘突于上颌前牙的唇面或下颌后牙的颊尖突于上颌后牙的颊侧。②对刃𬌗：在正中𬌗时，上、下颌前牙彼此以切嵴相对或下颌后牙以颊尖相对。③另外还有浅覆𬌗、深覆𬌗、锁𬌗上颌前突、下颌后缩等类型。

正常的覆𬌗和覆盖不仅与唇、颊及面部相协调，使容貌和谐美观，并且与发音、呼吸、咀嚼功能都有关系。其主要生理意义有：一是上牙列大于下牙列，便于下颌进行咀嚼运动时，保持𬌗接触关系，从而有利于提高咀嚼效能。二是由于上牙列的切缘与颊尖覆盖着下牙列的切缘与颊尖，使唇、颊侧软组织得到保护，不致被咬伤，同时由于下颌牙列的舌尖反覆盖着上颌牙的舌尖，又可保护舌的边缘，不被咬伤。

（3）切道和切道斜道与覆𬌗、覆盖关系

切道是指在咀嚼运动过程中，下颌前伸到上、下颌切牙切缘相对后返回到牙尖交错𬌗的过程中，下颌切牙切缘所运行的轨迹；切道斜度是指切道与𬌗平面相交所成的角度。切道斜度的大小受上、下颌切牙间存在的覆𬌗、覆盖程度的影响。一般来说，覆盖越大切道斜度反而变小，覆𬌗越深则切道斜度越大。所以，切道斜度与覆盖呈反变关系，与覆𬌗呈正变关系。

（二）正中𬌗位

1. 定义

正中𬌗位又名牙尖交错位，系指上、下颌牙列最广泛密切接触，牙尖相互交错接触时下颌骨的位置，即牙尖交错𬌗时的下颌骨位置，属于牙对牙关系，因此它又名牙位。由于它是依牙尖交错𬌗而存在，因此该颌位不稳定，随牙尖交错𬌗的变化而改变。

2. 正常尖牙交错位的特点

（1）牙尖交错位时，上、下颌牙列的中线与颌面部中线一致，与上、下唇系带一致。

（2）颞下颌关节的对称性运动（张、闭口运动）表现为下颌运动在正中、不偏左、不偏右髁突的位置，位于关节凹的中部，前、后间隙大致相等，左、右两侧髁突相互平衡。

（3）达到正常的牙尖交错位，要求两侧咀嚼肌的张力均等。

（4）牙尖交错位时的𬌗关系𬌗面接触广泛。

牙尖交错位依据牙尖交错𬌗而定位，并随着牙尖交错𬌗的变化而变化，随牙尖交错𬌗的丧失而丧失。

三、正中关系

1. 定义

正中关系又名下颌后退接触位、韧带位，是指在适当的垂直距离，下颌骨不偏左、不偏右，适居正中，髁状突位于下颌窝的最后位，附着于下颌骨的肌肉和韧带均处于自然状态。它是一种既稳定又可重复的位置，是一种功能性的最后位。如果迫使下颌再后退则会感到颞下颌关节紧张而不适。

从牙尖交错位开始，在保持牙接触的情况下，下颌还可对称性向后下移动约 1 mm，此时后牙牙尖斜面部分接触，前牙不接触，髁突位于下颌窝的最后位，即为下颌后退接触位。获得和维持该位置的动力通过颞肌和舌骨上肌群收缩实现；向后移动的幅度由颞下颌韧带决定。

2. 下颌后退接触位的意义

（1）下颌后退接触位是生理位，人在吞咽和咀嚼硬物时下颌常到达此位。

（2）人群中绝大多数为“二位”，即大多数人下颌后退接触位能自如地直向前行 1 mm 至正中𬌗位，在滑动的过程中无𬌗障碍，称为长正中。该特点为正中𬌗位功能位留有缓冲的余地，是口颌系统生物力学的优越之处。

（3）下颌后退接触位属于韧带位，为物理性定位，重复性好，不依牙的存在而存在。当依牙尖交错𬌗而存在的牙尖交错位丧失或失去明确定位标志，可以利用下颌后退接触位作为获得牙尖交错位的参考位。

四、下颌息止位

1. 定义

下颌息止位又名下颌姿势位、息止颌位，是指当人头直立或坐正时，两眼平视前方，口腔在不咀嚼、不说话、不吞咽时，下颌处于休息状态时的位置。下颌姿势位时升颌肌仍在发挥作用，以维持下颌姿势位的平衡，故这一位置又称为肌位。

2. 息止𬌗间隙

下颌姿势位时，头部直立，上、下牙列自然分开，无任何𬌗接触关系。从后向前保持一个由小到大的楔形间隙，称为息止𬌗间隙，在前牙上下切牙切缘间的𬌗间隙为 1 ～ 4

mm。

3. 垂直距离

垂直距离通常指在下颌姿势位时面下 1/3 的高度，临床以鼻底到颏下点的距离表示。垂直距离在恢复咬合的治疗中十分重要，临床上常以面中 1/3 距离或眼外眦到口角的距离做参考，以恢复正常的垂直距离。在正常的垂直距离情况下，颌面部诸肌张力适度、表情自然，可发挥最大的咀嚼功能。

4. 下颌姿势位的意义

（1）下颌在此位置时，无牙齿接触，避免非咀嚼性牙磨耗，减轻牙周及颞下颌关节的负荷，口颌肌比较放松，这对维持口颌系统的健康十分重要。

（2）下颌姿势位主要靠升颌肌与下颌骨重力平衡来维持，在正常条件下，该位置相对稳定，且不以牙的存在为先决条件。因此可通过此位置作为恢复牙尖交错位的重要参考颌位。下颌从此位置自然上咬到咬合接触位置，正常情况下，下颌骨位置即为牙尖交错位。

第二章 口腔生物与免疫学

第一节 口腔生物学

一、口腔生态系

（一）概念

口腔生态系是由宿主口腔及其栖居微生物组成的相互作用、彼此依赖的可进行能量、物质交换及信息交流的动态平衡系统。

（二）基本组成

口腔包括 4 个主要生态系：颊上皮生态系、舌背部生态系、龈上牙菌斑生态系及龈下牙菌斑生态系。

（三）影响因素

1. 物理、化学因素

（1）温度

口腔内正常温度保持在 36℃～ 37℃，适合绝大多数微生物的生长。

（2）氧张力 [氧化还原电势（Eh）]

在口腔的不同部位有不同的 Eh，适宜多种需氧、兼性厌氧和专性厌氧细菌生长。这是口腔细菌种类复杂的主要原因。

（3）pH 值

口腔内 pH 值比较稳定，平均为 6.7 ～ 7.2，适合多数微生物生长。维持 pH 值稳定的功能大部分由唾液碳酸盐缓冲系统完成，小部分由磷酸盐缓冲系统完成。

2. 营养因素

（1）内源性营养

指唾液及龈沟液内的蛋白质、糖蛋白、微量元素和气体等成分，为口腔内维持微生物生存的最基本营养物质，也是菌斑形成初期的营养来源。

（2）外源性营养

指食物，如有利于菌斑内产酸菌代谢产酸的淀粉等糖类及有利于分解蛋白质的细菌生长的蛋白质和氨基酸等。

3. 宿主因素

（1）不易控制因素

如全身健康状况、牙列形态、唾液成分和数量等。

（2）容易控制因素

如饮食和卫生习惯、抗菌药使用等。

4. 细菌因素

细菌在牙面的黏附、细菌间相互协同或拮抗作用对维持口腔正常微生物群相对稳定有重要作用，并且以此维持着口腔正常的生理功能。细菌与宿主间的相互作用影响口腔生态系的动态平衡。如果平衡失调，而且失调得不到改善，口腔内就可能出现异常或疾病。

二、牙菌斑

（一）概念

牙菌斑是存在于牙齿或其他硬的口腔结构或牙齿修复体表面软而未矿化的不能被水冲去的微生物膜。

（二）基本结构

1. 基底层

基底层牙菌斑紧靠牙面的一层无细胞的均质性结构。

2. 中间层

中间层牙菌斑最厚的一层，可见由丝状菌、球菌、杆菌形成的栅栏状结构，是牙菌斑主体。

3. 表层

表层又称外层，其结构较疏松，细菌组成复杂，变化较大，同时含有食物残渣、上皮细胞等。

（三）形成过程

牙菌斑形成一般分为 7 个阶段。

1. 获得膜形成

获得膜是由唾液、龈沟液和细菌产物所组成的被覆在牙表面的一层薄膜。它是菌斑形成的基础。

2. 传递

细菌悬浮于唾液，被传递至获得膜表面。

3. 初期附着

由于细菌表面电子和获得膜结合电子间静电引力而结合。属于远距离的可逆的物理性弱结合。

4. 黏附

细菌表面黏附素与获得膜表面受体的结合，是一种短距离、特异性的、不可逆的化学结合。

5. 共聚

口腔内细菌之间的相互黏附。

6. 菌斑形成

随细菌不断黏附和共聚，菌斑逐渐形成并成熟。

7. 扩散

成熟菌斑后，菌斑内细菌在不断增殖，多余的菌细胞要向口腔内扩散。

（四）分类

1. 龈上菌斑

位于龈缘上方牙或修复体冠部的菌斑，包括光滑面菌斑、点隙裂沟菌斑。

2. 龈下菌斑

位于龈缘下方的菌斑，通常根据其是否附着于牙表面又分为附着菌斑和非附着菌斑。

三、口腔正常菌群

口腔正常菌群是与宿主在共同进化过程中形成的，与宿主有很强的共生关系。在正常生理状况下，它们与宿主口腔处于生态平衡状态。

（一）组成特点

1. 来源和建立

新生儿口腔几乎是无菌的，出生时发现的细菌多来源于母亲的产道，如大肠杆菌和肠球菌。随着与外界接触，母亲及近亲口腔中的微生物可传播到婴儿口腔。

2. 不同时期组成特点

（1）新生儿

口腔内组织主要是黏膜，在黏膜上皮定植的细菌以需氧菌和兼性厌氧菌为主，如口腔链球菌、轻链球菌及奈瑟菌等。

（2）学龄前儿童

口腔菌群与成人相似，但革兰氏阴性（G–）产黑色素的厌氧杆菌少见。

（3）13 ～ 16 岁青少年

口腔中 G– 产黑色素厌氧杆菌和螺旋体的数量增加。

（4）成人

从成人正常菌群中可检出各种致病菌。

（二）与口腔感染性疾病有关的口腔细菌

1. 变形链球菌属

变形链球菌是 G+ 兼性厌氧球菌，根据菌体 DNA 中鸟嘌呤和胞嘧啶含量的不同分为 7 个菌种，人口腔中主要是变形链球菌和远缘链球菌。根据胞壁糖抗原血清学反应分为 a、b、c、d、e、f、g 及 h 8 个血清型，与龋病关系密切的是 c/g 型。

变形链球菌和远缘链球菌是重要的致龋菌，其致病力与菌体表面蛋白多糖、脂磷壁酸、葡糖基转移酶、葡聚糖酶、蔗糖酶等成分及其产酸、耐酸能力有关。

2. 血链球菌

血链球菌是革兰氏阳性（G+）兼性厌氧球菌，为牙面早期定植的细菌之一。在牙菌斑形成和口腔生态系的生态连续中起重要作用，可为变形链球菌提供生长所需的对氨基苯甲酸。血链球菌产生的 H_2O_2 具有拮抗牙周炎可疑致病菌的作用，被认为是牙周有益菌。

3. 消化链球菌

消化链球菌是 G+ 厌氧球菌，其中厌氧消化链球菌、微小消化链球菌、厌氧化链球菌是口腔最常见的菌种。在牙周炎、感染根管和冠周炎病灶可分离到。

4. 韦荣菌属

韦荣菌属是 G– 专性厌氧球菌，是口腔早期定植菌之一，可利用其他细菌产生的有机酸如变形链球菌产生的乳酸，从而减少菌斑的致龋力。在牙周炎非活动区检出率高于活动区。

5. 乳杆菌属

乳杆菌属是 G+ 无芽孢厌氧杆菌，口腔中主要菌种包括干酪乳杆菌、嗜酸乳杆菌、唾液乳杆菌、植物乳杆菌和发酵乳杆菌。具有强产酸性和耐酸性，在龋病尤其是牙本质深龋发展中起重要作用。在流行病学调查中，通过测定唾液中乳杆菌数量来预测龋病的进展趋势，故被称为“龋标志菌”。

6. 放线菌属

放线菌属是 G+ 无芽孢厌氧杆菌，口腔中主要菌种有衣氏放线菌、内氏放线菌、黏性放线菌、溶牙放线菌。黏性放线菌与根面龋有关，其 I 型菌毛是细菌黏附牙面的黏结素，Ⅱ型菌毛有助于细菌间的聚集。衣氏放线菌、内氏放线菌是感染根管、龈炎、牙周炎、冠周炎的病原菌；溶牙放线菌多从牙本质深龋中检出。

7. 真杆菌属

真杆菌属又称优杆菌属，G+ 专性无芽孢厌氧杆菌，其中迟缓真杆菌、黏液真杆菌是牙周病可疑病原菌。

8. 拟杆菌属

拟杆菌属是 G– 无芽孢专性厌氧杆菌，福赛坦菌是主要菌种，可从感染根管、龈炎、牙周炎分离到。

9. 卟啉单胞菌属

卟啉单胞菌属是 G– 专性无芽孢厌氧杆菌，其产生黑色素、有恶臭味及不发酵糖类是重要的鉴别特性。

牙龈卟啉单胞菌是口腔较常见的产黑色素菌种，是成人牙周炎的重要病原菌，其外膜蛋白、菌毛和产生的胰酶样蛋白酶是主要的毒性基因。该菌也可从冠周炎、感染根管及根龋中检出。牙髓卟啉单胞菌被认为是牙髓感染的病原菌。

10. 普氏菌属

普氏菌属是 G– 专性无芽孢杆菌，分为不产黑色素和产黑色素两类。前者如口腔普氏菌；后者不仅产生黑色素，而且发出恶臭味及发酵糖类产酸，包括中间普氏菌、产黑色素普氏菌、栖牙普氏菌和变黑普氏菌等。它们与牙周炎、冠周炎、拔牙后干槽症、牙髓及根尖周感染有关。

11. 梭杆菌属

梭杆菌属是 G– 专性无芽孢厌氧杆菌，常见菌种为具核梭杆菌，菌细胞呈梭形、含阳性颗粒，菌落有恶臭味，不发酵糖类。该菌是牙周炎、冠周炎、拔牙后干槽症、感染根管和根尖周感染的病原菌。

（三）其他微生物

口腔微生物除细菌外还包括螺旋体、真菌、病毒、支原体和原虫。螺旋体中的密螺旋体是牙周病可疑致病菌。真菌中的白假丝酵母（念珠菌）是口腔最常见的真菌，也是与口腔黏膜病关系最密切的念珠菌菌种。

四、牙齿硬组织

（一）釉质的化学组成

釉质的无机成分占重量的 95% ～ 96%，占体积的 86%，主要是钙、磷，其次为碳酸盐、钠、镁、氯、氟和其他微量元素如铁、锌、钙、硒、铅。有机成分占重量的 0.4% ～ 0.8%，包括蛋白质、脂肪、有机酸盐和糖类等。

釉质是覆盖在牙齿冠部表面半透明的钙化组织。其最主要的无机盐钙、磷以羟基磷灰石 [$Ca_{10}(PO_4)_6(OH)_2$] 形式存在。钙、磷浓度由釉质表面到釉质牙本质牙界呈下降状态。釉质中碳酸盐的分布恒定，在釉质表面的含量低于釉质牙本质界处。釉质含氟量约 50×10^{-6} ～ 5000×10^{-6}（50 ～ 5000 ppm），在所有无机相中氟浓度变化最大。釉质表面的含氟量明显高于釉质牙本质。

釉质成分具有明显的浓度梯度。表层釉质含更多的矿物盐，且更致密。成熟釉质表面的酸溶解性较低，有抗龋蚀作用，表层釉质比表层下釉质含更多的钙、氟、锌、硅、锡、铁、铅。

恒牙釉质内的有机物含量低于乳牙，大部分有机物分布在釉质的带状结构内和釉板、釉梭、釉丛、釉柱间质和芮氏线。釉质蛋白脯氨酸含量最高（占蛋白总量的 1/4）。釉质蛋白是细胞外基质蛋白，是牙胚发育后期由成釉细胞合成并分泌进入釉基中形成。据其电泳特性及氨基酸组成可将其分为釉蛋白和釉原蛋白。

（二）牙本质的化学组成

牙本质由高度分化的成牙本质细胞生成。无机成分占重量的 70%，以羟基磷灰石为主。有机物和水为 30%，有机物中 90% 为胶原成分。牙本质胶原的特点是：①以Ⅰ型胶原为主，不含Ⅲ型胶原。②胶原纤维表面有一层硫酸黏多糖，对矿物盐有较大吸收力。③较软组织胶原稳定，不易溶于酸和中性溶液。

（三）牙骨质的化学组成

牙骨质来自间质细胞，是特殊的矿化结缔组织，其化学组成以无机物为主。有机成分以Ⅰ型胶原为主（约占 95%），其余为Ⅲ型胶原和非胶原糖蛋白。

五、唾液

（一）唾液蛋白质来源

唾液蛋白质是唾液重要的有机成分。其来源分为两类：一类来源于腺泡细胞，包括黏液性腺泡细胞和浆液性腺泡的分泌物。另一类来源于非腺泡细胞，主要是导管细胞，还有浆细胞等。

（二）唾液蛋白质的种类

1. 糖蛋白和黏蛋白

唾液蛋白质大部分是糖蛋白。糖蛋白含有一个或多个复合多糖侧链，又称作黏多糖。黏多糖是由己糖、氨基己糖、甲基戊糖和唾液酸组成。糖蛋白中氨基己糖含量如果 $> 4\%$，则称为黏蛋白；$< 4\%$，仍称为糖蛋白。

（1）黏蛋白

一组结合有糖链的特异蛋白，是唾液中的主要有机成分，根据其结构、分子量和生物学功能可分为 MG_1（高分子黏蛋白，分子量 $> 1000 \times 10^3$）和 MG_2（低分子量黏蛋白，分子量约 $200 \sim 250 \times 10^3$）。

（2）糖蛋白

①富脯蛋白：是人唾液中最大的一族蛋白，现已发现20余种富脯蛋白，约占唾液总蛋白量的70%～80%。其氨基酸以脯氨酸、甘氨酸、谷氨酸、谷氨酰胺含量最高，不含酪氨酸。根据富脯蛋白的等电点及PAGE分析，可将其分为：酸性富脯蛋白、碱性富脯蛋白和糖性富脯蛋白。②富组蛋白：一组富含组氨酸，其氨基酸组成具有很大同源性的多肽，主要氨基酸为组氨酸、精氨酸、赖氨酸，是正常健康个体腮腺分泌液中的主要阳离子蛋白成分。该类蛋白具有多种表型，现已分离出7种。③富酪蛋白：是富含酪氨酸和脯氨酸的磷酸蛋白，来源于腮腺和下颌下腺。在腮腺唾液中的平均浓度为0.13 μmol/L，全唾液中为2～6 μmol/L。

2. 免疫球蛋白

免疫球蛋白为非腺泡来源，是局部或全身免疫系统反应的产物。唾液中主要免疫球蛋白是分泌型IgA（SIgA），约占唾液总抗体的45%。唾液中还含有IgM。

3. 细菌细胞蛋白

唾液中的细菌细胞结构蛋白也是唾液蛋白质的一部分。

4. 唾液酶

唾液中含有各种酶，如α-淀粉酶、碳酸脱氢酶、溶菌酶、过氧（化）物酶、磷酸（酯）酶等。其中一部分是由唾液腺分泌的，还有一些在混合性唾液中的酶来自口腔内的细菌。

（三）唾液的生物学作用

1. 消化和味觉作用

唾液含有大量的水分和黏蛋白，对咀嚼、吞咽有重要的协同作用，对食物的滑润和软化也有助于消化。同时，唾液还具有刺激味觉、帮助食物下咽及利于咀嚼的作用。唾液中含有的消化酶如淀粉酶也有帮助消化的作用。

2. 清洁作用

唾液是口腔的天然冲洗液，能稀释、冲洗和清除口腔牙面细菌和食物残渣，有保持口腔清洁的作用。

3. 缓冲作用

尽管唾液中含有大量可产酸的细菌，但唾液中存在的多种缓冲体系，如重碳酸盐缓冲系（HCO^-/HCO），使唾液pH值维持中性状态。

4. 保护作用

唾液的保护作用是指各种生物活性物质在口腔内的综合作用体现，如唾液免疫球蛋白对口腔的免疫保护功能。又如富组蛋白等中和细菌产生的酸能减少或阻止龋病的发生，对白念珠菌的拮抗作用等。

5. 其他作用

唾液还具有稀释、排泄代谢产物或毒性物质、内分泌调节等作用。

六、龈沟液

（一）主要成分

1. 无机成分

龈沟液中的无机成分有 Na^+、K^+、Ca^{2+}、Fe^{2+} 等。炎症部位的 Na^+ 和 Ca^{2+} 浓度高于正常组织；K^+ 变化不明显。

2. 有机成分

龈沟液中有葡萄糖、葡萄糖己糖胺和糖醛酸，以及血浆白蛋白、纤维蛋白原等。

3. 特殊成分

龈沟液特殊成分指来自细菌或组织分解产生的各种生物活性物质。①酶：包括胶原酶、溶菌酶、组织蛋白酶、碱性磷酸酶及天门冬氨酸氨基转移酶等。②抗体：IgG、IgM 及 IgA。③细胞因子：如前列腺素、白细胞介素。④补体：补体 C3、C4 等。

4. 内毒素

牙周病致病菌多为厌氧杆菌。内毒素是指其胞壁的脂多糖成分，对牙周组织有明显损伤作用。

（二）龈沟液的生物学作用

1. 冲洗清洁

通过龈沟液溢出，把细菌和细菌代谢产物带出龈沟。

2. 吞噬作用

龈沟液中含有大量具有活性的白细胞，它们具有吞噬、破坏、杀灭细菌的能力，能够清除进入龈沟的细菌等外来入侵者。

3. 免疫、抗菌作用

龈沟液中含有多种免疫球蛋白，如 IgG、IgA 及 IgM 等，具有吞噬、破坏细菌的功能，可以有效地抑制细菌在龈沟内生长、繁殖。这些抗体还可以通过调理、趋化吞噬细胞，以及激活补体系统等发挥抗菌作用。

第二节　口腔免疫学

一、口腔非特异性免疫

非特异性免疫也称天然免疫，是生物群体物种与进化过程中逐渐建立起来的免疫能力，具有稳定、遗传和受基因调控等性质。它主要通过识别微生物表面特有的多糖、脂多糖等类物质，直接抵御微生物对机体的侵袭，反应迅速，但是其特异性较差，也没有免疫记忆效应。口腔的非特异性免疫体系由物理屏障、化学屏障、各种细胞及其产生的细胞因子及生物学屏障组成。

（一）物理屏障

口腔黏膜是隔绝病原体和有害物质直接进入机体的天然屏障。

（二）化学屏障

唾液、龈沟液中的多种无机盐（如硫氰酸盐、硝酸盐及亚硝酸盐）、有机物（如糖蛋白、乳铁蛋白）和天然抗体（IgM）有抑制微生物生长的作用。

（三）细胞、细胞因子及补体

1. 细胞

参与口腔非特异性免疫的细胞包括粒细胞、肥大细胞、单核－巨噬细胞、朗格汉斯细胞、自然杀伤细胞等。

2. 细胞因子

细胞因子是指参与免疫活动的细胞受刺激后合成、分泌的生物活性分子。它们作为信息因子，介导细胞间的信息传递而调节细胞的功能。参与口腔非特异性免疫的细胞产生的细胞因子包括：①趋化白细胞、介导炎症反应的细胞因子，如白细胞介素 –8 和干扰素－γ 等。②调节淋巴细胞活化、生长及分化的细胞因子，如IL–1、IL–6及转化生长因子－β等。③刺激造血的因子如 IL–5、IL–7 及集落刺激因子等。

3. 补体

唾液、龈沟液中含有的补体 C3、C4 及 C5 等。

（四）生物屏障作用

口腔正常菌群有生物屏障作用。正常菌群常居菌之间保持平衡状态，构成稳定的微生态环境。同时能够有效排斥外来菌的侵入，保护宿主免受新的、致病性较强的外源微生物侵犯。

二、口腔特异性免疫

特异性免疫也称获得性免疫，是个体在生存过程中接触抗原，通过免疫应答产生针对该抗原的免疫能力，为个体特有而不能遗传，但是有免疫记忆效应。特异性免疫的本质是 T 细胞和 B 细胞通过细胞表面受体识别并获得信号，导致细胞活化、增殖及分化。T 细胞以产生细胞因子或直接杀伤方式参与细胞免疫；B 细胞产生抗体，参与体液免疫。口腔特异性免疫体系由免疫器官、免疫细胞、抗体及细胞因子组成。

（一）免疫器官

免疫器官是以发育成熟的淋巴细胞为实体的特定结构。口腔的免疫器官包括黏膜相关淋巴组织、咽淋巴环、唾液腺淋巴组织及口腔周围的淋巴。

（二）免疫细胞

参与特异性免疫应答的细胞为 T 细胞（不包括其中的自然杀伤细胞亚群）和 B 细胞。

（三）免疫分子

1. 抗体 IgA、IgA 及 IgG

龈沟液含有 IgG、IgM 和 IgA，其中以唾液 SIgA 和龈沟液 IgG 尤为重要。

（1）SIgA

由唾液腺分泌，是唾液中主要抗体。SIgA 由 IgA 二聚体、J 链和分泌片构成。SIgA 比 IgA 化学性质更稳定，能适应菌斑环境中的低 pH 值而不被破坏，也能抵御口腔内细菌所产生酶的分解作用。唾液 SIgA 对防止口腔的微生物感染具有很重要的作用：①诱导细菌间的凝集，抑制它们在黏膜表面和牙面菌斑的黏附。②抑制细菌酶活性，干扰细菌代谢。③直接中和细菌和病毒产生的毒素。④与病毒表面受体结合，抑制病毒与宿主细胞膜的融合而阻止病毒进入细胞。⑤与抗原结合成抗原－抗体复合物激活补体系统，杀灭细菌。

（2）IgG

是血液中含量最高、作用最重要的抗体，主要由浆细胞合成并分布于血液、淋巴液等各种体液。IgG 是龈沟液中含量最高抗体。健康牙龈龈沟液 IgG 来自血清，牙周病龈沟液 IgG 主要由局部炎症组织中浆细胞产生分泌。IgG 有抑制细菌和病毒感染、中和毒素及增强巨噬细胞的吞噬和杀菌作用。多个 IgG 分子与细菌结合，能够激活补体系统而杀灭细菌。

2. 细胞因子

参与口腔特异性免疫应答的细胞因子由 T 细胞和 B 细胞产生，包括：①介导非特异性免疫、增强炎症反应的细胞因子，如 T 细胞产生的 IL-6、IFN-γ 和肿瘤坏死因子等。②调节淋巴细胞活化、生长及分化的细胞因子，如 B 细胞产生的 IL-12、T 细胞产生的 TGF-β 等。③刺激造血的细胞因子，如 T 细胞产生的 CSF 等。

（四）导致口腔特异性免疫应答的抗原

1. 天然抗原

包括：①微生物：细菌、真菌及病毒。②自身抗原。③肿瘤抗原。④同种异体抗原。⑤异种抗原。

2. 人工抗原

主要是口腔科临床治疗使用的一些刺激性较强的药物，如甲醛、甲酚、樟脑酚等有机物。它们具有半抗原性质，进入体内与组织中的蛋白质结合后，便成为抗原物质。

三、口腔感染性疾病与免疫

（一）龋病与免疫

龋病是在以细菌为主的多因素介入下，牙硬组织发生慢性进行性破坏的疾病。龋病的主要病因是微生物感染，因此机体对细菌的入侵产生免疫反应，包括体液免疫和细胞免疫。体液免疫起主要作用。

唾液 IgM 是对口腔细菌做出最初的免疫应答的抗体。研究表明成人患龋后，患者体内 IgM 和针对致龋病原菌如变链菌的特异性 IgG 浓度有所上升。IgG 抗体在防龋中的作用主要是通过多形核白细胞 IgG 的 Fc 受体与变链菌结合而黏附到多形核白细胞膜上，通过白细胞释放溶酶体酶将细菌杀灭。此外，IgM 和 IgG 还可以同细菌抗原结合，激活补体，形成膜攻击复合体直接攻击细菌，或通过补体的调理作用，使白细胞、巨噬细胞杀灭细菌而起到保护。

在正常情况下，无龋或少龋者口腔中抗变链菌 SIgA 浓度较高，易患龋者，抗变链菌 SIgA 浓度相对较低。这说明 SIgA 有抑制龋病的作用。在患龋病后，唾液中抗变链菌 SIgA 浓度增加，尤其是在龋齿活动期时，SIgA 浓度增加显著。说明机体增强了对变链菌的免疫防御作用。

（二）牙髓炎与免疫

在正常情况下，牙髓内细胞成分较少。当细菌或细菌的代谢产物进入牙髓后，牙髓即出现急性炎症反应。革兰氏阴性厌氧菌的内毒素多克隆地激活 B 细胞。巨噬细胞通过抗原呈递作用激活 T 细胞。在 B 细胞和 T 细胞产生的细胞因子作用下，吸引更多中性粒细胞在牙髓炎症密集地浸润，导致炎症的加剧。炎症部位既有 B 细胞分泌的 IgG、IgA、IgM 和 IgE，即体液免疫应答，也有致敏 T 细胞及其介质参加的细胞免疫应答。

（三）牙周病与免疫

牙周病是由于细菌感染引起牙周组织发生以炎症性、破坏性为特征的慢性疾病。目前认为，这是由于牙周病原菌和宿主免疫防御系统长期相互作用所致，而牙周病的发生、发展和转归也是牙周致病菌和宿主免疫防御机制这对矛盾此消彼长的结果。

牙周病病原菌如牙龈卟啉单胞菌、伴放线聚集杆菌及中间普氏菌等均含有非特异性引起 B 细胞大量增生和分化的成分，这些成分包括内毒素 LPS、肽聚糖、脂磷壁酸及表面蛋白抗原等。病变部位的巨噬细胞吞噬这些具有强抗原性物质，通过抗原呈递作用激活 T 细胞。T 细胞活化、增殖、分化，通过产生细胞因子调节 B 细胞功能，以及直接杀灭病原菌（细胞免疫）。上述抗原还可激活 B 细胞，产生大量的抗体和细胞因子。最重要抗体是 IgG，细胞因子包括 IL-1、IL-2、B 细胞抑制因子、IFN-γ、淋巴毒素以及白细胞移动抑制因子等（体液免疫）。

研究表明淋巴细胞、细胞因子及抗体在牙周病过程中既有防御又有破坏的双重意义，认为牙周病的发生除了病原菌的组织损伤作用外，与机体免疫体系发生的超敏反应有密切关系。超敏反应是指免疫系统在发挥免疫防御作用的同时，也给机体带来炎症性损伤的现象。与牙周病的发病机制相关的可能是Ⅳ型超敏反应和Ⅲ型超敏反应。前者即 T 细胞介导的迟发型超敏反应，在牙周病的发病过程中起主导作用；后者即抗原—抗体复合型超敏反应也在牙周病的发病过程中起作用。

（四）单纯疱疹病毒感染与免疫

由单纯疱疹病毒（HSV）引起的口腔病损，是口腔黏膜最常见的感染之一。

单纯疱疹分为原发性和继发性。原发性感染后引起的特异性免疫，能将大部分病毒去除，但少部分可保留于体内形成潜伏感染，体液中抗体对限制 HSV 的复发感染可能无重要作用。再发生 HSV 感染时，人体淋巴细胞对同型病毒抗原刺激所引起的淋巴母细胞转化率下降，各种淋巴因子包括巨噬细胞移动抑制因子（MIF）和 IFN 的产生下降，致敏淋巴细胞杀伤靶细胞能力下降，提示细胞免疫功能减弱与 HSV 的复发有关。

机体对 HSV 的感染免疫分为两个阶段，一为特异性抗原识别阶段，此时抗病毒抗体、补体和巨噬细胞等作用于感染病毒或病毒感染细胞，产生各种淋巴因子、趋化因子，将炎症细胞吸引至感染部位；另一阶段为非特异性效应阶段，此时，机体产生的淋巴因子、IFN 等介质通过影响感染细胞及邻近未感染的细胞参与机体的非特异性免疫，淋巴因子直接破坏细胞间接触，阻断病毒在细胞间的传播，IFN 则抑制病毒的复制，阻止病毒感染的播散。

四、口腔移植免疫

（一）移植的概念和种类

口腔中的器官如牙齿、牙槽骨、颌关节等由于炎症或肿瘤的破坏造成实质性缺损或功能缺损时，可用自体或异体的组织器官进行置换，以维持和重建机体的生理功能，这种治疗方法称为移植。移植可分为细胞移植、组织移植和器官移植。提供移植物的个体称为供体，接受移植物的个体称为受体。

根据供体和受体之间关系，移植分为 4 种：①自体移植。②同种同型移植。③同种异体移植。④异种移植。同种异体移植和异种移植会发生免疫排斥。

（二）移植排斥的种类

免疫排斥主要指受体免疫系统对移植物的移植抗原发生免疫应答，导致移植物变性甚至坏死的过程。根据移植物被宿主排斥的速度，可将移植排斥反应分为超急性、加急性、急性和慢性 4 类。

1. 超急性排斥反应

超急性排斥反应发生于移植术后数分钟至数天内。主要表现是宿主血管与移植物血管吻合后，移植物血管发生栓塞。

2. 加急性排斥反应

加急性排斥反应发生于移植术后 1 ～ 3 d，是淋巴细胞介导的针对移植物免疫应答引起该移植物实质细胞变性坏死。

3. 急性排斥反应

急性排斥反应发生于移植手术后 1 周左右，可分为急性细胞排斥和急性体液排斥。

（1）急性细胞排斥

病理特点是移植物实质细胞坏死，其效应机制包括巨噬细胞和 NK 细胞诱导的细胞溶解作用，以及同种异体反应性淋巴细胞对移植物细胞识别和溶解。

（2）急性体液排斥

特点是血管炎和血管坏死，由 IgG 介导，激活补体系统，引起血管内皮细胞的直接坏死和溶解。急性体液排斥也称为急性血管排斥。

4. 慢性排斥反应

慢性排斥反应出现于移植手术后数月乃至数年。主要表现是移植物血管腔变狭、血管栓塞和组织坏死，导致移植物正常结构消失和纤维化。

（三）同种异体牙移植与免疫

同种异体牙移植是口腔科临床进行较多的器官移植术。异体牙移植的成败与移植后是否发生移植牙牙根吸收直接相关。通常认为导致牙根吸收的原因有免疫排斥、感染、咬创伤及牙槽窝形状等。这里仅介绍同种异体牙免疫排斥。

1. 异体牙的抗原性

（1）移植抗原

异体牙与宿主接触部位为牙周膜和牙骨质。移植抗原 - Ⅰ分子表达于牙周膜内有核细胞，如成纤维细胞、成牙骨质细胞及牙骨质等细胞膜表面。移植抗原 - Ⅱ分子可表达于牙周膜浸润细胞如活化 B 细胞表面。

（2）一般抗原

异体牙根面牙周膜和牙骨质组织的各种蛋白质成分具有免疫原性。

2. 异体牙移植的免疫排斥

（1）特异性免疫排斥

包括被移植抗原致敏的T细胞介导的加急性排斥反应，以及随之释放的一般蛋白质抗原、移植抗原引起的体液免疫应答。

（2）炎症与免疫排斥

异体牙移植的免疫排斥与牙移植早期发生并延续进行的漫长炎症反应有密切联系。

牙移植免疫排斥过程可能是这样一种模式：异体牙移植后宿主非特异性炎症细胞对牙根组织的作用引起牙骨质基质蛋白的分解和释放，这些游离的蛋白质以及其中的移植抗原分子被T细胞受体（经由抗原呈递作用）间接或直接识别，介导免疫应答，活化的淋巴细胞进一步和移植牙结合，并且这些免疫反应又加剧牙骨质的分解，游离出更多抗原刺激宿主。如此反复，最终导致移植牙牙骨质吸收而移植失败。

第三节　口腔的功能

一、下颌运动

下颌运动是完成口腔功能的重要组成部分。其运动形式可归纳为开闭、前后和侧向3种基本运动。下颌运动是通过髁突的转动和滑动，牙齿的咬合以及神经、肌肉的参与来完成的。

（一）控制下颌运动的因素

控制下颌运动的主要因素有4个，可分为两类，即解剖性控制因素和生理性控制因素。解剖性控制因素，即双侧颞下颌关节及牙齿的咬合接触关系；前者可作为下颌运动的转动轴和轴的滑动，机械性地限定其运动范围。生理性控制因素即神经、肌肉结构。在下颌的各种运动中，如咀嚼、吞咽、言语、歌唱等，肌肉功能是不可缺少的。

在控制因素中，双侧颞下颌关节是相对固定的，无法改变，而咬合接触能够修改，甚至重建。通过修改殆面，可以改变加在牙周膜的应力分布，从而改变本体感受的传入信号，间接地调节神经、肌肉的反应。

总之，在下颌运动的控制因素中，双侧颞下颌关节是无法直接使之改变的，但殆可在一定范围内进行调整，通过神经、肌肉系统的反应，达到改变的目的。

（二）下颌运动的形式

1. 开闭运动

正常情况下，开闭运动是双侧关节、肌肉对称性的运动，运动型呈“↑≠↓”。

开颌运动由双侧翼外肌下头收缩，使牙齿脱离锁结，下颌下降约 2cm，髁突仅作转动，产生小开颌运动。当翼外肌下头和降颌肌继续收缩，使下颌继续下降至最大开颌时，双侧髁突产生前下滑行运动达关节结节顶，双板区的弹力纤维可被拉长 0.7 ～ 1.0cm。最大开颌运动由二腹肌强烈收缩，牵引下颌向后下方，使髁突停止在关节结节处仅做转动，此时韧带被拉紧限制髁突的过度移动。

闭颌运动由双侧颞肌、咬肌和翼内肌同时收缩，牵引髁突循开颌运动原轨迹做相反方向运动，使下颌回到牙尖交错位，髁突回到关节窝中。

2. 前、后运动

前、后运动是双侧关节对称性的滑行运动。

从牙尖交错（牙合）开始，双侧翼外肌下头同时收缩，使牙齿脱离锁结。同时牵引髁突沿关节结节后斜面向前下滑行，如前牙深覆（牙合）则先做小开颌运动后才能前伸，故前伸运动有滑动也有转动，以前者为主。

后退运动时，翼外肌松弛，双侧颞肌中后份纤维收缩，牵引髁突循原轨迹做反向运动回到关节窝后位。

3. 侧方运动

是非对称性运动，即一侧转动另一侧滑动。

如下颌向右侧运动，首先双侧翼外肌下头同时收缩，使下颌下降少许，牙齿脱离牙尖交错（牙合）锁结关系，此时左侧翼外肌下头、翼内肌及右侧咬肌、颞肌同时收缩引起左髁突沿关节结节后斜面向前、下、内滑行运动，右侧做转动。下颌向左侧运动与右侧运动相同，方向相反。

二、咀嚼功能

（一）咀嚼运动

1. 咀嚼运动的意义

（1）粉碎食物

通过咀嚼能粉碎食物，有利于唾液充分润湿粉碎后的食物，混合成大小合适的食团，便于吞咽。

（2）促进发育和消化功能

在咀嚼过程中，由于咀嚼肌的功能性收缩和下颌运动，对牙颌、面、颅底的软硬组织予以功能性刺激，促进其血液循环及淋巴回流，增强代谢，使咀嚼系统获得正常发育和维护健康。咀嚼并能反射地引起胃、胰、肝、胆囊等分泌消化液，有助于机体对食物的消化和吸收。

（3）增强味觉

咀嚼使唾液与食物充分混合，则可溶出食物中的有味物质，扩散至味觉感受器。同时咀嚼挥发了食物中的某些挥发性物质（如香味等），有利于味觉。

（4）自洁作用

咀嚼使食物与牙齿发生摩擦，并能加强唾液分泌，清除和冲洗附着于牙齿及口腔的食物残渣。通过咀嚼易于发现混于食物中误入口腔的异物而去除之。

（5）满足食欲

有精神上和心理上的效应。

2. 咀嚼运动的作用

一般可归纳为对食物的切割、压碎和磨细 3 个基本阶段。

（1）切割

切割是通过前牙前伸咬合进行的。下颌由牙尖交错𬌗或下颌姿势位的向下、向前伸，继则上升至上、下颌切牙相对，切咬食物。在穿透食物后，上、下颌切牙对刃，然后下颌切牙的切嵴，沿上颌切牙的舌面向后上方向回归至牙尖交错位。其中，前伸过程是准备运动，由对刃滑行回归至牙尖交错𬌗才是发挥功能的阶段。此运动的幅度一般约 2mm，但与前牙覆𬌗覆盖的程度有关。

（2）压碎和磨细

是通过后牙𬌗运循环进行的。压碎和磨细是两个不能截然分开的阶段，均由后牙进行。压碎是指垂直方向将食物捣碎。磨细则须伴有下颌的侧方运动。循环始于下颌由牙尖交错位向下向外（向工作侧），继则上升，使工作侧上、下颌后牙的同名牙尖彼此相对。然后下颌后颊尖的颊斜面沿上颌后牙颊尖的舌斜面向舌侧滑行，返回牙尖交错位。下颌后牙颊尖舌斜面从中央窝沿上后牙舌尖颊斜面向舌侧继续滑行，约至其一半处而分离。这段滑行过程有研磨食物的作用。下颌后牙颊尖与下颌后牙舌尖分离后，再向颊侧重复上述咀嚼运动。如此周而复始，称为后牙的𬌗运循环。

（二）咀嚼周期

咀嚼运动虽是复杂的综合性运动，但有一定的程序和重复性。咀嚼食物时，下颌运动自上、下颌牙齿的咬合接触至分离，经再闭合至咬合接触为一个周期。这一周期的运动途径称为咀嚼周期，它由几个时相组成，也可借各种仪器描记。

1. 咀嚼周期正常的特征

（1）轨迹图具有似滴泪水的形态。

（2）自牙尖交错位开口时，运动速度较快。

（3）近最大开口位时运动速度缓慢，但闭口运动时，速度又加快。

（4）闭口运动将近咬合接触时，运动速度缓慢，近牙尖交错时运动速度急速减缓，在 0.1 s 以内自每 s 数厘米降至每 s 零厘米。咀嚼运动的速度在整个开口和闭口运动之间，左侧方和右侧方运动之间，大体上差别不大。

（5）牙齿咬合接触时，下颌运动瞬息停止，咀嚼周期终止于牙尖交错位。咀嚼周期的速度若缓慢，则牙尖交错位时牙齿接触的时间就长，一个咀嚼周期所需时间由咀嚼食物的性质而定，一般平均约 0.875 s，其中咬合接触时间平均约 0.2 s，牙尖交错牙齿接触时间为 0.1 ～ 0.15 s。

2. 咀嚼周期异常型

（1）牙齿咬合接触时下颌运动无明显的瞬息停止。

（2）咀嚼周期的形态不稳定。

（3）咀嚼周期的速度变化甚大。

（4）咀嚼周期的运动没有节律。

（三）咀嚼运动中的生物力及生物杠杆

1. 咀嚼运动中的生物力

（1）咀嚼力

为咀嚼肌所能发挥的最大力，也称咀嚼肌力。其力量的大小，一般与肌肉在生理状态下的横截面积成正比。

（2）𬌗力

咀嚼时，咀嚼肌仅发挥部分力量，一般不发挥其全力而留有潜力，故牙齿实际所承受的咀嚼力量，称为𬌗或咀嚼压力。𬌗力的大小，因人而异。同一个体，因其年龄、健康状况及牙周膜的耐受阈大小而有所不同。𬌗力与咀嚼力的大小密切相关。

（3）最大力

为牙周膜的最大耐受力。咀嚼力较𬌗力大得多，若牙周组织承受的𬌗力超过其耐受阈时，感受器（特别是触、痛觉感受器）感受刺激，传入中枢，产生疼痛，从而反射性地使咀嚼肌收缩力减弱，起调节作用。

正常人的𬌗力平均为 22.4 ～ 68.3kg，一般情况下日常食物所需的𬌗力范围为 3 ～ 30kg，而绝大多数为 10 ～ 23kg。由此可见，正常牙周支持组织有一定的储备力量。

𬌗力大小的顺序：第一磨牙 > 第二磨牙 > 第三磨牙 > 第二前磨牙 > 第一前磨牙 > 尖牙 > 中切牙 > 侧切牙。其中第一、第二磨牙差别有时不明显，也有第二磨牙 > 第一磨牙者。上述次序不受性别、年龄的影响。

𬌗力为生物力，其大小与性别、年龄、牙齿的类别、位置、牙尖形态、牙轴方向、颌间距离、牙周组织、咀嚼肌、颌骨、咬合的状态及所咀嚼食物的性状等均有关。各种殆力测定仪虽能测得一定殆力，但与实际殆力可能尚有差距。因殆计的咬头置于牙齿上，其受力方向不易与牙齿长轴一致，咬头本身与咀嚼的食物也有差异。

2. 咀嚼运动中的生物杠杆

人体器官的解剖、生理特点都是相互依存，互相影响的。在咀嚼运动中，下颌有转动和滑动，涉及额状面、矢状面和水平面，较为复杂。根据生物力学的机械杠杆原理分析如下：

（1）切咬运动

切咬食物时，前牙切咬食物为重点（W），颞下颌关节为支点，提下颌肌群以咬肌和颞肌为主要动力点（F），构成第Ⅲ类杠杆，则阻力臂（d_1）较动力臂（d_2）长，机械效能较低。因此，越向前区咀嚼食物，牙齿承受的咀嚼力就越小，这有利于维护狭小的单根前牙和其牙周组织的健康。

（2）侧方咀嚼运动

一般为左侧或右侧的单侧型咀嚼，此时非工作侧髁突虽向工作侧移动，但仍为翼外肌、颞肌、舌骨上、下肌群所稳定，并作为支点。工作侧的升颌肌主要以咬肌与翼内肌收缩为力点，研磨食物处为重点，构成第Ⅱ类杠杆。此时动力臂（d_2）较阻力臂（d_1）长，可使机械效能增加。当研磨食物的后阶段下段接近正中时，则同时可存在第Ⅱ类杠杆和第Ⅲ类杠杆作用。

三、唾液功能

（一）唾液的性质和成分

口腔内的混合唾液为泡沫状、无味、稍浑浊、微呈乳黄色的黏稠液体，比重较水稍大，在 1 ～ 1.009 之间。新鲜的唾液略呈酸性，其 pH 值与所含的碳酸氢钠和二氧化碳的浓度有关。pH 值范围为 6.0 ～ 7.9，平均为 6.75，但可因不同的个体和分泌时间而异。如谈话、睡眠或晨起床时呈弱酸性，就餐后可出现碱性。唾液的渗透压随分泌率的变化而有所不同。分泌率低，其渗透压也低，约为 50mmol/L。在最大分泌率时，渗透压可接近血浆，达 300mmol/L。唾液中电解质成分也随分泌率的变化而变化。刚从腺泡中分泌出来的唾液（原分泌液）含有唾液酶的离子成分与血浆没多大区别为等渗。但当经过唾液腺导管时，由于导管上皮细胞对电解质的吸收不同，而使唾液的离子成分发生显著的改变。

在混合唾液中主要为水，约占 99.4%，固体物质约占 0.6%（其中有机物约占 0.4%，无机物约占 0.2%）。有机物主要为黏蛋白，还有球蛋白、氨基酸、尿酸和唾液淀粉酶、麦芽糖酶、溶菌酶等。无机物有钠、钾、钙、氧化物、碳酸氢盐和无机碳酸盐等。

（二）唾液的作用

唾液不仅对消化有很大作用，且与口腔的很多功能均有密切关系。

1. 消化作用

唾液内的淀粉酶能分解食物中的淀粉成麦芽糖。

2. 溶媒作用

使食物的有味物质先溶解于唾液，然后弥散与味蕾接触而产生味觉，兴奋食欲，相应地增加唾液的分泌。

3. 润滑作用

唾液内的黏液素可保持口腔组织的润滑柔软，使咀嚼、吞咽、言语等功能顺利进行。

4. 冲洗作用

唾液是流动的，流量较大，流速较快，使口腔内的食物残渣、细菌、脱落上皮等得以清洗，对预防感染及龋齿具有重要作用。

5. 中和作用

唾液中所含的有机、无机物质可引起中和作用，如黏多糖能中和少量的酸和碱，重碳酸盐可中和酸类等，使口内常保持中性、弱碱性或弱酸性，以免损伤口腔组织。

6. 稀释和缓冲作用

若刺激性很强的物质进入口内，唾液分泌立即增多，以稀释其浓度。过冷、过热的温度等刺激也可借以缓冲，以保护口腔组织。

7. 杀菌和抗菌作用

唾液中溶菌酶可作用于某些细菌的细胞壁，有杀菌作用。

此外，唾液中含变酶，能使某些病原菌成为非病原菌；唾液小体也具有吞噬作用；对氨盐和硫氰酸盐也有抑菌作用。唾液中含有 SIgA，可减少变形链球菌集于牙面，因此，对龋病有免疫作用。

8. 黏附的固位作用

唾液具有吸附性，能紧紧地黏附于食物和其他颗粒上，使颗粒黏成团，便于吞咽；并可在黏膜表面扩展成薄膜，有利于修复体固位。

9. 缩短凝血时间

血液与唾液混合后，则凝血时间缩短，其缩短程度与混合之比例有关。血液与唾液之比为 1 ∶ 2 时，凝血时间缩短最多。

10. 排泄作用

血液中的异常或过量成分，常可通过唾液排出，如过量的汞、铅等重金属元素及碘也主要从唾液中排出。在肾功能弱而少尿时的部分尿素、糖尿病患者血液中过多的葡萄糖，有时血液中的病毒等，也常可由唾液中排出。

11. 其他作用

唾液中的唾液腺素和腮腺素有很多作用：①维持下颌下腺与腮腺的正常分泌活动。②能调节钙的代谢，促进骨和牙齿硬组织发育等作用。

由于唾液腺素的这些作用，近来许多学者认为唾液腺不仅是外分泌腺，也是内分泌腺。

第三章　口腔病理学

第一节　病理检验的任务和操作方法

一、病理检验的任务、临床意义和口腔病理诊断范围

正确及时地诊断是防治疾病的重要前提，病理诊断是协助临床诊断的重要方法之一。它的任务是通过对病变器官、组织的肉眼和镜下直观分析对有关疾病提出明确的病理诊断，确定疾病的性质，提供可能的病因学证据，提供有关的预后因素。目前随着医学生物学各分支学科的迅速发展，病理医生已能将病理形态结合其他种种辅助手段如电镜、组织化学、免疫组织化学、DNA 倍性及分子生物学技术为临床提供更精确的病理诊断。例如，对肿瘤的诊断临床上虽有一系列的检查诊断方法，包括部分高新仪器设备，但在多数情况下仍有赖于活体组织的病理检验，直接反映病变的客观真实性，对部分疑难病例则须配合上述辅助手段协助诊断。病理医生也是临床医生最好的咨询者和合作者。

口腔病理诊断包括对口腔颌面部软硬组织的炎症、肿瘤、瘤样病变和发育异常等。由于篇幅有限，本篇内容主要介绍口腔颌面部具有特征性的病变，如口腔黏膜病、牙源性肿瘤、涎腺肿瘤、囊肿以及颌面部皮肤常见病变等，侧重于临床上常见多发病。

二、针吸细胞学诊断

针吸细胞学所需设备简单，标本易采集，患者痛苦少，危险性小。对活检有困难的部位，婴幼儿和年老体弱者皆可以应用，能及时得到诊断结果。有效涂片对判断肿块性质和确定病变类型的准确率约为 80%，可作为组织学诊断很有价值的补充和辅助手段。

（一）适用范围

①大小涎腺肿瘤。②口腔颌面部黏膜下、皮下及软组织肿块。③使骨皮质变薄及穿破的颌骨肿块。④颌面部肿大之淋巴结，直径在 0.5cm 以上者。⑤口腔颌面部常见多发

的各类囊肿。⑥颞下窝、上颌窦、舌根等不易取活检的深部肿块。

（二）对提高诊断准确性的一些体会

（1）准确性高低取决于穿刺取材的成功与否，成功的穿刺物中含红细胞少。这就要求选择恰当的进针部位。

（2）熟练掌握涂片、推片和染色技术，便能获得高质量的细胞涂片，为诊断提供前提条件。

（3）细胞涂片缺乏组织结构，不少细胞形态大同小异，局限性很大，全面了解病变部位，临床症状和体征及穿刺物外观等，对诊断分析很有帮助。如涎腺多形性腺瘤穿刺物中常含有白色或胶冻样颗粒，淋巴结内容物呈白色乳状，若系结核常有干酪样或脓样物，囊肿则能抽出较多的囊液或含闪光的胆固醇晶体，间叶源性良性肿瘤常因细胞不易脱落而为少许清淡液体等。

（4）在做冰冻切片前将送检组织做一细胞印片，尤其对恶性淋巴瘤的诊断有较大帮助。

（5）对活检取材不良或过少，辅以细胞学诊断也常见成效。

（6）在观察细胞涂片时必须做到全面仔细，注意边缘末端不能遗漏，因有问题的大细胞在推片时常被推至这些部位。

（7）针吸细胞学是一门较年轻的学科，需要不断总结经验提高诊断水平，除参考有限的文献资料外，最好的方法是常和组织切片对照和集中观察同类病变涂片，对提高诊断水平常能收到事半功倍的效果。

三、活体组织检查的操作方法

（一）活体组织的选切

临床医生在切取活体组织时应选择适当的取材部位，力求切取有明显病变的组织，如疑为肿瘤要切到肿瘤组织本身，并尽可能连带切取边缘的部分正常组织，如为溃疡宜切取其边缘或底部的组织，不宜取坏死的组织送检。取材刀要锋利，避免使组织受钝刀、钳镊等过度挤压，使细胞结构严重变形而难于辨认。切取组织要有大小适当，太小也影响诊断，切取下来的组织应立即用10%的中性福尔马林液固定，固定液的体积应10倍于标本的体积。

（二）对病理标本的观察、处理和制片

（1）病理医生对标本的肉眼观察及选取组织制片不是一般的技术问题，而是肉眼诊断能力。只有具备较好的肉眼诊断能力才能更好地选材制片，使肉眼和镜下观察结合起来，才能对病变有较全面的了解，做出正确诊断。在检查标本前应了解送检单内的各项说明

及要求，标本观察应先看表面后看切面，切开标本时要求能暴露病变的最大面积或片切多块，观察病变的大小形态、颜色、质地、囊性或实性、骨或含牙与否等，颌骨肿块应锯开观察。大标本须经适当固定后切取1至多块组织制片。太碎小的标本应用薄滤纸包好，避免包埋丢失，骨和含牙组织需要脱钙，应标记清楚。

（2）HE切片是病理诊断的基本手段，一张好的HE切片是保证正确诊断的重要前提。病理切片质量的好坏取决于病理技术室的设备和病理技术人员的技术经验以及病理医生取材是否合乎要求，如组织块太厚，脱水不彻底，会严重影响切片质量，切片刀必须保持锋利，以保证切片平整无裂痕。口腔颌面部涉及黏膜、皮肤的小标本多，包埋切片方向显得特别重要，很多黏膜皮肤病没有表皮常不能做出诊断。硬组织脱钙不彻底不易显示完整的切面，经酸脱钙后碱化不够亦影响染色等均能给诊断造成困难。

第二节　颌骨疾病

一、炎性病变

（一）颌骨骨髓炎

颌骨骨髓炎为颌骨骨膜、骨质、骨髓腔三部分的炎症，常与颌面部软组织炎症共存。多发于青年男性，下颌远多于上颌，但婴幼儿常由血源性感染见于上颌。可分为三种类型：①化脓性：急性，慢性：②慢性硬化性：局灶型，弥散型，骨化性骨膜炎；③特殊型：放射性骨坏死，结核性等。

1. 急性化脓性颌骨骨髓炎

病原菌以金黄色葡萄球菌和溶血性链球菌为主，常为混合性细菌感染，主要来源于牙源性感染，如急性牙槽脓肿、牙周炎、拔牙创的感染等；也可由局部创伤或全身感染性疾病所致。起病急骤，局部剧痛，张口受限，多颗牙松动，下唇麻木，伴有全身发热、白细胞增高及核左移等感染中毒征象，严重者可并发败血症、颅内感染等。镜下见骨髓腔内血管扩张充血，大量中性粒细胞浸润伴局部组织液化坏死、脓肿形成，血管栓塞以及骨坏死，大量脓液可向骨外破溃，形成窦道。若治疗不彻底则可转为慢性。

2. 慢性化脓性颌骨骨髓炎

较多见，临床可见多颗牙松动及牙周溢脓，相应面部有炎症浸润硬块、1至多个窦道流脓伴不同程度张口受限。常反复急性发作，死骨不除不愈。X线片显示颌骨有不规则鼠食状透光区。光镜下见病变区有大量淋巴细胞、浆细胞及脓细胞浸润伴死骨形成，死骨和活骨分离，骨陷窝空虚被细菌团或脓细胞充填，大量破骨细胞活动出现较多吸收陷窝，死骨周可见新骨形成及肉芽组织增生。严重者可发生病理性骨折及颌骨畸形，如发生在婴幼儿，由于牙胚坏死缺牙，将来形成错颌，上颌发育障碍，颜面不对称，儿童可致下颌发育障碍，形成小下颌（鸟嘴畸形）。

3. 慢性骨髓炎伴增生性骨膜炎

又称骨化性骨膜炎或 Garre 骨髓炎，好发于儿童和青少年，感染低毒性细菌、机体抵抗力强者较常见，与不恰当地长期使用抗生素有关。病原菌潜伏在骨膜下或骨皮质，刺激新骨增生及硬化，在下颌骨外表面出现硬性肿大，患侧脸胖，微压痛。X 线见骨皮质表面光滑，而皮质外有界线清楚的半圆形肿块，似双重骨皮质。镜下见骨膜下有增生活跃的编织骨小梁，伴纤维性骨髓组织和分散密集的淋巴，浆细胞浸润。无化脓及死骨形成，临床症状不明显。

4. 慢性局灶性硬化性骨髓炎

又称（根尖周）致密性骨炎，发生于感染轻微或抵抗力很强的青年患者。常累及龋坏的下颌第一磨牙。多无症状，X 线片见患者根尖周有界限清楚的圆形高密度阻射区，镜下见病变区骨小梁比周围正常骨组织致密，无成骨细胞，骨髓腔窄小，腔内有纤维组织及少量淋巴细胞浸润。不须治疗。

5. 结核性骨髓炎

为颌骨的慢性特异性感染，常为继发性结核病，多见于儿童，上下颌骨均可发生，镜下见骨髓腔内形成结核性肉芽组织，其中可见结核结节，病灶中央为干酪样坏死，周边由内向外为上皮样细胞、朗汉斯 E 细胞、淋巴细胞及成纤维细胞，可伴死骨形成。继发化脓性感染时可伴大量中性粒细胞浸润及脓肿形成。感染可来源于：①牙龈及其他部位口腔黏膜结核性溃疡侵犯颌骨：②结核杆菌经拔牙创、开放性龋洞或伴随牙的萌出而侵至颌骨；③身体其他部分结核通过血行感染侵入颌骨。

6. 放射性骨坏死

是头颈部恶性肿瘤放射治疗的并发症。由于照射野内骨细胞的损伤及钙磷的大量吸收和释放射线，导致血管内膜炎，以致血流减少，甚至血栓形成，造成局部低细胞、低血供及低氧（三低）。临床表现为局部间断性疼痛，张口受限，窦道形成，死骨逐渐暴露等。X 线片见颌骨密度普遍降低，照射区骨质疏松并有境界不清的斑点状或虫食状破坏区。光镜下见病变主要表现于骨皮质，早期照射野内板层骨纹理粗糙，部分骨陷窝空虚，可见微裂及骨着色不均或强嗜碱性，随骨破坏加重，出现病理性钙化，骨沉积线模糊、增宽、紊乱，板层结构消失甚至断裂，骨细胞大部分消失，死骨形成。坏死骨不松动，形成死骨架，虽有破骨细胞围绕，但破骨及成骨现象均不明显，可见血管内膜及中膜增厚，管腔狭窄，血栓形成致完全闭塞。

（二）根尖肉芽肿

根尖肉芽肿指发生于根尖周的慢性炎症，常由龋病导致牙髓发炎、坏死，感染经根尖孔缓慢扩散并刺激根尖周而引起；极少数也可由急性根尖周炎转变而来，根尖肉芽肿伴骨质吸收的病变可以保持相对稳定状态维持较长时间，可随机体抵抗力和病原刺激强弱等条件变化而急性发作，形成急性或慢性牙槽脓肿。临床症状不明显，偶有轻微疼痛、叩痛或咀嚼不适。X线片显示根尖区有圆形透射影，直径一般小于1cm。

病理：根尖肉芽肿为附着于根尖部的一团肉芽组织，多为绿豆大小。外面有纤维组织包绕，与牙周膜连续，拔牙时可随同拔出。光镜下主要是淋巴细胞、浆细胞、巨噬细胞及其衍生细胞（泡沫细胞、多核巨细胞）浸润及肉芽组织形成：部分病变可见胆固醇晶体及含铁血黄素沉积：部分病变存在增生的上皮，此时称为上皮性根尖肉芽肿，肉芽肿中心常有变性、坏死、液化，若增生上皮长入并被覆液化腔即转化为根尖周囊肿。

（三）根尖周囊肿

根尖周囊肿是颌骨内最常见的牙源性囊肿。由上皮性根尖肉芽肿或根尖脓肿转化而来。可发生于任何年龄，常与一死髓牙相连。多无自觉症状，可有叩痛，X线片显示为根尖部一界限清楚的圆形透射影，部分病例有薄层阻射线包绕。

病理：囊壁衬里为非角化复层鳞状上皮，偶有灶性不全角化，个别与上颌窦相通的囊肿可出现假复层纤毛柱状上皮。囊壁纤维组织中有多量慢性炎细胞浸润，炎症活跃时可伴有较多中性粒细胞。由于炎症刺激，衬里上皮常有增生钉突延长甚至连成网状或变性、消失。部分病例可见胆固醇晶体沉积，常伴随多核巨细胞存在。有时衬里上皮内可见透明小体，为小条形、弓形或环状嗜酸性均质物。囊液一般呈黄色，透明或浑浊，其中可有脱落上皮细胞、炎细胞及胆固醇晶体。

二、瘤样病变

（一）中央性巨细胞肉芽肿

中央性巨细胞肉芽肿是颌骨对局部损伤或出血的组织反应，30岁以下女性多见，下颌骨发病约为上颌的两倍。临床主要表现为颌骨膨胀，可伴有牙松动、移位。X线片显示为边界清楚的骨质溶解透光区，但密度不均，可呈瘤样扩张，使骨皮质变薄，但很少穿破。本病为良性病损，刮治效果良好。

1. 病理

光镜下见肉芽组织及成熟纤维组织中多核巨细胞常围绕陈旧性出血区呈灶性分布，伴有含铁血黄素沉积。巨细胞数量不多，分布不均，体积较小，形态不规则，胞核数目少，病灶周围常有新生骨小梁出现。

2. 鉴别诊断

（1）骨巨细胞瘤：多见于长骨干骺端，颌骨少见。巨细胞较多，分布均匀，且体积较大，胞核数目多，一般为15～20个核：间质细胞为肿瘤的实质细胞，呈短梭形，较肥胖，无成熟胶原纤维出现。骨巨细胞瘤随分级增高，核的异形性明显，核分裂增加，并可突破骨皮质，浸润性生长，甚至发生转移。

（2）棕色结节：又称囊性纤维性骨炎，由甲状旁腺功能亢进引起。颌骨病变是全身性囊性纤维性骨炎在局部的表现，镜下形态和巨细胞肉芽肿相同。但全身症状明显，为腰腿痛，四肢无力，X线表现全身有广泛性骨脱钙。实验室检查特异的早期表现是：血钙和碱性磷酸酶增高，尿钙升高，血磷下降。

（二）组织细胞增生症X

组织细胞增生症X又称Langerhans组织细胞增生症，包括骨嗜酸性肉芽肿、勒－雪病、韩－雪柯病等。

1. 临床表现

累及颌骨者出现牙齿松动，牙龈红肿、坏死，颌骨弥漫吸收及囊状破坏。不同类型有各自的特点：

（1）骨嗜酸性肉芽肿

为局限性组织细胞增生症，一般仅局限于骨骼，多为单个病灶。常见于儿童和青年，30岁以上罕见。好发于颅骨、下颌骨、肋骨等。通常为单骨性损害，尤多见于下颌，X线片示溶骨性缺损。多数预后良好，可自行消退或经治疗后痊愈。

（2）韩－雪柯病

又称慢性进行性组织细胞增生症。多发生于3岁以上儿童和青年，男性多见。病变为多发性，主要累及骨，可伴有皮肤、肺、肝、脾、淋巴结等病变。典型病例表现为颅骨溶骨性病变呈凿孔样损害、突眼和尿崩症三联征，但典型病例甚少。若病变侵犯牙龈表现为龈增生松软发红，牙齿松动或脱落。成人预后好，小儿患者常伴有贫血、血小板减少，预后较差。

（3）勒－雪病

又称急性弥散性组织细胞增生症，是一种急性进行性全身性疾病。多发生于3岁以下婴幼儿，主要引起皮肤、内脏器官和广泛的骨损害，临床表现有发热，皮肤斑丘疹，肝、脾和全身淋巴结肿大，颅骨颌骨或长骨有明显的骨质破坏或囊性变，口腔可出现乳牙松动，舌组织被侵时可形成巨舌。常伴有全身进行性贫血、粒细胞和血小板减少，起病急，进展快，常死于继发感染。

2. 病理

各类型均以Langerhens组织细胞增生形成肉芽肿性病变为特征，常伴有较多嗜酸粒细胞及多少不等的淋巴细胞、浆细胞及多核巨细胞，可有灶性纤维化。单骨性嗜酸性肉芽肿中嗜酸性粒细胞最多：韩－雪柯病可见大量吞噬脂质的组织细胞称泡沫细胞，而嗜酸粒细胞较少；勒－雪病的组织细胞大量增生，且有较多核分裂象。Langerhans组织细胞直径 12 ～ 24μm，胞质丰富，弱嗜酸性，核圆或卵圆形，常有纵行核沟，似咖啡豆，染色质细。免疫组化显示 S-100、CD1 和 HLAR 等标记阳性。电镜下见 Langerhans 组织细胞胞质内有 Birbech 颗粒，为柱状，长 30 ～ 190nm、宽 33nm。

（三）家族性巨颌症

家族性巨颌症，也称家族性颌骨多囊病或家族性骨纤维异常增殖症，目前认为是常染色体显性遗传性疾病。幼儿期发病，青春期病变发展逐渐变慢直至停止。临床表现为颌骨及颊部对称性增大，下颌比下颌多见，眼球上翻露出白色巩膜，下牙槽凸起膨胀使舌抬起，言语困难。光镜下见骨组织被血管丰富的纤维组织取代，血管壁薄，其周围常有多核巨细胞或嗜酸性物质环绕，呈袖套状，可伴出血及含铁血黄素沉积，病变后期纤维成分增多，并有成骨现象。

第三节　口腔黏膜和软组织疾病

一、口腔黏膜病

口腔黏膜病，口腔某一部位黏膜的正常色泽、外形、完整性与功能等发生改变的疾病。病变种类繁多，可以组合成复杂多样的损害。有些全身性疾病也在口腔黏膜上有所表现，而有些口腔表征可作为全身疾病诊断的依据或线索。其发病因素方面，除了少数与口腔条件直接相关外，绝大多数与全身或系统因素的关系密切。随着免疫学研究的不断发展，发现与自身免疫有关的口腔黏膜病在临床上已屡见不鲜，如慢性盘状红斑狼疮、天疱疮、类天疱疮、舍格林氏综合征、白塞氏综合征以及结节病等。口腔黏膜病除一些疾病的病因较明确外，较多种疾病的病因仍不清楚。

（一）基本病理改变

1. 角化不良

是指个别或成团的表皮细胞未达到角质层即过早角化，以至于在棘层和基底层中发生角化。可分为：①良性角化不良，胞质红染胞核固缩感染，如圆体细胞、谷粒细胞：②恶性角化不良，细胞形态及核有异形性，多见于癌前病损和鳞状细胞癌内。

2. 角化过度

表皮角质层增厚，常伴有颗粒层、棘层相应增厚，说明真性角质增加而非角质贮留堆积，临床表现为不透明的乳白色或灰白色损害如白斑、扁平苔藓等，又称为过度正角化。

3. 角化不全

系由于角化过程不完全所致，在角质层内尚有同缩的扁平细胞核残留，常与棘细胞层水肿及固有膜炎症有关，颗粒层减少或消失，又称为副角化。

4. 棘层松解

是由于上皮细胞间张力原纤维及黏性物质发生变性，断裂破坏，细胞间桥溶解，细胞间失去粘连、解离，在棘层内形成裂隙或疱。此种改变见于天疱疮等病。

5. 棘层肥厚

是指表皮棘细胞层数增加，数目增多，伴有上皮钉突的延长或增宽。常见于白斑。有时棘细胞数目并未增加，而是由于细胞体积增大，称假性棘细胞肥厚。

6. 疣状增生

是指表皮角化过度，颗粒层增厚，棘层肥厚和乳头瘤样增生同时存在，表皮表面宛如山峰林立，但固有膜（皮肤真皮）乳头不突出黏膜（皮肤）表面。常见于寻常疣及疣状痣等。

7. 假上皮瘤样增生

在高度棘层肥厚的基础上，表皮不规则向下增生，可深达汗腺或小涎腺水平，颇似鳞状细胞癌，但细胞分化良好，无异形性，见于慢性肉芽肿性疾病，寻常狼疮及慢性溃疡的边缘等。

8. 乳头瘤样增生

真皮固有膜乳头不规则地向上增生高出皮肤、黏膜平面，呈不规则的乳头状突起，常伴有棘层肥厚、角化过度，上皮钉突也相应延长，分支交织成网，见于老年疣等。

9. 上皮异常增生与细胞非典型性

上皮异常增生的 12 条标准：①上皮基底细胞极性消失；②出现一层以上基底细胞；③在棘细胞层中有单个或成团的细胞角化：④上皮钉突呈水滴状；⑤上皮层次紊乱；⑥细胞有丝分裂增加；⑦上皮浅表 1/2 出现有丝分裂：⑧细胞多形性：⑨细胞核感染；⑩核浆比例增加；⑩核仁增大：⑥细胞黏着力下降。以上的 12 条标准中出现的数量不定，有学者主张出现 1 ～ 2 条为轻度异常增生：3 ～ 4 条为中度异常增生；5 条以上为重度异常增生。

10. 表皮水肿

通常可分为细胞内水肿及细胞间水肿，两者常有不同程度的合并存在。

（1）细胞内水肿：主要指棘细胞内水肿，细胞体积增大，胞质变淡，较陈旧者核固缩偏于一边，呈鹰眼状。

（2）细胞间水肿：棘细胞间液体增加，使细胞间隙增宽，细胞间桥拉长而清晰可见，形似海绵，又称海绵形成。

11. 表皮萎缩

表皮变薄，主要是棘细胞层萎缩，上皮钉突不明显或消失以致表皮成带状，见于萎缩性扁平苔藓、红斑狼疮等。

12. 基底细胞液化变性

基底细胞内水肿，轻时胞质内出现空泡，重时基底细胞排列紊乱，溶解消失，形成裂隙或表皮下疱，见于扁平苔藓、红斑狼疮等病。

13. 网状变性

由于严重的细胞内水肿，使细胞膨胀破裂，残存细胞壁相互连结成网隔，最后形成多房性水疱，见于疱疹性口炎，带状疱疹等病毒性疾病。

14. 气球状变性

由于严重的细胞内水肿，使胞体膨大变圆呈气球状，细胞棘突松解形成表皮内水疱，游离的气球细胞核可有多个或消失。

15. 疱

黏膜或皮肤内含有液体之裂隙而成疱，为高出黏膜，境界清楚的半圆形疱状物，小的称水疱，直径 5mm 以上的称大疱。疱液可分为浆液（水疱）、血液（血疱）及脓液（脓疱），疱壁的厚度取决于疱所在的位置，是在表皮内各层（角质层下棘层内）或表皮下（表皮与固有膜交界处），前者称棘层内，疱如天疱疮，后者称基层下疱，如良性黏膜类天疱疮、扁平苔藓。

16. 胶原变性

是以胶原纤维束的凝聚并丧失其纤维性为特征，可表现为均匀一致的弱嗜伊红物质存在，其间可有残留的细胞核：胶原纤维嗜碱性变则表现为 HE 染色失去嗜伊红性而呈灰蓝色的无定形颗粒状，也可以是不规则排列的卷曲的嗜碱性细纤维。常见于老年性角化病、红斑狼疮、退行性关节病等。

17. 胶样小体

为透明蛋白小体，呈圆形或卵圆形的嗜伊红均质性物，直径约 10m，见于表皮下部或真皮上部，对疾病无特异性，但常见于扁平苔藓和红斑狼疮，由表皮凋落细胞形成。

18. 黏液变性

病变因胶原纤维束间黏蛋白沉积而致间隙增宽，成纤维细胞呈星形，HE 染色病变浅蓝色。

19. 纤维素样变性

纤维蛋白渗入表皮下、血管周胶原纤维内，在 HE 染色时，使受累部位呈现明亮、深嗜伊红均质性增厚，有强的折光性，见于胶原疾患，如红斑狼疮、风湿、类风湿等。

20. 淀粉样变性

指在组织或血管壁内出现无结构半透明的淀粉样蛋白，HE 染色为均匀一致的淡红色，其间可出现裂隙，刚果红染色呈砖红色。

（二）常见口腔黏膜病的病理改变

口腔黏膜病是指在口腔黏膜与软组织上所发生的疾病。病变类型繁多，病因复杂，既有局部因素，也有全身因素或为全身系统性疾病的表征。口腔黏膜对不同的损伤性刺激和有害因素可反映出不同的病变形态，但相同的病变形态也可由完全不同的病因所引起。口腔黏膜和皮肤都由外胚层发育而来，因此，某些口腔黏膜病常伴有皮肤损害，或某些皮肤病常伴有口腔黏膜损害，所以，对口腔黏膜病的诊断常较困难，强调病理诊断必须紧密结合临床，了解病损形态、分布、发病规律、皮肤及全身情况以及相关的实验室检查，进行全面综合分析，才有可能做出比较正确的诊断。

1. 白斑病

白斑病指口腔黏膜表面发生的白色斑块，不能被擦掉，在临床及病理上都不能被诊断为其他疾病者。目前病因不明（特发性）。对病因明确如摩擦、微电流、咬颊症、吹玻璃（乐器）等造成的白色损害，在去除病因以后常可消退，这类病损不包括在白斑病的概念之内。白斑为界限清楚的乳白色或浅灰白色斑块，表面粗糙不平或平伏光滑。

病理白斑的一般病理变化是上皮增生，过度正角化或过度不全角化。粒层明显，棘层增厚，上皮钉突增大，结缔组织中有炎细胞浸润。按其恶变倾向将白斑分为良性病变（白色角化症）和恶性前期病变（白斑病）。良性病变是上皮单纯性增生，上皮过度角化外，没有非典型细胞，上皮钉突虽伸长变粗，但仍整齐，基底膜清晰。白斑病是具有上皮异常增生者。

上皮异常增生表现在上皮组织分层不规则，排列紊乱，上皮钉突呈滴状或藕节状。核分裂象增加，核浆比率增加，核染色质增加，核感染，核仁增大。基底细胞极向改变，基底层增生，出现多层基底细胞。细胞多形性、异形性，棘层内出现单个细胞或细胞团角化，细胞间黏合性丧失。

为避免对上皮异常增生诊断的主观性，近年来开展的计量病理学将组织和细胞的形态变化，某些物质，如 DNA 含量的变化通过图像和光度的测量得到数量化信息，再用计算机对所得到的信息进行综合分析，可得出对恶性前期病变情况的准确诊断。

2. 红斑

本病是指在口腔黏膜上出现鲜红色、天鹅绒样斑块，界限清楚，病情持久，查不出特殊原因，在临床及病理上皆不能诊断为其他疾病。注意和炎性红斑、多形性红斑、红斑狼疮等区别。

红斑分为均质型、间杂型和颗粒型。间杂型，出现红白兼杂：颗粒型，有颗粒样微小结节似桑葚状或肉芽状，表面可有灰白色假膜。以上各型虽可发生在口腔内任何部位，但以舌缘、舌腹、口底等 U 形危险区最多见。镜下见有明显的上皮萎缩，90% 以上有不同程度的异常增生，颗粒型红斑大多数为原位癌，或为已突破基底膜的浸润癌。

病理上皮不全角化或全角化与不全角化混合存在。角化层极薄甚至缺乏，乳头层上有 2～3 层棘细胞，以至乳头非常接近上皮表面，而毛细血管的明显扩张，使病损表现为鲜红色。镜下除见有上皮萎缩外，尚有表现为上皮增生，钉突增大伸长，钉突之间的上皮萎缩变薄，遂使结缔组织更接近表面。颗粒形成的机制就是钉突增大处的表面形成凹陷，而高突的结缔组织乳头形成红色颗粒。可有上皮细胞排列紊乱，极性消失，细胞形态大小不一，棘细胞缩小，核大深染，有丝分裂相增多等上皮异常增生。固有层内炎细胞浸润明显，主要为淋巴细胞和浆细胞。上皮层内有角化不良细胞，胞核大、胞质呈强嗜酸表现性，有时有角化珠形成。颗粒型红斑大多为原位癌或已经突出基底膜的早期鳞状细胞癌。

3. 念珠菌病

念珠菌病由白色念珠菌感染。此菌可寄生于正常人的口腔、阴道、消化道，但不发病。如婴幼儿营养不良，产道、奶头感染，成人患全身重度消耗性疾病或长期大量使用广谱抗生素、免疫抑制剂等皆可诱发 CAN。患者多为婴幼儿和老人。临床上将其分为急性假膜性（雪口病）、萎缩性（抗生素口炎）、慢性增生性（托牙性口炎）。

病理特点如下：

（1）急性假膜性 CAN：又称新生儿雪口病或鹅口疮，其特征为颊、舌、腭及唇黏膜有散在白色如雪柔软的小斑点，不久即相互融合成白色绒状斑膜，状似凝乳，稍用力擦掉，暴露出红色黏膜糜烂面及轻度出血。此型成人少见。

（2）慢性增生性 CAN：又称白斑型 CAN，可见于颊黏膜、舌背及腭部。颊黏膜病损常对称地位于口角内侧三角区，在发红充血的黏膜上有结节或颗粒状硬而白的斑点。镜下见黏膜上皮过度不全角化，棘层肥厚，假上皮瘤样增生，微脓肿形成及固有层的炎细胞浸润与白斑病很难区别。但用 PAS 染色可见强阳性的念珠菌菌丝与上皮表面垂直或有一定角度插入上皮外 1/3 的细胞间或细胞内。结节性白斑间发红区的上皮则萎缩。此型白斑常伴有上皮异常增生，是重要的癌前病变。

（3）慢性萎缩性 CAN：又称托牙性口炎，病损部位常在上颌义齿接触之腭、龈黏膜，真菌在托牙基底和黏膜之间的界面繁殖，使黏膜发红水肿，常见细密圆形的小水疱，似过熟的草莓，或有黄白色假膜覆盖。托牙常有腐坏的上皮和菌丝黏附，可以刮下做培养检查。此型常伴有念珠菌性唇炎和口角炎。

4. 扁平苔藓

本病是一种不明原因引起的累及皮肤、毛囊、指甲、黏膜的慢性炎症性疾病，多发于中年人，特征性皮疹表现为紫红色多角形扁平丘疹和斑块，好发于手腕、前臂、下肢远端和骶骨前区，患者自觉瘙痒。部分患者皮疹与口服药物有关，如 ACEl、噻嗪类利尿剂、抗疟药等。临床上本病包括很多类型，如线状、环形、肥厚性、萎缩性、大泡性、色素性、光线性和毛发扁平苔藓等。组织学表现为基底细胞液化变性和真皮浅中层淋巴细胞带状浸润。

病理：白色条纹和斑块的表层上皮过度角化或不全角化，颗粒层明显或不显，棘细胞层增生肥厚或萎缩变薄，上皮钉突不规则伸长，有时呈锯齿状，也有的钉突萎缩变平。基底细胞层液化变性，使细胞排列紊乱，液化明显者可形成裂隙和上皮下疱，疱破后继发感染可留下糜烂面或溃疡。紧接病损上皮的固有层结缔组织中有一致密、均匀的淋巴细胞浸润带，淋巴细胞常浸入基底细胞层，加上该层本身的液化变性，使上皮与固有层的界限不清。若基膜增厚，结缔组织有透明样变则否。在病变活动期，可见凋落细胞形成的嗜伊红均质性胶样小体，位于乳头层、基底层或棘细胞层，对抗体、补体均呈阳性荧光反应。

注意以上典型特征多出现在具有典型临床特点的病例，非特异性慢性炎症也不能完全排除 LP，应做较长时间观察，怀疑有恶变时更应该进行活检。

电镜下可见，在 LP 的基底细胞内线粒体和粗面内质网肿胀，胞质内出现空泡，桥粒和半桥粒松解变性，使基底细胞与基膜和棘细胞之间分离而出现液化间隙。

5. 盘状红斑狼疮

盘状红斑狼疮是一种常见的皮肤黏膜结缔组织病。有 30% 的患者口腔黏膜发生损害，好发于 20 ～ 40 岁的女性，口腔表征可先于皮肤数周至数月。发生在颧面部鼻两侧为蝴蝶斑，初起呈红至紫色斑疹，光敏感，面上有不易脱落的鳞屑，揭去鳞屑可见扩大的毛囊口，鳞屑内面有刺状突起的角质栓，有色素增加的边缘。口腔多发于唇、颊黏膜，特征为红斑，圆形或不规则形，有糜烂、出血，在红唇部可出现鳞屑结痂。有时病损边缘轻度隆起，中央微凹陷，周缘区可有过角化的白色条纹状毛细血管扩张。其典型的损害是斑块中心发红（萎缩），四周变白（角化），外围发红（毛细血管扩张）。

病理：黏膜上皮层中等过度角化与不全角化，有时可见角质栓塞。上皮棘层萎缩变薄，有时也可见上皮钉突增生、伸长。基底细胞层显著液化变性，上皮与固有层之间可形成裂隙和小水疱，基底膜不清晰。结缔组织内胶原纤维玻璃样变、水肿、断裂。固有层毛细血管扩张，血管内可见玻璃样栓塞，血管周围有密集淋巴细胞和小量浆细胞浸润。

血管周围上皮与结缔组织交界处，可见到纤维素样（类纤维蛋白）物质沉积，苏木精伊红染色标本上呈粉红色，过碘酸雪夫反应（PAS）为阳性，染成红色。

免疫荧光检查：在上皮基底膜区有一较宽而不连续、粗细不均匀的荧光带，主要为 IgG、IgM、C3。荧光带呈颗粒状、块状，阳性率为 60% ～ 73% 或达 95%。

6. 复发性口疮

复发性口疮是具有周期性复发特点的口腔黏膜局限性溃疡性损害。女性患病较多，发病年龄多在 10 ～ 30 岁之间，根据临床特点可分为小型、大型、疱疹样三型。小型约占 80% 以上。好发于唇、颊、前庭沟、软腭等角化程度较差的部位，发病初期黏膜有充血发红、灼热不适，以后中央有溃疡形成，且逐渐向四周扩展为圆形或椭圆形的浅溃疡，可单发或多发，有剧痛，小型溃疡一般 7 ～ 14 日愈合，不留瘢痕；大型口疮又称复发性、坏死性黏膜腺周围炎或腺周口疮，溃疡深大，直径可达 10 ～ 30mm，深层损害小涎腺，形如弹坑状，愈合较慢，病程常逾月余，并遗留瘢痕；疱疹样型为多数大头针样的小溃疡，可达数十个，溃疡簇可融合成形状不规则的大的溃疡面，注意与疱疹型口炎鉴别。

病理：早期黏膜上皮水肿，为上皮细胞内及细胞间水肿，可形成上皮内疱，上皮细胞间可有白细胞浸润，以后使上皮溶解，破坏形成溃疡。或由于上皮内疱疹顶上皮脱落而形成溃疡，溃疡表面有纤维素性渗出物形成的假膜，覆盖坏死组织。溃疡面及其下方有密集的炎细胞浸润，以中性粒细胞及淋巴细胞为主。

7. 疱疹性口炎

疱疹性口炎常由 I 型单纯疱疹病毒所引起，在口腔黏膜和口周皮肤上出现成簇的小疱疹。疱疹病毒常存在于正常人体内，当遇刺激及组织抵抗力下降时即可发病，6 岁以下的儿童较易患病，表现为急性发作，有全身不适、发热、流涎、拒食等前驱症状。口腔黏膜或唇有成簇小水疱发生，水疱疱壁薄、透明，不久融合破溃，形成浅表溃疡表面有黄白色假膜覆盖。发生在唇部皮肤的成簇小水疱破后结黄痂，口腔病损一般持续 10 ～ 14 日消退。

病理：水疱是由于上皮内疱形成，即单纯疱疹病毒入侵上皮细胞使细胞内水肿，核苍白空泡状（或毛玻璃状），核内有嗜伊红性病毒小体，胞质均匀嗜碱，此种细胞还可以融合成多核巨细胞。疱顶常可见网状液化。在陈旧性水疱中残余细胞膜消失，使多房性水疱变为单房性。上皮下结缔组织中有水肿、血管扩张和炎细胞浸润。刮取早期水疱底部细胞涂片，巴氏染色，可见毛玻璃样核、多核合胞体及核内包涵体三种变化。

鉴别诊断：首先应与疱疹样口疮鉴别，后者为分散的单个小溃疡，主要分布于口腔内角化程度差的黏膜，病程反复，儿童少见。其次为三叉神经带状疱疹，水疱较大，成簇疱疹沿三叉神经分支呈带状分布，不超过中线，疼痛剧烈。

8. 天疱疮

天疱疮是一种少见而严重的皮肤黏膜病。皮肤天疱疮有寻常性、增殖性、落叶性及红斑性，在口腔出现表征者主要是寻常灭疱疮，患者以 40 ～ 70 岁的中老年人居多，无明显性别差异。口腔病变常早于皮肤损害，特点是在黏膜上出现大疱，疱壁很薄，很快破裂形成糜烂面，破裂的水疱常残留灰白色疱壁，能顺利揭去大片，呈周缘扩展，是天疱疮的主要临床特征。如加压或摩擦后可迅速形成水疱或蜕皮，这种现象称 Nikolsky 征阳性。

病理：取新出的水疱做组织病理检查显示：水疱为皮内疱和棘细胞层松解为其特点，棘细胞的细胞间桥消失，棘细胞间失去黏合力而互相分离，从而发生棘细胞间的裂隙和疱。

临床上出现的不同亚型，是由于细胞间桥松解的部位不同所致。寻常型天疱疮与增殖型天疱疮的皮内疱位于基底细胞层的上方：叶型天疱疮和红斑型天疱疮的疱位于角质层下或粒细胞层下：增殖型天疱疮除可见棘层松解外，还可见棘层肥厚，表皮乳头瘤增殖。其下均有不同程度的淋巴细胞、嗜酸性粒细胞浸润等。免疫荧光染色可见棘层显示网状荧光，主要是 IgG 沉积。

鉴别诊断：与良性黏膜类天疱疮鉴别，后者主要损害口腔黏膜和眼结膜，口腔损害最突出的为剥脱性龈病损，黏膜大疱的疱壁较厚，无周缘扩展。镜下特点见形成上皮下疱而不是棘层内疱，用 PAS 染色可见基底膜分开，上皮本身保持完好，无棘层松解。免疫荧光抗体直接参加在基底膜区域而不是上皮细胞间。

二、表皮肿瘤及相关病变

（一）鳞状细胞乳头瘤

鳞状细胞乳头瘤是口腔黏膜常见的良性病变，主要由乳头瘤病毒（HPV）、6 型和（或）2 型、16 型混合感染所致，非新生物，生长缓慢，有自限性，发病年龄广泛，常见部位为唇、腭、龈和舌腹的孤立性病损，可为数毫米至数厘米，有蒂或无蒂，呈乳头状或菜花样结节，质硬、白色或粉红色，取决于角化程度。

病理：鳞状上皮呈乳头状增生，乳头内有细的纤维血管轴心支撑，表层上皮过角化，核分裂偶见于基底层，无上皮异常增生，尚未见有恶性变报告，不属癌前病变。

病毒性疣很少发生在口腔黏膜，若有的话常由手指和嘴唇自体结种。镜下见上皮钉突向病变中心倾斜，在棘层上 1/3 内可见空泡细胞，空泡细胞的核或胞质内有病毒包涵体。此外，尖锐湿疣也可发生在口腔黏膜。

（二）癌前病变和癌前状态

根据一些学者提出的概念，癌前病变是指局部组织出现癌的危险性，在形态学上有改变，即具有恶变的潜在可能性的良性病变：癌前状态是总体说某种病发生癌的危险性增加，对此划分现在看来无多大必要。如原认为扁平苔藓属癌前状态，但在临床上仍是通过选择可疑的局部病变做活体组织检查确定其有无癌前改变。因此，新近有学者主张对恶性前的改变，统称为口腔癌前病变。

（三）口腔黏膜原位癌

口腔黏膜原位癌是指癌变仅见于黏膜上皮层内，尚未浸润到黏膜固有层或黏膜下层，也可认为是重度异常增生。口腔黏膜原位癌常见于老年男性患者，可发生在龈、腭、舌、口底、颊和唇部，临床表现为红斑、白斑或为外观正常的黏膜，可随时间增长发展为浸润癌，但也可逆转为正常黏膜。

（四）疣状癌

1. 病理

肉眼见有较大面积的白色刺状或乳头状凸起，成为堆积增厚的白斑高出表面，其间有深的裂隙。镜下见肿瘤细胞折叠似的高度增生，表层角化过度，折叠裂隙间有大量角质堆积，最显著的特征是伴有宽大的球形上皮钉突，形似球拍或像足。以外生性和侧向扩展为主，也向下推挤而不是浸润深层组织，基膜完整，异常增生不明显，只基底和副基底层细胞增生略显紊乱，偶见深层角化珠形成，核分裂少见。若表面有白色念珠菌感染，异常增生和核分裂活性可能增强。结缔组织内常有大量炎细胞浸润，有时也伴有角化物质引起的异物反应。

2. 生物学特性

疣状癌生长缓慢，发生在牙槽黏膜者可能对深层牙槽骨有轻度侵蚀，切除不彻底易复发，一般不转移，可有局部淋巴结的反应性肿大。值得注意的是疣状癌可能灶性或多灶性发展为浸润癌，应多做活体组织检查。要求活体标本要有足够的大小和深度，否则不易和鳞状细胞乳头瘤、疣状白斑、寻常疣、乳头状增生和假上皮瘤样增生等鉴别。

（五）梭形细胞癌

梭形细胞癌（SPICC）是一种很少见的鳞状细胞癌，其特征是肿瘤的全部或部分由恶性梭形细胞构成，曾有过癌肉瘤、假肉瘤、息肉样鳞癌等名称。多见于老年男性，早期病损既可是息肉样外生性，也可表现为内生性的溃疡。

1. 病理

SPICC 在组织学上具有双向性，构成肿瘤的大部分组织形态为梭形瘤细胞，呈束状、编织状排列，少数成丛或弥散入间质内，有拉长的卵圆形或异形核、核染色质增多，异常核分裂常见，亦可见多形性瘤细胞。在病变边缘或蒂部可同时存在 SCC 或基底样 SCC 癌灶，有时在邻近表层内可见上皮异常增生或原位癌。此外，可见异物型巨细胞和炎细胞浸润 – 间质偶有黏液样变，或有不典型的化生性骨形成。

2. 生物学特性

息肉样病变浸润和转移都较一般 SCC 少，扁平且有溃疡形成的病变有较强的侵蚀性。转移常由上皮样瘤细胞发生，梭形细胞很少发生，有时两者联合起来转移到颈淋巴结或肺。

三、鳞状细胞癌

鳞状细胞癌（SCC）是口腔黏膜最常见的恶性肿瘤，占口腔恶性肿瘤的 80% 以上，男性的发生率约为女性的 2 ～ 6 倍，高发年龄为 40 ～ 60 岁。

1. 临床表现及生物学行为

早期病损无症状，表现为白斑、红斑或无痛性小溃疡，逐渐生长成有较宽基底的外生性团块，表面呈结节状或菜花状伴出血坏死，也可为弹坑样溃疡，边缘高起外翻，疡底凹凸不平，疼痛，深层固定。发生在口腔前份的癌，特别是下唇癌生长缓慢，常较口腔后份癌分化高，晚期才发生转移至颏下、颌下淋巴结，上唇癌很少，转移较早，预后较差；舌癌常位于舌腹侧缘，直接浸润至舌肌深层，由于舌活动频繁，血液及淋巴循环丰富，易转移至颌下、颈深中淋巴结，预后不良，5 年存活率约 30% ～ 40%；口底癌常位于前份，可为外生性或线形裂隙、溃疡，常扩展至临近的舌、牙龈、颌骨，易早期转移至颌下和颈深上淋巴结，靠近中线病损可发生双侧转移；颊癌以近口角联合处较多，和大量抽烟，慢性增生性白色念珠菌病的关系密切，常转移到颌下淋巴结；牙龈癌常发生在下颌后份，疼痛肿胀明显，邻近牙松动，较早浸润牙槽骨为其特征：口腔鳞癌发生在硬腭的少见。

2. 病理

镜下见肿瘤上皮细胞突破基底膜呈分支状条索或分离的岛状增生，称为癌巢，向深层结缔组织浸润生长，癌巢外周相当于基底细胞，中心部分可出现层状角化物，称角化珠（癌珠）。但由于增生分化的程度不同，组织形态变化多端，恶性程度各异，一般认为快速而异常增生的特征是核的多形性、染色质过多、核分裂象多。分化的特征是细胞间桥的存在和角蛋白的产生。

第四节　涎腺疾病

一、涎腺发育异常

（一）涎腺发育异常

1. 先天性涎腺缺失

也称为涎腺发育不全。任何一个腺体或一组腺体都可先天缺失，可为单侧或双侧，大涎腺先天缺失极为罕见，病因不明，临床表现为口腔干燥症或口干，重者随时须含水，特别当进食时更明显。口腔黏膜表现干燥、光滑，有时表面粗涩。唇及口角常发生皲裂。因缺乏唾液冲洗，龈缘处的牙面上，常有脱落的上皮细胞和食物残渣堆积，易形成多发性环状龋，甚至牙冠尚未完全萌出，已发生龋的破坏。类似于颊部恶性肿瘤放射治疗后的口腔表现。

2. 涎腺增生

涎腺发育过程中，与主腺体连接的上皮条索又向周围呈出芽状增生，形成一个或多个副腺体。临床表现为局限的包块，易被误认为良性肿物。在唇部可形成双唇或巨唇。

腭部多见，多在硬软腭交界处，数毫米至1cm大小。组织学特征为黏液腺泡堆积紧密，腺小叶增大，其间混有正常导管。

3. 导管异常

（1）涎腺导管呈球形或圆筒形扩张形成憩室，主要见于颌下腺导管。腮腺主导管扩张极为罕见，有时末梢导管扩张，涎腺造影腮腺轮廓正常，显示点状阴影。

（2）导管开口位置异常，副导管可位于颊、下颌下缘、上颌窦及颈部。

（3）先天性涎瘘可为一个或多个，经常从瘘口流出涎液。

（4）涎腺导管先天闭锁罕见，当导管闭锁时，易成为潴留囊肿的原因，并发生严重的口干。

（二）涎腺异位

涎腺异位指部分腺体远离正常腺体的位置。除牙槽黏膜、扁桃体、中耳、锁骨上区、耳前上近颞部等处外，尤其易见于腮腺内和腮腺旁淋巴结内，还可异位于颈部淋巴结。它可能与淋巴上皮病损及Warthin瘤的发生有密切关系。颌下腺可异位于下颌角或稍前方，X光显示颌骨内有界限清楚的透光区，易误诊为颌骨囊肿。异位的腺体可发生涎瘘、继发炎症、囊肿或肿瘤。

二、涎腺炎症

（一）急性涎腺炎

多发生于腮腺，往往由于机体抵抗力低下，或腹部大手术后，或涎石等原因引起唾液分泌减少时发生口腔内细菌的逆行性感染。病原菌常是葡萄球菌，其次是链球菌等。常单侧腮腺受累，表现为疼痛、肿胀，导管口红肿，患者多有发热，血中白细胞升高。

病理腺上皮呈细胞肿胀和脂肪变性。间质充血水肿，白细胞浸润，导管内含浆液性渗出物，之后转为脓性渗出物。可有散在的化脓灶。

（二）慢性涎腺炎

几乎是因涎腺导管狭窄或涎石阻塞引起病菌的逆行性感染所致。尤以领下腺多见。常为单侧发病，涎腺局部肿大、酸胀感、进食时加重。挤压患侧涎腺，导管口有少量黏稠而带咸味的液体流出。涎腺造影主导管呈腊肠状改变。

病理：腺泡被炎症破坏后，代之以增生的纤维结缔组织，其中有淋巴细胞、浆细胞浸润。导管增生扩张，可有鳞状化生，导管内常有炎细胞。当腺体明显纤维化，质地变硬，成为慢性硬化性涎腺炎时，临床上易与真性肿瘤混淆。

（三）流行性腮腺炎

本病是由流行性腮腺炎病毒（副黏液病毒）引起的急性传染性疾病，常见于儿童，主要通过飞沫传染。以非化脓性腮腺肿胀、疼痛、发热为特征。潜伏期为 2 ～ 3 周，临床症状一般持续 1 ～ 2 周，逐渐自行消退，病后可获得终生免疫。多为双侧腮腺同时发病，少数患者颌下腺、舌下腺、性腺等可受累。90% 的患者在早期即有血清及尿淀粉酶升高。

病理表现为受累腺体的非化脓性炎症。导管及腺泡周围间质水肿，淋巴细胞、浆细胞浸润，腺泡细胞空泡性变或含病毒包涵体，导管上皮水肿，管腔内分泌物增多。

（四）涎腺结核

以腮腺多见，常为腮腺内淋巴结发生结核性感染，累及腺实质。表现为局限性的肿块，须与一般涎腺炎及涎腺肿瘤鉴别。镜下为特征性的结核性肉芽肿改变。

三、涎腺非肿瘤性病变

（一）涎腺囊肿

约占所有涎腺疾病的 6%，可致局部肿胀而误认为肿瘤。约有 75% 发生于小涎腺，尤以下唇多见，主要是外渗性囊肿（黏液囊肿）。

黏液囊肿：青少年常见，好发于下唇黏膜侧及舌尖腹侧，常与损伤有关，因损伤瘢痕导致涎腺导管远端堵塞，继之形成的有涎腺导管上皮衬里的潴留性囊肿。以黄豆粒大小为常见，透过黏膜见囊肿呈淡黄棕色，受创破裂后流出蛋清样棕黄黏液，囊肿消失，不久即复发。反复破损常常使局部呈硬结，其表面黏膜呈白色。蛤蟆肿或舌下囊肿：是指发生在口底的黏液囊肿，临床上常表现为蓝白色透明肿胀，与青蛙肚子相似，故称蛤蟆肿。该名称也用于描述口底的涎腺导管囊肿。

涎腺导管囊肿或潴留性黏液囊肿：较少见，好发于腮腺，约占涎腺囊肿的 10%，是由于导管阻塞、涎液潴留致导管扩张形成的囊性病损。是有上皮衬里的真性囊肿，可含结石。

淋巴上皮囊肿：约占涎腺囊肿的 5%，主要发生在腮腺，也可见于口底，临床表现为无痛性肿块，体积较小，镜下可见囊壁内衬复层扁平上皮或有角化的复层鳞状上皮，纤维囊壁内含有大量的淋巴样组织并可形成淋巴滤泡。囊腔内含浆液性分泌物，其中可有脱落的上皮、淋巴细胞和泡沫细胞。

腮腺多囊性发育不全：如同其他器官的多囊性病变，如多囊肾、多囊肝、多囊肺及多囊胰一样，偶尔也可见多囊腮腺，为罕见的发育异常。镜下由大小形态不等的内衬上皮的导管囊肿构成，囊腔内含分泌物及涎石。

（二）舍格伦综合征

舍格伦综合征是一种自身免疫性疾病，其特征表现为外分泌腺的进行性破坏，导致黏膜及结膜干燥，并伴有各种自身免疫性病征。病变限于外分泌腺本身者，称为原发性舍格伦综合征；同时伴有其他自身免疫性疾病，如类风湿性关节炎等，则称为继发性舍格伦综合征。

由于失去唾液的清洁作用，龋病的发生率明显增加。泪腺受侵，泪液分泌减少，引起干燥性角膜、结膜炎，患者眼易疲劳，有异物感，烧灼感，畏光，疼痛等。大约 1/3 或一半的患者有大涎腺肥大，多为双侧，无痛或轻微疼痛。实验室检查，血沉加快，血浆球蛋白增高，免疫球蛋白增加，特别是 IgG 明显增高，自身抗体，如类风湿因子，抗导管抗体，抗核抗体，SS–A，SS–B 等可能阳性。涎腺造影显示末梢导管扩张呈点状、球状或腔状，可伴有主导管扩张。舍格伦综合征可恶变，上皮异常增生可发展为癌，淋巴细胞、组织细胞异常增生可发展为恶性淋巴瘤，淋巴瘤的发生比正常人群高 40 倍。

病理：肉眼见腺体弥漫性肿大或呈结节状包块，切面灰白，可见小叶分隔的轮廓镜下腺泡萎缩破坏，被大量增生的淋巴细胞替代，可形成淋巴滤泡，病变从小叶中心开始，严重时，小叶内腺泡全部消失，由淋巴细胞、组织细胞取代，但小叶轮廓保留。发生在大涎腺时，残留导管上皮增生形成上皮岛，有的导管扩张呈囊状。唇腺的病理改变与大涎腺基本相似，由于唇腺活检手术方便简单，临床上一般取下唇唇腺做病检。表现为炎细胞呈灶性浸润（ > 50 个淋巴细胞和浆细胞 / 灶即可诊断），但上皮肌上皮岛罕见，炎细胞灶的数量越多，诊断的准确性越高，仅仅是炎细胞弥散浸润伴导管扩张、纤维增生时不能诊断。

（三）嗜伊红淋巴肉芽肿（木村病）

嗜伊红淋巴肉芽肿（木村病）是好发于腮腺区及头面部软组织、表浅淋巴结的结节样肉芽肿性病变。可双侧发生或多发，20 ～ 30 岁的男性多见。临床上表现为生长缓慢的无痛性结节或肿块，肿块直径多大于 2cm，界限不清。患部皮肤常有瘙痒和色素沉着。少数病例可合并肾病综合征、哮喘等。血中嗜酸性粒细胞增高，血清 IgE 水平提高，有的可查到抗白色念珠菌抗体。该病病因不清，可能是一种变态反应性疾病。预后良好。血管淋巴样增生伴嗜酸性细胞增多症与本病有许多共同的组织学表现，目前大多数学者认为二者是不相同的独立疾病，ALHE 是好发于中年女性的皮肤或黏膜浅层的红色丘疹或小结节，病程短，不累及局部淋巴结和涎腺，外周血嗜酸性粒细胞计数、血清 IgE 基本正常。

病理：肿块无包膜，与周围组织界限不清，切面黄白色。镜下呈肉芽肿样改变，其中有大量嗜酸性粒细胞及淋巴细胞呈灶性或弥散性浸润，可形成淋巴滤泡。血管增生明显，血管壁增厚，呈洋葱皮样，管腔变窄或闭塞。后期，纤维组织增生、玻璃样变甚至呈瘢痕样，炎细胞减少，腺泡萎缩消失。而 ALHE 虽也有不同程度的淋巴细胞、嗜酸粒细胞、浆细胞浸润，但淋巴滤泡及纤维组织增生不明显，大量增生的血管壁有特征性的上皮样或组织细胞样的内皮细胞。

（四）嗜酸细胞增生症

嗜酸细胞增生症是指类似嗜酸细胞腺瘤中的嗜酸细胞大量增生，可分为弥漫性嗜酸细胞增生症及多灶性嗜酸细胞腺瘤样增生。腮腺的弥漫性嗜酸细胞增生症是一种罕见的非肿瘤性病变，组织学表现为整个腺小叶发生完全性的嗜酸细胞化生，包括导管及腺泡细胞。可能是细胞内代谢紊乱，即线粒体病变的一种表现，几乎是单侧发病，好发于老年人。多灶性嗜酸细胞腺瘤样增生主要累及腮腺，无包膜，嗜酸细胞结节大小不等，结节周围可见残存的腺泡、脂肪组织。

（五）坏死性涎腺化生症（涎腺梗死）

坏死性涎腺化生症又称涎腺梗死，是一种有自愈倾向的局部破坏性炎性病变，其临床和病理表现易误诊为恶性肿瘤，该病病因不明，多数学者认为是由于涎腺组织缺血导致的局部梗死。引起缺血的因素可能是创伤、牙感染，不良义齿、上呼吸道感染、邻近肿瘤压迫、手术损伤等。好发于腭部硬软腭交界处，也可发生于其他小涎腺，偶见于腮腺，可发生于任何年龄，平均年龄为 46 岁。临床上早期表现为无溃疡性肿胀，伴有疼痛或感觉异常，2 ～ 3 周后，坏死组织脱落形成火山口样溃疡，溃疡可深达骨面，直径 1 ～ 5cm 不等。5 ～ 6 周后可自愈。

病理：早期表现为腺泡坏死，继而涎腺导管鳞状化生，形成大小不等的上皮团块，上皮团块中央常保留导管管腔，小叶轮廓保留，黏液可溢出并伴有炎症反应。涎腺导管的鳞状化生易误诊为鳞状细胞癌或黏液表皮样癌。被覆上皮常有假上皮瘤样增生使错误印象进一步加深，但增生的鳞状上皮细胞形态较一致，分化良好。

第四章　口腔医学美学

第一节　口腔医学的美学价值

一、从解剖生理角度来看

（一）口腔颌面部是评价容貌整体形象的重要部分

人类口腔颌面部的结构在大自然漫长的演化过程中被“雕塑”得惟妙惟肖：结构与功能协调统一，整体与局部和谐自然，尤其是各器官的比例关系不乏呈“黄金分割”的绝妙体现，容易引起人们的视觉美感。人体结构有 42 个“黄金参数”，其中位于颌面部的共 28 个，占 66.7%。仅从这一点就足以说明口腔颌面部在人体美中的特殊地位。此外，评价鼻唇颏关系的审美平面，美丽面容的根 $\sqrt{2}$ 规律、直面型审美标准等一系列美学参数，均为研究容貌美学提供了十分有价值的解剖学依据。这些趣味性的参数将广泛用于口腔颌面部创伤、畸形或缺损的外科整复、牙颌畸形的矫治、口腔修复等口腔医学的各个领域。

（二）口腔是延续人类生命的第一器官

口腔除具有咀嚼、吞咽、发音等功能外，还有人际交往的感情表达功能。颌面部表情肌和血管丰富，皮肤薄而感觉敏锐，唇黏膜富有敏感的神经末梢，舌富有味蕾，这些都为在特定状态下表现情感和内心活动，实现触觉美感和味觉美感奠定了生理学基础。

（三）人类审美

根据人类工程学的研究资料，人们对容貌的审视，视线依次按眼睛、口唇、面部轮廓、鼻、颏、耳的顺序移动。面部轮廓的美与不美和颌骨的发育密切相关，上下颌骨的形态和突度决定着人的侧貌和面型，而面下部结构的人体差异较大，能明显地表现个性特征，尤以称之为“现代人类面容特征”的殆与美容的关系极大。

二、从社会心理学角度来看

（1）人脑功能解剖和生理学研究发现，口腔颌面部的感觉代表区和运动代表区在大脑皮质感觉中枢及运动中枢所占的比例，在全身各器官中是较大的，而其感觉代表区是最大的。口腔颌面部所具有的丰富的感觉和精巧的运动功能，是口腔颌面部心理重要性的生物学基础。

（2）在儿童生长发育过程中，口腔对心理发展是具有重要意义：①婴儿出生后的第一个人生感觉和经历，就是与口腔有关的。由口腔器官完成的吸吮动作是婴儿人生最初的快感，婴儿通过口腔进食解除饥饿，从而得到满足，表达喜爱，有时婴儿通过口腔表达愤怒和敌意。这是个性心理发展最初和最重要的阶段。②牙齿的萌出，口腔器官成为疼痛的来源，咬牙与磨牙成为不满和敌意的早期行为。这时人的内心感情表达受到阻碍时是通过吮指、磨牙和咬牙等来表达的。儿童吮指、咬唇、吐舌等不良口腔习惯，在很多情况下是幼儿时期情绪障碍的表现。咬唇常常是幼儿获得安全感的替代方式。

（3）口腔颌面部外观对身体的意象形成有重要作用。具体意象即体象意思是大脑中对自身形象的综合印象和认识，它的形成一方面受来自身体真实的感觉经验的影响；另一方面也受到来自经过人的心理情绪修正变化了的感受的影响。在当代人类文化和社会活动中，牙龄和颌面部的美观对于人的魅力有很大作用，漂亮的牙齿和讨人喜欢的面容在社会各阶层都受欢迎；相反，面貌有缺陷的人就会在长期精神压力下产生心理障碍。牙颌面畸形可以导致心理障碍，影响正常的个性心理发育和良好的体象形成，因为畸形形成的长期心理压力使患者形成自卑、抑郁、多疑、过于敏感和敌意的人格。一般女性较容易形成抑郁人格，男性较容易形成反社会人格。

（4）口腔颌面部是人的心理活动的一面镜子。多少年来，人们一直都认为眼睛是面部最富有表情、最能传递情感的部位，但是现代心理科学实验结果表明，眼睛作为面部表情判别的仅表现在“哀类”情绪；而对“喜类”情绪的判别，它的重要性显著低于口唇区为代表的面下部表情。另外，在对“惧类”“怒类”情绪的判别中，以眼睛为代表的面上部与以口唇为代表的面下部无显著性差异。

（5）牙颌面畸形使个体在社会中的相互作用降低。一些学者调查表明，人体残疾的部位离人用以交流的器官（唇、齿、眼等）越近，则畸形对社会作用的影响越大。这是因为人们在交流中需要相互注视，而牙齿、容貌和面部表情是人们相互交流中最容易被注视的部位，因此牙颌面畸形比其他肢体残疾更容易影响个体的相互作用，从而影响人的心理。

三、从造型艺术的特点来看

视觉和听觉是人类两大高级审美感官，人体造型则是诉诸视觉的空间艺术。口腔临床医疗，既是一种科学实践，又是一种艺术实践。口腔医学的诊疗内容，无论是窝洞的制备、充填和雕刻，还是牙体或牙列缺损、缺失的修复、错位牙的矫正、颌骨的正畸和口腔颌面部各种外科手术，都是属于在三维乃至多维空间中的人体造型艺术，也是一种“作品”。它要求从视觉上、感知上都有十分具体的东西，必然融汇着也必须遵循着造型艺术美学的基本原则，给人的印象是直观的、形神兼备的。

现以人工义齿为例，简述口腔医学造型艺术的美学价值。人工义齿，以可视的空间形象直接由人的视觉感知，它以实质性的物质材料塑造占有多维空间的立体形象，属于造型艺术中“再现性”形式结构。造型艺术有两种形式结构，除了再现性以外，还有一种“表现性”形式结构，所追求的不是对象的精确性，而是运用夸张、变形等艺术手法达到取悦视觉的审美效果，如盆景、工艺品等。而义齿所追求的是口腔器官形态的复原，显示“再现”，既要求符合生物力学原则，又要有高度的精确性和逼真性（越不易被别人识破越好）。造型艺术的三要素（色、线、形）是审美对象得以建构的物质基础，同样是组成人工义齿或颌面赝复体所必备的基本元素。例如从视觉效果升华至审美联想来观察全口义齿，可以称之为“色、线、形的三重奏”，给人一种类似音乐的韵律和节奏感，就像美学界称呼建筑艺术一样，犹如“凝固的音乐”。

（1）义齿美学中的“色彩”，是传递给人的第一审美信息，它强调与皮肤、口唇颜色的协调性，强调人工牙与基托色彩对比清晰的鲜明性；同时注重“逼真性”，即义齿的色彩不可能像商品一样变化无常以产生诱惑力，而必须受到人类牙齿和牙龈组织基本色调的制约，这是义齿色彩有别于其他造型艺术的特点。

（2）义齿美学中的“线条”，是泛指一个牙齿的形状，与相邻牙之间的关系，牙齿与软组织的关系，牙齿与背景，开口时上、下牙列间的黑色间隙等。尤其是后牙牙尖斜面相连而成的波浪形曲线及颈缘曲线的组合形式所表现出来的流动感，充分再现了人体的结构美。

（3）义齿美学中的“形态”，能够充分体现假体医学工程中的诸多形式美学法则，如牙齿排列的对称均衡、反复齐一、对比协调、节奏韵律的多样统一等。

人工义齿作为患者实用的工艺品，如何在设计中和制作时满足功能上的实用要求并兼顾艺术上的审美需要，让色、线、形三要素浓缩于一体，再现造型视觉艺术，使之成为富有功能和美感的人工修复体，确非轻而易举的事情，需要匠心独运的“巧夺”。这就必须向美学与美术伸手，以提高医技人员的审美修养和医学美学基本技能，如空间概念、直观认识能力，绘画素描和立体透视基础等。总之，口腔医学的工艺性特征十分明显，口腔修复体既要遵循生物力学原则，又要有“以假乱真”的艺术造型，两者缺一不可。

四、从医学社会美的角度来看

医学社会美是美的基本形态之一。所谓医学社会美，就是体现在医学活动中人与人之间关系的道德行为、思想品德，也包括医务人员的自我修养、情感和理智。医学是医务人员通过医疗手段造福于人类而进行的创造性劳动。从美学的高度上讲，也是一种医学审美活动，其中包括社会美价值的特殊体现。尤其是临床医学直接服务于人类，这就超越了自然科学的范围。口腔医学社会美的内容则具有自身的特点：①颌面部血管神经丰富，口腔范围狭小且深在，并与颅脑等重要器官毗邻，要在有限的视野内进行精细的手术操作，其难度和承担的风险都相对较大；②口腔颌面部无论是所处的位置或在人心理上的比重，都可以说是美容的敏感区，而美容手术是一项十分严肃而又十分科学的手术，要求做到百分之百的成功，稍有闪失即可带来无法弥补的社会负效应；③口腔科患者复诊次数多，医患交往频繁，尤须心灵上的相通和密切合作。这些都更加强调医务人员的职业道德美，需要一丝不苟的负责精神和严谨的科学态度。

五、口腔临床医疗的审美化趋向

（1）随着社会的进步，人们对美的认识从长期压抑的“禁区”中解脱出来。“身体发肤，受之父母”，要改变从娘胎里带来的容貌，在过去是违背古训的大逆不道，但在今天，这一切都变得平常了。社会大环境导致了人们对自我形象的关注，并且可以理直气壮地去争取“美”的权利，因此接受口腔美容治疗者的观念也在发生相应变化，甚至在常规的口腔治疗中，对“功能”和“美观”的心理比重开始出现倾斜。

（2）在就诊的口腔科患者中，一些文化程度较高，有些艺术修养的人，或由于职业和社交对殆面部美容有特殊需要的人，从审美的角度对殆面部整形手术的方法，人工义齿的设计，颅、颌、面畸形的矫治，往往主动提出某些切合实际的要求。这表明患者在医疗审美活动的接受过程中，开始把自己置于主体地位，不再盲目地跟随医师的指挥棒转。这种主动参与意识和审美化的心理趋势，具有积极意义。因为，这迫使医师认真思考临床医疗中面临的美学问题，在与之相适应的美学素养、价值观念和行为方式诸方面做出相应的自我调整及提高，并把这些熔铸在他们的医疗实践中。

（3）当代日趋变幻的审美潮流，使不少患者的审美意识发生偏斜。他们不再满足于传统的、千篇一律的审美格局，更不愿意让自己消失在那种整齐划一的模式之中。他们追求个性的扩展和显露，力求区别于他人的心理越来越强烈。如要求有意识地将人工牙排列成失牙前的不对称状态，或将个别牙齿呈轻度重叠、扭转、移位等。甚至要求在整齐洁白的全口人工牙上故意染上黄褐色素，以显示烟斑、茶渍，增加逼真性。在口腔正畸方面，有些年龄稍大的女学生要求保留上颌尖牙唇位移位的原状。由此可见，现代美学观念启示人们，真正的美是寓美于生动的造型所带来的真实之中，在于恢复自我、以假乱真之中。这一系列表面上看是后退的审美逆向心理（现象），实则是更高层次的审美追求，因为它展示“逼真”，体现“个性”，在某种意义上说是反映了当代人审美观的历史进步。这一现象预示着患者的情趣和偏爱在悄悄地由“经典标准型”向“个性型”过渡。这种现实，一方面透射出当代人求新、求异的社会审美心态；另一方面提示口腔医师，长期沿用的传统观念已不能适应现代口腔医学发展的需要，人们认识事物的角度、手段及其标准与常规医疗手段已发生较大差距，产生了不相容性，因此花费一些精力去探寻当代人与口腔医学审美的关系问题，提高医学的审美水平，其重要性并不亚于口腔医学如何认识疾病及其治疗的研究。

总之，临床医疗中日益审美化的趋势对医师提出了挑战，一系列与美学有关的新概念、新内容已经超越了常规的诊疗范围。倘若把大多数医师停留在经验阶段的美学审视，上升到理性高度，或者说将无意识的或介于无意和有意之间的一种朦胧状态的医学审美活动进行规范，将逻辑思路引向宏观层次，造就一种登高极目的思维境界，无疑对整个口腔医学的现代进程是一种推动。然而客观上不得不承认，理想和现实之间往往间隔着一定的时空距离，口腔医学美学体系的形成完善，还需要一个长期的过程，甚至几代人的共同奋斗。

第二节　色彩与口腔临床医学

牙齿是人类头面部的重要器官之一，它承担咀嚼、语言等重要生理功能，维持人的头面部解剖形态和美的外观。牙齿除大小、形态、排列外，对面容美观影响最大的便是颜色。

随着物质生活及文化水平的提高，人们的审美水平也不断提高。当一个人的牙齿因各种原因而造成牙体变色、牙体缺损或缺失而需要用人工义齿来修复时，他（她）迫切希望所修复的人工义齿不仅能恢复正常的咀嚼功能，还能恢复或增进自然的、美的外观。而人工义齿的颜色是否自然逼真并与邻牙协调匹配，是决定义齿是否美观的关键因素之一。牙科的颜色匹配问题一直被认为是一个较复杂和困难的问题，因为：①色彩学是一门较复杂的、综合性的、交叉研究领域的科学，它涉及多门学科；②天然牙颜色范围广、变化大；③使用不同材料修复患牙的过程中，存在很多影响修复体与天然牙颜色相匹配的因素；④一般口腔医师对颜色的基本知识了解甚少。因此，有必要将颜色的基本概念引入口腔修复领域，研究和掌握天然牙的颜色范围及在颜色空间的分布情况，研究和控制各种影响修复体与天然牙颜色相匹配的因素，以指导临床，制作出令患者满意的、自然美观的修复体。

一、色彩的历史

现代色彩理论具有多学科性和广博性的特点，它涉及物理、生理、心理、化学、绘画、数学等多种学科，主要包括以下内容：

（一）物理学方面

（1）色彩是不同波长与能量的光作用于人眼所产生的视觉现象。

（2）色彩是不依附于形体而具有独立性能的表面因素。

（3）用红、绿、蓝3种色光按一定比例混合可以获得各种色光（含白光），及在此基础上所形成的CIE（国际照明委员会）测色体系。

（4）关于物质色彩的形成的认识。

（5）关于物体色彩的形成及其形式可在平面上仿造的性能的认识。此外，还有几何光学对有关光与色的现象的解释方面的作用，也是现代色彩知识群体中旁及的有关知识。

（二）生理学方面

（1）有关视杆细胞与视锥细胞的作用之发现，及在此基础上所创立的视觉对色彩感知的三色学说和四色学说。

（2）对视觉残像的研究，对色彩互补关系及色觉兴奋规律之发现。

（3）对色彩的视觉分辨力、视敏度与明视性的研究及平均明亮度混色法之发现。

（三）心理学方面

（1）关于色彩的冷暖、轻重、胀缩、进退的研究，证实了色彩的特殊表现能力。

（2）色彩喜爱的年龄与性别特征之研究。

（3）色调对人们感情的影响。

（4）色彩联想与象征及其对人的感情和好恶的影响。

（四）化学方面

主要有各种颜（染）料的性能及其有关知识。

（五）绘画方面

（1）光源色、物体常见色（固有色）、环境等方面的知识。

（2）关于色彩的并置达到和谐效果的有关知识。

（六）数学方面

（1）美国艺术教育家孟塞尔（Albert H. Munsell）从生理学的色彩三属性引出的色相（H）、明亮度（V）、彩度（C）的色彩标示法，即以色相为经，明度为纬，彩度为半径的色立体构想。

（2）德国化学家、诺贝尔化学奖获得者奥斯特瓦德（Friedrich Wilhelm Ostwald）按人们调色实践所创立的纯色量、白色量、黑色量的色彩标示法及色立体构想，与利用其色立体所做的关于色配置的具有几何法则性质的研究。

二、色彩的生理基础

（一）视觉的二重功能

视网膜分 3 层。第一层是视杆细胞与视锥细胞。第二层为双极细胞和其他细胞。一般情况下，每一个视锥细胞与一个双极细胞联结，在光亮条件下，每一个视锥细胞作为一个单元，能够精细地分辨外界对象的细节。而几个视杆细胞只联结一个双极细胞，使其在黑暗条件下通过几个视杆细胞对外界微弱光刺激起总和作用。第三层主要含神经节细胞，它与视神经相联结。

视杆细胞与视锥细胞执行着不同的功能。视锥细胞是明视觉器官，而视杆细胞是暗视觉器官。视锥细胞能分辨颜色和物体的细节，而视杆细胞只能在较暗条件下发挥作用，适宜于微光视觉，但不能分辨颜色与物体的细节。视觉的二重功能就是指视网膜中央的“视锥细胞视觉”和视网膜边缘的“视杆细胞视觉”，即“明视觉”和“暗视觉”。

（二）视觉细胞的感光机制

人能辨别亮度和颜色是因为在视网膜感受器的外段存在着对光敏感的视色素。在人的视杆细胞中含一种感光化学物，叫视紫红质。它类似照相胶卷上的感光乳胶，在曝光时便被破坏、褪色；当眼睛进入黑暗中，它又重新合成。当人从光亮地方转到黑暗地方时，视觉的感受性由低逐渐提高，这就是暗适应。暗适应的程度与视紫红质的合成程度是对应的。目前，大量实验表明，视锥细胞有 3 种，分别包含 3 种（红、绿、蓝）光谱敏感的视色素。有 3 种视锥细胞的兴奋程度的混合而产生各种颜色感觉。当这 3 种细胞中的感红、感绿 2 种同时兴奋，就会使人产生黄色的感觉；当感红、感绿 2 种细胞中感红细胞兴奋程度大时，使人产生橙色感觉；当这 2 种细胞中感绿细胞兴奋程度大时，使人产生黄绿色感觉；如果感绿细胞与感蓝细胞共同兴奋时，就会使人产生蓝绿色的感觉；当感红细胞与感蓝细胞共同兴奋时，由于 2 种细胞的兴奋程度不同，可以使人产生红紫、紫、蓝紫的颜色感觉。因此 3 种视锥细胞的兴奋程度不同，以及组合不同，就会使人产生不同色相的色觉。当 3 种细胞的兴奋程度按一定比例相混合，就会产生无彩色（黑、灰、白）的感觉。当 3 种视锥细胞的兴奋程度大时，使人感到明亮；当其兴奋程度小时，则感到暗；无兴奋则使人感到黑暗。

三、色彩学的基本概念

无光便无色，光是属于一定波长范围内的一种电磁辐射，其波长范围很广。其中，能被肉眼感知的可见光的波长范围在 380 ～ 780nm，在该范围内，不同波长的辐射引起人的不同的颜色感觉，如 700nm 为红色，580nm 为黄色，510nm 为绿色，470nm 为蓝色。在这些颜色之间是一系列的中间色。

（一）彩色的特征

颜色可分为非彩色和彩色 2 大类。非彩色指白色、黑色和黑白之间的各种深浅不同的灰色，共同构成黑白系列。该系列中物体的光反射率的变化，在视觉上为明亮度变化，愈近白色，明亮度越高，越近黑色，明亮度愈低。彩色是指黑白系列以外的各种颜色。彩色具有以下 3 种特性：

1. 明亮感

即人眼对物体的明亮感觉，是由彩色物体表面的光反射率来决定的。

2. 色相

也叫色调，是指彩色彼此区分的特性。可见光谱中不同波长的辐射在视觉上表现为各种色相。正常的人眼能分辨出 200 种色相。

3. 彩度

也叫饱和度，是指彩色的纯度。它决定于物体表面反射光谱辐射的选择程度。

以上 3 种特性，只有彩色才会全部具备，而非彩色只有明亮度差别。我们必须了解颜色的这 3 种特性，才可能准确地描述、理解某一物体的颜色。要使修复体的颜色自然、逼真、与天然牙颜色相匹配，必须考虑颜色的这 3 种特性。

（二）颜色的匹配

把 2 种颜色调节到视觉上相同或相等的方法叫颜色匹配。在进行颜色匹配时，需要通过颜色的加法混色或减法混色，改变 1 个颜色或 2 个颜色的明亮度、色相、彩度 3 特性，使二者达到匹配。

1. 互补色

凡 2 种颜色相混合产生白色或灰色，这 2 种颜色为互补色。在颜色环上，圆心对边的任何颜色都是互补色，如黄与蓝、红与绿等均为互补色。Reid 利用互补色的原理成功地为一些变色牙做瓷牙面修复，他将患牙做常规酸蚀后，涂一薄层染色剂，所选用的染色剂的颜色正是该患牙颜色的补色，因而使患牙颜色变成中性的灰色，然后选用适当的增亮剂增加患牙的明亮度，最后用瓷牙面修复。这样避免了使用遮色剂，使修复体的半透性更好，看起来生动美观。

2. 混合色

任何两个非互补色混合，即得出两色之间的混合色。混合色的色相决定于 2 种颜色的比例；其彩度决定于 2 种颜色在色环上的距离，距离越近，彩度越大，其明亮度则是所混合颜色明亮度之和。通常，商品瓷或树脂的可选择颜色有限，我们可以利用混合色的原理将它们做合理的混合，即可以得到其他很多颜色，满足临床需要。

3. 三原色

在颜色匹配实验中，把用来产生各种混合色的色光红、绿、蓝叫三原色。（红、绿、蓝是加法混色的色光三原色，而减法混色的色光三原色是黄、品、青）。

4. 三刺激值

为匹配某一特定颜色所需的色光原色的数量叫三刺激值。用 R、G、B 表示。

5. 色度坐标

色度学中，用三原色各自在三原色总量中的相对比例来表示颜色，叫色坐标，用 r、g、b 表示。它们与三刺激值的关系如下：

$r = R/(R+G+B)$

$g = G/(R+G+B)$

$b = B/(R+G+B)$

因为 $r+g+b=1$；$b=1-r-g$，故只用 r、g 即可以表示一个特定颜色。

6. 色差

是定量表示的色知觉差异在最优实验条件下，人眼所能感知的可察觉的色差的 5 倍为 1 个 NBS 色差单位。

7. 同色异谱

指对于特定标准观察者和特定照明体，具有不同光谱分布而有相同刺激值的颜色。正是利用同色异谱的原理才使具有不同光谱分布的修复体与天然牙的颜色在自然光下相匹配。同色异谱是牙科颜色匹配上的一个重要而困难的问题。由于同一厂家，甚至同一厂家生产的不同批号的修复材料的光谱分布很难达到完全一致。因此，要使修复体与天然牙之间以及修复体与修复体之间的颜色相匹配（即具有相同的三刺激值），就必须要求医师、技工均在标准光源照明条件下比色、调色和制作修复体。另外，由于天然牙与牙科修复材料间存在物理、化学性质的差异，其光谱分布也不可能一样，因此要使修复体与天然牙的颜色在所有光照条件下都达到颜色匹配是不可能的。故对于一些特殊职业的患者，如演员、模特等在比色选色时，还须着重考虑在特殊光照条件下修复体的颜色与他们的天然牙颜色是否匹配。

四、天然牙色度及其测试

（一）牙齿颜色的测试方法

大体分为 2 种。一种是通过一些仪器，如光谱光度计、自动光谱光度测色仪、分光光度计等测定物体色的光谱反射率因素或光谱透过率因数，从而得出物体色的三刺激值和色度坐标值。另一种方法则是利用色差计，模拟标准观察者对颜色的适应性，但不能反映两色间的总的颜色差异。后一种方法可直接得到两种颜色的色差，但由于不能做两色间的光谱分布比较，因而即使两色的三刺激值一样，还是不能排除其光谱分布的差异，即不能排除同色异谱现象。

牙齿颜色的测试主要有两种方法，即目测法和仪器测试法。目测法是根据孟塞尔颜色系列的顺序，制作出若干具有不同的色相、明亮度和彩度等级的色卡，然后与牙齿颜色进行比较，用目测法确定某一牙齿的色相、明亮度和彩度。这种方法简单易掌握，但由于各测试者的辨色能力有一定差异，故该法具有一定的主观性。仪器测试法则是利用各种测色仪器，直接测试人牙的颜色。但由于人牙唇面是一凸面，加上面积很小，并且龈端、中部、切端各部位的颜色也不一样，因而给测试带来一定困难。目前，国外已有报道采用小探头（直径 3 mm）的测色仪和非接触式的测色仪来测试在体牙的牙冠颜色，这种方法可以解决上述困难。

（二）天然牙牙冠色

天然牙的颜色范围广、变化大。不同人种、地区、性别、年龄、牙齿，甚至同一牙齿的不同部位，其颜色都可能有差异。国外学者在这方面做了很多工作，所采用的测试手段、颜色系统及测试结果也不尽相同。总体归纳起来，牙齿颜色的变化有以下规律。

（1）同一牙齿的各部分颜色是不同的，切端和颈部颜色受周围影响较大，因此牙中部的颜色最有代表性；就明亮度而言，牙中部最大，龈端与切端相近；而牙颈部的彩度最大，其次是中部，切端因半透性增加，故彩度最低；牙体切端与中部色相偏黄，而颈部因受牙龈的影响而偏红黄色。

（2）上前牙中，中切牙明亮度最大，其次是侧切牙，再次是尖牙；就彩度而言，尖牙最大，侧切牙与中切牙彩度相近；中切牙的色相比侧切牙和尖牙更偏黄；上下前牙比较，上前牙偏黄，而上切牙稍白一些。

（3）随着年龄增加，牙齿颜色有所变化，特别是中年以后，牙齿明亮度降低，彩度加大，颜色变得更深、更红。

（4）在不同性别间比较，女性牙齿的明亮度大于男性，而彩度稍低于男性；女性牙齿的色相更偏黄。也有人报道，男女前牙颜色差异。

（5）活髓牙明亮度高于死髓牙，半透性也更大；死髓牙彩度大，色相偏红黄。牙釉质本身为白色或灰色，由于它具有半透性，因此在口腔内呈白、灰、蓝、蓝紫色。天然牙的外观色由釉质色、牙本质色共同构成，加上各个牙齿甚至同一牙齿不同部位的釉质、牙本质厚度不同，因而天然牙的颜色很复杂。

五、比色与选色

无论用何种材料修复缺失或缺损牙，都涉及比色问题。在影响修复体颜色的众多因素中，比色、选色是重要因素之一。国外一些学者对此做了不少的分析研究，以求能够准确地为患牙比色和选色。

（一）辨色能力

人对颜色的感受能力有较大的个体差异，但不是不可改变的。有人证实，人对颜色的辨别、感受和表达都可以通过训练而得到改善。重复使用标准颜色的试验可以训练观察者的辨色能力。这些标准颜色试验，有的是在一定色相范围内的彩度上有微小变化，通过这些试验可以提高观察者对色相、彩度的判别。有人建议在选色比色时，可以通过偶尔注视一下中性色（如灰色）或牙齿颜色的补色（如蓝色）来消除观察者的眼睛疲劳，使其能更准确地判色。此外，还有一些试验可以训练观察者将感受的颜色正确地表达出来。

（二）比色板

比色板是用于修复体的颜色选择的一个参考。它应具备以下 2 个基本要求：

（1）它的颜色排列应是在颜色空间内的有序排列。

（2）它的颜色分布应是在颜色空间内的合理分布。

一个基于孟塞尔颜色系统的比色板，可以满足以上 2 点要求。然而，现在临床上所用的比色板存在很多不足之处。

（1）比色板所包括的颜色太少，一般只有 9 ～ 25 种颜色，而天然牙的颜色范围广（约 800 种颜色），因此比色板不能完全表现天然牙的颜色。

（2）比色板的各种颜色排列无序，没有系统性，使医师不能很快地、准确地选色。

（3）比色板的颜色在颜色空间内的一些区域聚集、重复，而在另一些区域空缺。通常比色板的黄、红色相不足、彩度不足。

（4）用于金瓷修复体或树脂修复的比色板，其瓷导厚度、树脂厚度与实际所做修复体的瓷、树脂厚度相差甚远。

（5）用于金瓷修复的比色板元无金属底层，故与实际修复体的差异很大。

（6）有人报道，甚至同一厂家生产的各比色板间都存在颜色差异。

由上看出，比色板的确存在很多亟待解决的问题。目前，已有一些精心设计制作的比色板和新的比色方法，它们对以上问题有所改善，但还未得到广泛应用。其中主要的方法是将几个本色相的瓷粉或树脂按各种不同比例混合，制成一系列的比色卡，这种比色卡的色相范围宽，而且具有精确的彩度和明亮。使用时首先须正确地选色，然后遵照比色卡上的比例调和瓷粉或树脂，所制作的修复体即可达到较准确的颜色匹配。

（三）比色，选色时的照明条件

颜色的变化总是基于光的变化。在比色、选色时，照明条件及环境因素对准确地比色、选色影响非常大。光源种类、光的入射量、诊断室墙壁的颜色、患者衣服的颜色，甚至患者面部化妆以及医师比色的观察角度都会影响比色、选色的效果。

1. 光谱分布

全光谱灯能为牙色的匹配提供最好的光源，因为它与室外光照条件最接近。当我们在全色的日光照明下观察红、黄、蓝色样品时，可以看到所有颜色都能准确显现出来，且具有较高的彩度。因此，人们认为配色灯的光谱曲线应接近理想日光，而其他任何光源都不理想。例如：白炽灯，多用于居室照明或作为手术灯使用，其光谱分布主要在红、黄、蓝色样品彩度降低，甚至消失。普通的冷白光灯，光谱分布多在蓝、绿色区，很少一部分在红色区域，在它的照明下，红色样品的彩度减少，而蓝色样品的彩度大大增高。另外，还有一种黄光灯管，它是一种全色光源，它比冷白荧光灯显色准确。但任何一种荧光光源，它们发出的辐射尖峰，都发生在光谱的几点上，即表示在非常窄的波长范围内有较大的能量，物体对这段波长有较大的反射，这些高能量的波长带的光便可使物体的颜色扭曲失真。

2. 色温

配色光源的色温在 5500K 左右较为理想。

3. 显色指数

显色指数为 100 的光源最理想。当显色指数为 90 或大于 90 时，可以用作配色光源，而低于 90 则不适合作为配色光源。

此外，全色光源还须有足够的明亮度，以克服周围光线的影响，使牙齿明显的或轻微的色素沉积能显现出来。但明亮度也不宜过强，否则较小的颜色差异可能被掩盖或冲掉。配色光源必须标准，其质量不随着昼夜、季节、地方而改变。配色光源的明亮度也很重要，明亮度过大能导致严重的视疲劳，进而使眼对不同颜色的敏感性降低。另外，口腔内外光源照度的比率不能过大，当比率大于 10 ： 1 时，由于反差过大，也使眼睛难于接受。理想的明亮度比率 3 ： 1。

为了排除和减少比色环境中其他物体对光的反射而影响比色，美国标准测试和材料协会（ASTM）以及颜色协会（ISCC）推荐用中性色——绿色作为理想的背景色。暗白色也被认为是很好的选择。

（四）比色、选色指南

根据临床实践归纳总结了 15 条注意事项，可作为临床比色选色的指南。

（1）为比色、选色创造一个中性颜色的环境。

（2）最好让患者去除口红及面部浓妆。

（3）如果患者身着较鲜艳的衣服，最好用一张中性色治疗巾将其覆盖。

（4）调整椅位，使患者的口与医师的眼在同一水平上。

（5）最好在备牙前，即医师的眼睛还未感到疲劳时为患者选色。

（6）比色最好迅速进行，一般不超过 5s，以避免视网膜上的锥体细胞疲劳。延长观察时间，会使锥体细胞紧张而导致对彩度和明亮度的感受性降低。

（7）在做颜色评估时，凝视一下蓝色卡或中性色治疗巾，以提高眼对牙齿颜色的敏感性。因延长观察某一颜色可产生一个负后像，这个负后像是原来颜色的补色。蓝色正好是黄色（牙齿的主要颜色）的补色。

（8）用斜视的方法来观察判断明亮度。半闭眼可以减少进入眼的光线，使锥体细胞变迟钝，而边缘杆状细胞——区别明亮度的细胞变活跃。

（9）有的比色板因其颈部具有较重染色，应去除或掩盖颈部，以免分散比色、选色的注意力。

（10）很快扫视一边比色板，通过淘汰的方法确定出几个与天然牙颜色最接近的颜色卡。

（11）在不同的条件下选色，如干燥与湿润、提高上唇及降低上唇；不同的光照角度。

（12）在不同光源下比色、选色，确定其同色异谱性。

（13）用尖牙做参考，因为它具有牙齿主要色相的最高彩度。

（14）必须注意牙齿在牙列中颜色的变化，下中切牙在彩度上往往比上中切牙低一级，尖牙的彩度常比中切牙高两级。

（15）在不能精确地选出某一天然牙颜色时，宁可选一个彩度稍低而明亮度稍高的颜色。

第三节　视觉与口腔临床医学

一、明度的视觉特征

一个人的面部皮肤颜色基本上是固定不变的，而且不易改变。而牙齿因疾病或外伤缺损、缺失再修复时，则可以根据视觉原理和现实原则进行颜色及美的再造。根据牙齿的现实原则，其变化主要是明度的变化。

单就一个牙齿来说，近颈部明度较低，体部较亮，近切端和切端的边缘透明层较多，因而具有不同的层次、不同的视觉效果，近切端的透明层调和了正性空间（牙列所占有的空间）和负性空间之间的冲突。透明层较多时可以引起兴趣、刺激，而且较活泼；而透明层少时，牙齿本身的层次感消失，显得呆板。不同的牙齿，亦可以通过明度的调和与对比建立主次秩序，建立平衡，创造和谐与美。

（一）明度对比

明度对比是颜色对比的基础，是决定配色光感明快和清晰感等的关键。明度对比强时，光感强，形象清晰度高，视觉上不易出现误差；明度对比弱时，光感弱，形象含糊不清，视觉效果差；明度对比太强时，会产生生硬、刺激、空洞和单调的感觉。

（二）明度的调和

明度调和与对比原理相同；对比是扩大明度的调和，确定明显的主次关系，确定牙列在整个微笑构成中的地位，而调和则是缩小这些差异和对立，缓和对立因素，增加同一性。

①不同牙齿明度的调和。不同牙齿明度的调和是近似明度的调和，可以成为过强明度对比的中间色。同时也可以在中切牙、侧切牙和尖牙之间形成一种渐变的、等差的、和谐而又有秩序的调和效果。②同一牙齿明度的调和。③同一牙齿的切端、体部和颈部可能通过加入灰色和白色进行调和，近 1/3、中 1/3 和远 1/3 亦可以进行分割调和。

二、视错觉及其科学利用

（一）错觉与审美

错觉，顾名思义是错误的知觉。它是在特定的条件下产生的对外界事物歪曲的知觉，或受一定心理因素的短暂影响，是主观努力无法克服的心理、生理现象。

在工作中“错觉”是个贬义词，人们总是想方设法去克服可能发生的错觉。而在审美的领域里，错觉是“美的产床”，有许多艺术的形式和美的产生都要借助于人的错觉，于是“错觉美”一词应运而生。

错觉既然是错误的知觉，哪里还有美可言呢？但稍稍涉猎一下现代艺术所创造的视觉艺术，如光效应艺术。它是利用某些科学原理在画面上借助形状的大小排列、层次的深浅递进、色彩的冷暖穿插等造型媒介，设计出特殊的视觉效果，特意造成错视和幻觉，从而产生出类似流动、旋转、突变、动荡等其他造型艺术所不能达到的视觉感觉和效果。错觉之美的神秘之处在于它给人的感受是出其不意的，因而产生的美感也常常是朦朦胧胧的、飘忽不定的。比如，一个人刚坐进装有茶色玻璃的旅游车内，外面的景色无疑染上了茶色，但不久眼前一切又似乎恢复了大自然原来的色彩面目。所不同的是，新添了一种异乎寻常的统一感，实际上是茶色玻璃在起着统一色调的作用。这是一种由原先的生活经验所造成的心理动因强烈而执拗地取代了当时的感觉，干扰了视觉的正常感觉，从而造成了外部感官的错误知觉。这些由错觉造成的不自觉审美，正由于能产生意料之外的趣味，而使审美的意义变得更加宽宏深邃。

（二）视错觉的表现

1. 形象错觉

线段长短的错觉：①横竖线相等时，竖线显得比横线长。这是因为看垂直线时，眼睛是下运动；看水平线时，眼睛是左右运动。同一眼上下方向运动要比左右方向运动费力些，所以就觉得垂直线长些。人的两臂长度与身高之间的错觉也是如此，这是因为人的视野横大竖小的缘故。②附加物对线段长短的错觉。

线段平行的错觉，两条本来平行的线，由于上下弧线和折线的影响，使人分别产生两条直线中间凸和中间凹的感觉。

角度大小的错觉，附加线条构成了视觉上的一种诱导物，造成了实际上相等而视觉相差的错觉。

面积大小的错觉由于光、形、方向、位置等的影响，使得同等面积的物体显得不等。这种错觉在口腔临床中应用甚广，口腔科医师往往为增加或缩小某牙面积煞费苦心，下面的一些视觉原理可供参考。①方向的影响。在口腔修复实践中，若间隙较小，可将牙齿适当倾斜或使之稍加重叠来修复失牙。②附加线条的影响。③位置的影响。同样面积的物体，近视者显得大，远视者显得小。如果相同物体前后放置，并位于一条直线上，就会产生一种“渐变错觉”。从前到后的义齿牙列，牙齿大小和细微结构逐渐降低，能体现义齿渐变形状，并能表现其深度。使用较小的双尖牙或将双尖牙过分排向颊侧，都会违反渐变原则，使义齿的深度和真实感丧失。④分割的影响。同一面积分割越多，内白越小，面积显得越小。对临床上缺牙间隙较大而面部特征不明显，个性较温和的患者，可以考虑多排一个人工牙，而不是无限制地将牙齿增大。⑤对比的影响。物体与比它小的相比显得大，与比它大的相比显得小；宽度相比，长度小，显得宽；长度大，显得窄。⑥材料和物体表面结构不同的影响。物体对光反射量越多，方向越一致，就显得越大，越凸出；反之越小，越后退。同一物体因表面纹理和凹度不同，光反射方向亦不同，表面纹理越多，越不规则，光线反射方向差异就越大，因而物体显得小而后退。在口腔修复中，人工牙的表面纹理和凸度应与天然牙相似，这样可以产生光线的交互作用，而有着满意的“颜色相匹配”的感受。横的纹理有加强牙齿宽度的效果，如横行的生长线；而竖的发育沟有加强高度的效果，纹理越深则效果越显著。

残像错觉。人的眼睛具有视觉残留的特征，由物体射来的光线在视网膜上成像后，该像并不立即消失，而要保留 0.04s 的时间，造成人的错觉。

2. 颜色错觉

光线不同形成的错觉：光线越暗，颜色也越暗；受光量多者显得白，受光量少者显得暗。表面结构不同形成的错觉：光滑的物体，受光方向越一致，光反射量越多，越显得白；反之，表面粗糙不平者显得暗。背景不同形成的错觉：底色越深，物体越显得白，显得大；反之显得黑，显得小。明度不同形成的错觉：明度越高，越显得突出、扩大、轻松；明度低者越显得后退、缩小、凝重。色觉连续形成的错觉：观察过较强颜色后再去看中性色，往往出现该中性色上的补色。如看红色视神经中的感赤神经兴奋，再看白色时，由于感赤神经尚未终止，只有感蓝神经和感绿神经兴奋，因此在白纸上看出了青绿色。对喜欢涂比较艳口红的女性患者，选用的人工牙应含有足够的红色，以中和牙齿上出现的青绿色。

（三）视错觉在口腔修复中的科学利用

1. 美的义齿给人以愉悦的感受

义齿的美在医师、技工和患者的视觉中产生。视觉具有思维的本领，也同时存在着视错觉的欺骗性。视错觉为口腔医学，同时也为视觉设计领域增添了一个崭新的研究课题。在口腔修复临床中，人们可以利用视错觉原理，结合自己的审美经验，以制作精美的义齿。

对缺隙过大的前牙，在进行活动修复、固定修复时，若按常规方法，不仅过宽的牙冠与同名牙不协调，更重要的是破坏了前牙造型所特有的长宽比例“黄金分割美”。我们根据立体物受光的多少可造成视觉上大小差异的原理，采用修钝轴面角，加大唇面突度的方法，利用光渗现象增加折光度，即缩小正面受光面积，使唇面中部的亮面减小，近远中暗面增加，从而造成人的形象错觉，感觉该牙并不太宽。另外，由于眼外肌解剖生理特点，同样长的线，竖线使人感觉长，横线感觉短。因此，在过宽的切牙唇面将纵形发育沟适当加深，使其明显，能增加颈缘的弧形发育沟。对于切龈径过长或过短的前牙间隙，在唇面颈部突度上做相应调整，也可达到“骗人”的视觉效果。

2. 利用光学错觉来改变牙形

这在光固化树脂修复前牙形态中已得到广泛应用，会取得理想的美学效果。使牙体变“阔”：放置树脂时减小唇面曲度，并在邻面尽可能靠边的地方加放树脂，扩大近中和远中唇面线角之间及发育沟之间的距离，会使人感觉到牙体变宽。使牙体变“窄”：要使牙体从近中远中方面变窄，只稍把邻面轴面角修锐些，唇面做隆突些即可。如能适当缩短发育沟之间距离，并增加唇面表面纹理，使其不规则 f 反射和散射光线，以降低其在牙列中的显性，不仅会在视觉上显得窄小，而且看上去更加逼真自然。临床上用白砂石可以做出这些纹理。使牙体变“长”：加大牙颈部和切缘树脂的突度，使反射光线产生折射，就会使牙体显得长。使牙体变“短”：控制切端和龈端的树脂量，并减小树脂的切龈径长度，适当加宽近远中径，也能使长度在视觉上相对减小。

三、前牙审美一般视觉规律

（一）牙体表面结构对光的漫反射

由于天然牙表面有许多微细的、凹凸不平的小区，在光线照射下产生漫反射，给人一种非常真实自然的感觉，所以在修复前牙时，如果用雕刻刀反照同颌同名牙的发育沟、隆突、小平面和牙颈部的釉质横纹等细微结构，雕刻出不平坦、不规则的纹理，使之漫反射光线产生光泽，就会造成视觉上“真实”的质感。

（二）视觉平衡

视觉平衡是前牙修复的重要原则。所谓视觉平衡就是支点两侧视觉重量的平衡，而视觉重量又不同于一般物体的实际“称重”，它与心理感受程度成正比。视觉重量有以下特点：动的比静的重。在淡色的背景上，深色比淡色重，而在深色的背景上，淡色比深色重。粗线比细线重；体积大的比体积小的重；颜色鲜艳的比灰暗的重；近的东西比远的东西重。离支点（面部中心）距离远的比离支点距离近的重。

（三）视觉面型

1. 面型与前牙牙型

面型有多种多样，如何将众多的实际面型浓缩成有限的几个视觉面型？我们认为，视觉面型以少为佳，如此可以简化修复医师确定上中切牙义齿形态的繁杂性。不妨将视觉面型浓缩成方圆形、卵圆形、尖圆形 3 大类，上中切牙义齿形态也相应分为这 3 类。

在临床上，一般根据颊线确定面型。颊线是指面部两侧髁状突外侧皮肤面到下颌角外侧皮肤面的连线。方圆形：此种面型人的特点是，两条颊线近于平行，额部较宽，颏部方圆，下颌与颏部的交角明显。按照此种面型选择上中切牙，应是牙颈部宽，唇面的切 1/3 至切 1/2 处近远中边缘几乎平行，唇面平坦，切角近于直角。卵圆形：此种面型人的特点是，两条颊线自颧骨起下降呈向外突形，面型呈圆胖，颏部略尖，下颌下缘线呈圆曲线式。按照此种面型选择上中切牙，应是牙颈部略宽，近中面微凸，远中面的切 1/2 较凸，而颈 1/2 较凹，唇面略呈圆凸，两切角较圆。尖圆形：此种面型人的特点是，两条颊线自上而下内聚明显，面型呈清瘦的三角形，三角形的尖顶相当于颏部，额部中等宽度。按照此种面型选择上中切牙，应是牙颈部呈中等宽度，近中和远中面几乎成直线，唇面平坦，唇面宽度自切缘至颈部逐渐变窄，切角较其他型锐些。

2. 侧貌面型与唇面突度

中切牙义齿唇面突度的视觉体现，与侧貌面型相协调，即突面型与唇面突度较大的相协调，而直面型则与唇面较平坦的义齿相协调。

（四）性别的视觉体现

从性别特征上看，男子的主要特征是力量与坚毅，可概括为刚性；女性则是娴雅与温柔，可概括为柔性。于是，“阳刚之气”和“阴柔之气”就成为男性度和女性度的模式化表现了。而基于这种性度差异的审美规范，便产生了阳刚美与阴柔美的区别。在美学界，西方早就将性别意识融入审美中进行研究。如正方形代表男性，圆形代表女性；冷色和硬色视为男性色彩，与柔性相融的艳丽色彩意味着女性世界。直线代表男性，曲线代表女性，甚至将曲线美作为西方女性的代称。

性别在前牙上的视觉特点可在牙的轮廓线上表现出来。女性的人工牙呈卵圆形，近中切角宜修圆钝，这样两线相交呈曲线性“流动”；切缘线宜略弯向下，与远中边连接处应圆缓，唇面的近远中突度和𬌗龈向突度也应圆缓，略显平坦，外形高点处忌呈棱角。男性选用丰隆大的人工牙，近中切角宜尖锐，使观者的视线不在两直线上停留，而是快速地移到两直线交点（角尖），在此形成视焦点，产生视觉停顿。这种富有快节奏的感觉与男性刚劲有力的动作和坚毅的性格相联系。

此外，性别体现还可以表现在个别排牙方面。一侧中切牙牙颈部稍向舌侧，另一侧稍向唇侧，显得自然优雅，适用于女性；两侧中切牙远，中面向唇侧扭转呈轻微外翻，感觉强而有力，适用于男性。侧切牙小而不显眼，与中切牙部分重叠或近中面向唇侧扭转，能展现女性魅力。相反，近中面向舌侧扭转，则显示男性气概。

（五）年龄的视觉体现

主要从切缘的人工磨耗和微笑时下唇曲线形态去研究。随着年龄的增长，切缘磨损应在人工牙上体现出来，能给人视觉上的真实感和老年面容的协调感。此外，特意磨改部分双尖牙呈牙颈部楔状缺损，增加临床牙冠长度以显示牙龈萎缩，也是表现年龄的手法之一。

第五章　口腔正畸学

第一节　固定矫治技术

一、方丝弓矫治技术

（一）固定矫治器定义

固定矫治器是由多锁槽和支抗磨牙上的带环以及各种不同类型的弓丝组成，固定在患者的牙齿上、患者不能自行摘戴的一种高效能矫治器。目前国内外常用的矫治器有三种，即方丝弓矫治器、直丝弓矫治器及Begg细丝弓技术矫治器。

（二）方丝弓矫治器的结构和组成

由托梢、带环、颊面管、矫治弓丝及其他附件组成。

（三）方丝弓矫治器的主要特点

方丝弓矫治器的最大特点是方丝入方槽，实现对牙齿的三维控制。

1. 能有效控制矫治牙向各个方向的移动

如果牙齿移动的过程能够得到有效的控制，则必然缩短治疗时间，并有良好的治疗效果，同时可减少或消除牙周组织的损害。

2. 具有较大的支抗力

每个牙上都有托槽而弓丝嵌入托槽后经接扎丝固定，牙弓由弓丝连成一个整体，具有较大的支抗力，故能减少支抗牙的移位。在上下牙弓分别连成一体的情况下进行颌间牵引，有利于牙弓及颌骨位置关系的矫治。

（四）方丝弓矫治器使牙齿移动的基本原理

1. 形变力

被弯曲的矫治弓丝的形变复位。

2. 外加力

应用保持性弓丝作为固定和引导。

（五）方丝弓矫治器矫治弓丝弯制的基本要求

在矫治弓丝弯制前，先将弓丝弯制成牙弓基本形态，并适合于个体。

1. 第一序列弯曲

是在矫治弓丝上做水平向的弯曲，主要有两种。内收弯：所成弯曲的弧度向内凹；外展弯：所成弯曲的弧度向外凸在上颌矫治弓丝：中切牙与侧切牙间弯制内收弯，侧切牙与尖牙间、第二双尖牙与第一恒磨牙间弯制外展弯，弓丝末端插入颊面管部位的舌向弯曲；在下颌矫治弓丝：侧切牙与尖牙间，第一双尖牙远中面后 0.5mm 处和第二双尖牙与第一磨牙间的外展弯，弓丝末端插入颊面管部位的舌向弯曲。完成第一序列弯曲后的上下颌弓丝应相互协调——切牙区：下切牙应于上切牙弯曲的舌向 1mm 处；尖牙区：下弓丝应在上弓丝舌侧 2mm；磨牙区：上下弓丝于磨牙处再相接触，远中部完全并列并相接触。

所有第一序列弯曲均为水平方向的弯曲，因而弯制后的弓丝应完全水平，而不应出现任何其他方向的扭曲。弯制第一序列弯曲后的上下颌弓丝代表正常牙弓形态的自然弧度。

2. 第二序列弯曲

是矫治弓丝在垂直向的弯曲，这类弯曲可使牙升高或压低，亦可使牙前倾或后倾。第二序列弯曲有后倾弯、末端后倾弯、前倾弯、前牙轴倾弯。第二序列弯曲中选用后倾弯还是前倾弯，一般依不同类别的错殆而定，后倾弯可使后牙升高、前牙压低同时有防止支抗牙前倾的作用，在前牙深覆殆或需要移动前牙向后一些的病例中选用。末端后倾曲也有防止支抗牙前倾的作用在前牙深覆殆或需要移动前牙向后一些的病例中常规选用。前倾弯与后倾弯的作用，相反，常用于前牙开殆的病例。前牙轴倾弯只在中切牙和侧切牙部位弯制，使矫治过程中中切牙保持正常的轴倾度。

以上弯曲，可在圆形弓丝或方形弓丝上弯制。

3. 第三序列弯曲

只能在方形弓丝上完成，是在方形弓丝上做转矩产生对牙的转矩力，对矫治牙做控根移动；同时，在拔牙病例中使牙齿移动时保持牙根的平行移动。可分为根舌向转矩和根唇向转矩。转矩力本身存在一对力偶，根舌向转矩即为冠唇向转矩，反之亦然。对牙齿施以根舌向转矩力，可使牙根舌向移动及牙冠成一定比例的唇向移动，反之亦然。

第三序列弯曲是方丝弓矫治器的一个重要特征，是对牙齿进行控根移动的关键步骤，转矩力的实质就是方形弓丝扭曲后，被动扎入托槽后，弓丝欲恢复原来的形状而对托槽槽沟壁施加的一种扭力，通过托槽作用于牙上，这种扭力的大小与方形弓丝变形的程度、弓丝与托槽的匹配、结扎的松紧有关。转矩只能在方形弓丝上才能弯制。

4. 弓丝上常用的功能弯曲

垂直曲、带圈垂直曲、垂直张力曲、水平曲、带圈水平曲、匣形曲 Ω 曲、小圈曲、T 形曲。

（六）方丝弓矫治器的诊断与治疗依据

方丝弓矫治器的诊断是建立在对患者的全面检查与分析的基础上的。

1. 一般检查

应了解患者的年龄、生长发育阶段、面部外形、下颌角的大小、软组织情况、软硬组织的功能状态以及全身与口腔的健康情况。

2. 模型分析

要注意𬌗的发育阶段、牙错位情况、牙排列及牙弓情况、𬌗曲线、𬌗关系以及牙弓内的可用间隙与必需间隙分析。

3. 常规拍摄面部及口内正侧位 X 线片

用 X 线头侧位片进行头影测量分析，以及全颌曲面断层片了解全口牙及牙根、牙轴、牙排列、牙周与颌骨的情况，下颌支、下颌体的形态、长度、颏点的位置，上颌骨的宽度与发育情况等。

4. 根据颜面、模型、头测量分析等确定畸形的性质、部位与程度，分析畸形形成的机制，确定治疗方法

如患者为骨型畸形而年龄正处于生长发育阶段，应考虑矫形治疗；生长发育已完成的严重骨型畸形患者，应考虑用外科 – 正畸联合治疗；一般牙源型畸形和轻度骨骼畸形的患者，可以采用方丝弓进行正牙治疗。临床上确定是否需要拔牙矫治时，主要应依靠研究模型及头侧位 X 线片进行分析、估计。

二、直丝弓矫治技术

（一）直丝弓矫治器

源于方丝弓矫治器，但消除了在弓丝上弯制第一、二、三序列弯曲的必要，一根有基本弓形的平直弓丝插入托槽，就可以完成牙齿三方位的移动；治疗结束时，最后完成弓丝也完全平直，称为直丝弓矫治器。

（二）正常𬌗的六项标准

1. 牙弓间关系

（1）上颌第一恒磨牙近中颊尖咬合于下颌第一恒磨牙近中颊沟。

（2）上颌第一恒磨牙的远中边缘嵴咬合于下颌第二恒磨牙近中边缘嵴。

（3）上颌第一恒磨牙近中舌尖咬合于下颌第一恒磨牙的中央窝内。

（4）上颌双尖牙咬合于对颌牙的邻间隙。

（5）上颌双尖牙的舌尖咬合于下颌双尖牙中央窝内。

（6）上颌尖牙咬合于下颌尖牙与第一双尖牙的邻间隙，且牙尖稍偏近中，这就是我们常说的尖牙一类关系，为达到前牙的正常覆𬌗、覆盖状态，矫治后尖牙应为Ⅰ类关系。

（7）上颌切牙覆盖下颌切牙，上下牙弓中线一致。

2. 冠倾角

又名冠的近远中倾斜度，是临床冠面轴与𬌗平面垂线的夹角。当临床冠面轴的𬌗向部分相对于龈向部分位于近中时，冠角为正值，反之为负值。正常𬌗冠角大都为正值。

3. 冠转矩

冠转矩是临床冠面轴的唇舌向倾斜度，又称为冠倾斜。

不同的牙齿有不同的冠转矩：上切牙牙冠向唇侧倾斜，而下切牙的牙冠接近直立，从尖牙起，上下后牙牙冠都向舌侧倾斜，磨牙比前磨牙更明显。

4. 无旋转

牙弓中无牙齿旋转。前牙旋转占据较少的近远中间隙，后牙旋转占据过多的近远中间隙。

5. 紧密接触无间隙

除非牙冠的近远中向大小不调，否则一个牙弓中的所有牙齿的接触点应紧密接触。

6. 𬌗曲线

正常𬌗的𬌗曲线较为平坦或有轻微的 Spee 曲线，Spee 曲线的深度在 0 ～ 2.5mm。

（三）直丝弓矫治器的原理

1. 消除第一序列弯曲

正常𬌗牙弓中各个牙冠的突距不同，即各牙牙冠唇颊面最突点，并不在一个标准弓形的弧线上，而是错落有致的 . 方丝弓技术中为了达到各牙牙冠唇颊面的正常突度，通过弯制第一序列弯曲以保持牙弓形态。在直丝技术中通过调整托槽的厚度，使各牙上的槽沟位于一个规则的弧线上，这样平直的弓丝置入时就不会产生不必要的唇颊向移动，从而省略了方丝弓技术中的第一序列弯曲。

2. 消除第二序列弯曲

正常各牙有不同的近远中倾斜角度，直丝技术把各个牙的冠角预成在托槽的槽沟上，弓丝结扎入槽时，各牙就会按正常的冠角排列，这样就省略了方丝弓技术中为达到各牙正常的近远中倾斜度所做的托槽角度的调整和第二序列弯曲的弯制。

3. 消除第三序列弯曲

直丝弓技术还将各个牙正常的牙冠唇颊向倾斜度预成在槽沟底或托槽的基底上，并加了一定的补偿。通过槽沟底的倾斜度或托槽基底的倾斜度来反映各牙冠唇颊向倾斜度。当方形弓丝不加扭曲置入托槽时，由于槽沟底的倾斜度或托槽基底的倾斜度，同样会对牙齿产生转矩力。

（四）直丝弓技术的标准矫治程序

下面以安氏二类一分类拔牙矫治为例，展示直丝弓技术的标准矫治程序，以拔除 4 个第一前磨牙为例。口外力装置采用面弓加颈带或头帽进行口外牵引，应在托槽粘贴于牙齿两周后使用。矫治分为 4 个阶段：

第一阶段：

上颌牙齿水平化粘贴上颌带环及托槽。

1. 上颌第 1 根弓丝

通常使用 0.44mm 预成弓形的多股编织丝或 0.4mm 预成弓形的镍钛丝进行上颌牙齿的水平化。

2. 上颌第 2 根弓丝

一般选用 0.4mm 的不锈钢丝弯制，继续进行上牙弓整平。上颌第 2 根弓丝的弯制要求为：① Ω 曲置于颊面管近中 1mm，Ω 曲稍外展，不要压迫龈组织；② Ω 曲远端的弓丝稍内收；③弓丝形成标准弓形；④弓丝弯制反 Spee 氏曲线；⑤弓丝形成后须热处理；⑥弓丝结扎时，Ω 曲应与第一磨牙带环颊面管上的牵引钩扎在一起。

下颌暂不作矫治，等待自行调整。当上颌牙齿水平化后，进入矫治的第二阶段。

第二阶段：

远移上尖牙，然后下颌牙齿水平化第二阶段的矫治以远移上尖牙开始，当上尖牙远移到位后，开始下颌牙齿的水平化。

1. 上尖牙远移到位的标准

拥挤或轻度前突的患者，当上尖牙远移至上下尖牙已建立良好的 I 类关系后，即为上尖牙远移到位。而对重度前突的患者，则需要将上尖牙远移至紧靠上第二前磨牙，才达到了上尖牙远移到位。这样就为纠正前突提供了尽可能多的间隙。此时，上颌仍为第 2 根弓丝（0.4mm 不锈钢圆丝），它是牵引尖牙向远中的最佳弓丝。

2. 远移上颌尖牙的方法

在两侧上颌尖牙与上颌第一恒磨牙间放置链状橡皮圈，为 3 个单位，质量为 300g 左右。链状橡皮圈在更换前的使用时间不得少于 4 周。远移上尖牙时，在患者同时使用了面弓的情况下，可以产生尖牙远移而磨牙不近移的效果。为了防止上颌的 4 个切牙散开，采用细丝结扎 4 个切牙。

一般在上颌矫治半年后，开始下颌矫治，此时，上颌尖牙已远移到位，尽管下颌牙未做任何处理，下颌尖牙也远移了大约 1.5mm，下颌的拥挤程度也有所改善。

3. 下颌的第 1 根弓丝

预成弓形的 0.43mm 的多股编织丝或 0.4mm 的镍钛丝，进行下颌牙齿的水平化。

4. 下颌的第 2 根弓丝

0.43mm × 0.63mm 的多股编织丝，继续进行下牙弓整平。当下颌牙齿水平化后，进入矫治的第三阶段。

第三阶段：

关闭上下颌拔牙间隙。关闭上下颌拔牙间隙时，应先关下颌再关上颌。

1. 上颌的第 3 根弓丝

0.46mm × 0.63mm 的不锈钢矩形丝。其弯制要求为：①弓丝为标准弓形；②于上颌侧切牙的远中弯制泪滴状闭隙曲，闭隙曲应紧靠侧切牙托槽的远中，目的是易于内收上前牙；③弓丝形成反 Spee 氏曲线；④弓丝形成后须热处理；⑤弓丝在进入托槽槽沟后，末端于颊面管远中回弯而使闭隙曲张开约 1mm，每 4 周移动 1mm 这根弓丝通常使用 4 ～ 8 个月，由所要关闭的间隙量来决定。

2. 下颌的第 3 根弓丝

0.4mm × 0.55mm 的不锈钢矩形丝，具体要求同上，只是闭隙曲应置于下尖牙托槽的远中，以求 6 个前牙同时后移，关闭拔牙间隙。

3. 须行Ⅱ类颌间牵引时

橡皮圈在上颌挂于双侧的闭隙曲上，在下颌挂于第二磨牙颊面管的拉钩上。当上下颌间隙关闭后，进入矫治的第四阶段。

第四阶段：

完成弓丝进行精细调节。上下颌的第 4 根弓丝均为 0.43mm × 0.63mm 的不锈钢完成弓丝。对第 4 根弓丝的要求为：①标准弓形；② Ω 曲置于磨牙颊面管近中 1mm；③ Ω 曲稍外展防止压迫龈组织；④ Ω 曲远中的弓丝须内收；⑤弓丝形成反 Spee 氏曲线；⑥弓丝成形后须热处理；⑦弓丝进入托槽后须将 Ω 曲与磨牙颊面管的拉钩结扎。

除上述要求外，上颌弓丝常于两侧尖牙的近中焊一牵引钩，以便进行Ⅱ类颌间牵引。

第二节　功能性矫治技术

一、肌激动器

肌激动器有各种类型和改良，但以 Andresen 设计的最为经典。主要用于安氏Ⅱ类 1 分类殆的矫治；安氏Ⅱ类 2 分类在上前牙唇向开展变为安氏Ⅱ类 1 分类之后也可应用。

（一）简介

1. 肌激动器的基本结构

肌激动器主要是由塑料部分和钢丝部分组成。

塑料部分一般采用自凝塑料分区涂塑，然后再连成一个整体。塑料部分上颌覆盖整个腭盖，下颌延伸至口底，向后至第一恒磨牙远中。

钢丝部分一般用直径0.9～1.0mm的不锈钢丝弯制上唇弓，可弯制成普通的双曲唇弓，也可弯制成曲向远中的水平曲唇弓。对于严重的Ⅱ类1分类、覆𬌗过大、唇肌、颏肌紧张的患者，除用上颌双曲唇弓外，还应增加下颌双曲唇弓，并使下唇弓离开下前牙唇面2mm，以支开下唇，消除下唇对下前牙的异常肌张力，或加下唇挡以消除过大的颏肌张力。

2. 肌激动器的适应证

（1）Ⅱ类1分类，下颌后缩、发育不足，面下1/3短或基本正常，临床及X线头影测量：观察下颌前伸后面型显著改善的患者。

（2）Ⅱ类2分类伴有下颌后缩，面下1/3短的患者，可先用上颌活动矫治器附上前牙舌簧移动内倾的上切牙向唇侧，改正上切牙长轴后，再换为肌激动器矫正上、下颌骨的矢状关系不调。

（3）Ⅱ类患者如伴有上牙弓中段狭窄，下牙弓宽度正常，下颌前伸时形成𬌗干扰，妨碍下颌前伸者，可以先用活动或固定扩弓装置扩大上牙弓后，再换为肌激动器矫正上、下颌骨的矢状关系不调。

（二）激动器的咬合重建

咬合重建是功能矫治器发挥作用的关键步骤。临床应用可按以下原则设计：

1. 下颌矢状方向位移量

如Ⅱ类错𬌗矢状向不调程度不严重的患者，下颌前移至上下切牙对刃关系是完全可行的，多数患者前移不超过4～6mm。如果覆盖过大，可以分阶段导下倾向前。

2. 下颌垂直方向位移量

在咬合重建方面，垂直向位移与矢状向位移同样重要，并且两个方向的位置变化密切相关，改变下颌的姿势位，才能激活神经肌肉功能，达到矢状向或垂直向关系的改正。因此下颌垂直向打开的距离，一般均超过息止𬌗间隙。如果患者水平向生长潜力较大，下颌须前移6～7mm，希望获得更多矢状向关系改正的患者，垂直向打开一般不超过4mm。如果下颌前移量较小，垂直打开的量可达4～6mm，甚至8mm，同时还参考患者的生长型、生长潜力及牙槽高度来决定。

（三）肌激动器的调磨

功能性矫治器的制作一般是由技工完成，待矫治器完工并检查无误后置入患者口腔，检查咬合重建是否正确，通常基托延伸到上下后牙之间，具有𬌗面的解剖形态。如果治疗仅仅前移下颌，固位严密的肌激动器可很好地将下颌保持在前伸的位置上。但仅仅将下颌保持在前伸的位置不足以获得理想的三维牙列关系，还应选择性地诱导牙齿的萌出和牙弓的发育、减少后缩肌的功能活动以及刺激髁突的生长改建，以得到更好的矢状关系。所以后续的复诊与调磨同样重要。仔细计划肌激动器牙齿接触面的调磨，能有效提高其对牙槽嵴的作用，调磨能松解肌激动器的固位，选择性地刺激或限制牙萌出，在前后牙移动的同时保持正确的矢状关系。

矫治器的粗磨可以在模型上进行，最后的精细调磨必须在口内进行。由于有一些调磨需要在矫治器戴用几周后才能进行，所以在第二次复诊时再做最后的调磨才能发挥矫治器的最大作用。基托所有与牙齿接触的引导面部位都会被磨出亮点，据此可判断施力区，仔细调磨这些部位能更为精准地调磨力量的方向。由于存在个体差异及每个患者处于的生长发育阶段差异，调磨的过程有时会有不同。通常在开始阶段紧密贴合的矫治器更易被患者适应，所以在第一次调磨时不完全形成计划中的松固位矫治器，保留一些接触点直到患者适应，然后在第二或第三次复诊时再将其取出。这就给患者一段时间去适应下颌前移的位置，直到戴用固位较松的矫治器时下颌仍可保持前伸位。调磨需要分步进行，分析单个牙的移动及与邻牙的关系。调磨计划及其过程的每一步都要清晰明确。具体的调磨规则如下：

1. 用于垂直向控制的调磨

在肌激动器矫治的过程中，伸长和压入这两种移动均会发生。压入移动是有限的，几个牙齿的萌出被选择性阻断的同时，其他牙齿自由萌出并通过引导平面刺激引起萌出。在替牙期选择性地升高某些牙齿是一项重要而有效的治疗手段，运用得当，能对水平向和垂直向的牙列关系产生影响。

（1）牙齿的压入

通过调整基托可以控制牙齿的压入与伸长，而与切牙接触的唇弓，对牙齿有直接的作用，称为主动唇弓；离开牙齿而与软组织接触的唇弓称为被动唇弓。通过正确的磨除仅使切牙切缘与基托接触可以压低切牙，其中如使用主动唇弓，唇弓位置可以在切牙唇面切 1/3，唇弓可以防止在切牙压低的过程中产生唇向倾斜；后牙通过磨除基托表面的窝沟，可以消除任何可能使磨牙倾斜移动的影响因素，可以仅对磨牙产生垂直向的压低作用，这种情况适用于咬合间隙很小的开𬌗病例。

（2）牙齿的伸长

对于开𬌗的患者，尤其是长期吮指造成切牙压入的患者，治疗时希望其前牙伸长。可以通过在唇侧外形高点放置唇弓来加强伸长作用；也可在上下切牙舌侧最突点的龈方施力以伸长上下切牙，但这种方法的效果很有限。

对于深覆𬌗的患者，可在上下磨牙舌侧外形高点的龈方施力伸长磨牙。磨牙伸长的基托调磨可以对所有磨牙同时进行，但同时伸长上下后牙时，牙齿的移动不能得到足够的控制，牙齿可能过度伸长或近中移位，此时尽管深覆𬌗金很快好转，但矢状关系不调，因此通过控制和选择性地萌出引导才能得到最佳的尖常交错关系。尤其对于第二磨牙齐平末端的关系，正确地选择性调磨可以使Ⅱ类、Ⅲ类错𬌗趋势的患者转变为Ⅰ类关系。

（3）选择性调磨

在选择性调磨的过程中，只有上磨牙或下磨牙伸长。这些磨牙萌出足够的高度后，才能控制对𬌗磨牙的萌出，同时调节矢状方向和垂直方向的关系。在计划选择性调磨时必须考虑、磨牙的萌出。正常情况下，上下磨牙近中𬌗向萌出。对于Ⅱ类错𬌗的患者，阻止上磨牙的萌出，使上磨牙相对于上颌基骨的近远中位置不变，同时促进下磨牙萌出，从而改善磨牙Ⅱ类关系。通过磨牙萌出的差异和保持上磨牙远中位产生矢状关系改善的结果，导致下颌垂直向的旋转，最初这种旋转加重下颌后缩，但对于下颌水平向生长和深覆𬌗病倒是有利的。对于垂直生长型和有开𬌗趋势的患者，磨牙的远中位置在磨牙完全萌出前可以移动。下磨牙萌出后，可以片切上颌第二乳磨牙的远中面，使上磨牙少量近中移动，加深咬合，减轻下颌后缩。

2. 用于矢状方向的调磨

通过正确的矫治器控制可以达到开展或内收切牙、改变磨牙近中或远中关系的矫治目标。

（1）唇向开展切牙

通过被动唇弓或者唇挡消除唇肌张力以及使基托作用于切牙舌侧可唇向开展切牙。这种舌侧作用力的获得方式有三种：一为力量作用于整个舌侧面，为避免开𬌗，应将突出于上下切牙之间的基托去除，但由于作用力分布的面积比较大，这种方式能产生的唇向移动力较小，会产生一些倾斜移动；二为力量作用于切牙舌侧的切 1/3，这种方式由于接触面积小会产生较大的力量，导致唇向倾斜，而切 1/3 受力时，转动轴接近根尖部位；三为通过一些如推簧等小附件唇向开展切牙。

（2）内收切牙

将切牙舌侧的基托磨除，主动唇弓在功能运动中与牙齿接触，产生力量移动这些牙齿。调磨过程中应将切牙舌侧及牙槽突基托完全磨除。若唇弓位于切缘，牙齿的转动轴接近根尖。若唇弓位于制 1/3，则转动中心向冠方移动至根尖 1/3 和中 1/3 交界处。如果希望牙齿的转动中心在中 1/3，磨改时只磨除牙冠部基托，保留颈部接触点作为支点，唇弓与切牙唇面的切 1/3 接触，产生作用力的同时阻止切牙内收时伸长。那么在治疗开始病例中，唇弓的位置应偏𬌗向；而对于深覆𬌗的患者，唇弓的位置应偏𬌗向。以上虽然提到了单个牙的移动，但是肌激动器的治疗是前后牙同时进行的联合移动。在选择性调磨开始之前，应制订治疗计划，根据各类错𬌗的个体差异确定调磨的指导方针。

对于Ⅱ类错𬌗畸形的肌激动器的调磨：

切牙：对于需要使用主动唇弓内收上切牙的病例，需要使用切牙帽防止内收时的切牙伸长，如要前移下切牙并使用被动唇弓，根据对下切牙的位置要求进行基托的调改，对于深覆殆的病例，当需要防止切牙过度唇倾时须使用切牙帽。

后牙：引导平面和稳定丝常用来移动上后牙向远中或阻止其向近中移动。下后牙区基托的磨改可以引导下后牙的萌出和整平 Spee 曲线。下后牙萌出过程中有近中移动趋势，这对矢状向的错殆有利。对于上后牙应缓冲其远中舌侧，并让其近中舌侧紧密接触以防止其萌出，同时下后牙应缓冲其近中舌侧，而让其远中舌侧紧密接触以免加重下颌后缩。其在通过选择性调磨形成引导平面与后牙近中舌侧面接触纠正Ⅱ类错殆。

对于Ⅲ类错殆的肌激动器调磨：切牙：开展上切牙同时使用被动唇弓。如果上切牙正在萌出，可以用引导平面或在切牙的舌侧增加基托的方法引导切牙唇向开展。可以使用唇挡代替唇弓促进上颌基骨的发育。内收下切牙时，磨除其舌侧基托，并使用唇侧切牙帽和主动唇弓。基托也不应接触下切牙舌侧牙槽突。肌激动器不能改变Ⅲ类错殆患者舌的位置，但对于一些病例可以加上舌挡。

后牙：调磨引导平面使上后牙近中移动反向前下萌出。下颌引导平面与下磨牙近中舌尖接触，引导其向远中萌出，并减少它们的萌出量。

二、Twin-block 矫治器

双殆垫矫治器是一种可全天戴用的可摘功能性矫治器。它由上下颌两个颌殆垫的机械性可摘矫治器所组成。

（一）作用原理

通过上下殆垫接触面间的殆垫斜面，改变自然牙列中承受殆力的倾斜面的方向，并通过下颌的功能性前移，产生有利于正常颌面型生长的殆力，从而产生矫形效果。

（二）适应证

（1）前牙无明显拥挤，牙弓形态良好的安氏Ⅱ类 1 分类错殆。

（2）深覆盖、深覆殆。

（3）检查发现将下颌前导后，后牙可获得良好的咬合关系，前导过程中未出现干扰。

（4）侧貌检查。在自然头位下，上颌位置较为正常，当下颌前伸时，侧貌可明显改善。

（5）生长发育期患者。

（三）禁忌证

一般不适用于生长发育已完全停止的患者。

（四）结构和制作

该矫治器由上下颌两副机械性可摘斜面𬌗垫矫治器组成。

1. 上颌部分

①可有上颌𬌗垫、螺旋扩大器、卡环和唇弓等。②在上颌第一前磨牙和第一恒磨牙上做箭头卡环，如需要口外力时，则在第一前磨牙上做单臂卡环，在第一磨牙的箭头卡环的桥部焊接圆管，以放置口外弓。③在基托的中线相当于上颌前磨牙之间处放置螺旋扩大器，便于扩大上颌牙弓宽度，有利于下颌的前移，否则会形成后牙对刃𬌗。④须内收上前牙时可做常规唇弓。⑤𬌗垫覆盖上颌磨牙及第二前磨牙拍面，在上颌第二前磨牙的近中边缘开始形成向远中的斜面，斜面延伸至相当于上颌第一磨牙近中面处，角度一般与𬌗平面呈 45°，𬌗垫向后逐渐变薄形成楔形。

2. 下颌部分

①由𬌗垫和卡环组成。②𬌗垫覆盖在下颌前磨牙的指面上，从第二前磨牙的远中边缘处开始向近中形成斜面，角度为 45°，𬌗垫向近中逐渐变薄。上下𬌗垫在第二前磨牙区形成 45° 斜面，使上下颌相互锁结，引导并保持下颌于前伸位置。③在下颌第一前磨牙做箭头卡环，两侧尖牙做单臂卡环，下颌两中切牙做联合箭头卡环，以便加强固位。

3. 𬌗记录

在制作上下颌矫治器之前必须制取下颌前伸位时的蜡𬌗记录，一般下颌需前伸 5～10mm，此时切牙能量切对切关系。如果下颌需前伸 10mm 以上，应分 2～3 次前移下颌，每次治疗数月后再前伸下颌做𬌗记录，以达到切牙呈切对切的位置关系。在垂直方向上，磨牙区远中分开 1～2mm，前磨牙区离开 5～6mm，尖牙区离开 3～5mm，切牙区离开 2mm。如有下颌偏斜者，𬌗记录时，尽量恢复正确的中线关系。

4. 涂布树脂、打磨、抛光

根据蜡𬌗记录上𬌗架，固定好卡环、居弓、邻间钩或螺旋扩弓器，按设计的范围填充树脂，并形成 45° 的𬌗垫斜面，硬固后拆下打磨抛光。

（五）临床应用

（1）矫治时机最好开始于生长发育期，并在生长发育期进行治疗。初戴时应先适应一周，吃饭时暂不戴，适应后应 24 小时戴用。

（2）试戴口内矫治器，注意矫治器的回位情况，检查有无压痛及蒙古膜刺痛，并进行调磨。教会患者当上下颌矫治器咬合在一起时，下颌顺着导斜面前伸进行咬合，并让患者明白，只有戴着矫治器吃饭，才能增大矫治力，增强疗效。

（3）戴用矫治器 4～6 周后即可开始分次磨低上颌𬌗垫，以利下后牙向上萌出，减少深程𬌗。每次调磨𬌗垫 1～2mm，而保留上颌导斜面的高度，一般 2～5 个月后牙弓矢状关系可得到矫正。但此时前磨牙区的咬合关系仍未完全建立，可使用上颌斜面导板，直至前磨牙区建𬌗后 1 年左右为止，以巩固疗效。

（六）注意事项

（1）上下颌矫治器的咬合诱导斜面保持平行，咬合时必须紧密接触，以发挥正常的咬合诱导功能。

（2）戴用初期，矫治器可在进食时取下，适应后须戴用。

（3）上颌𬌗垫调磨时，注意不要调磨诱导斜面，只调磨𬌗垫的咬合面。

（4）复诊时检查患者是否全天戴用矫治器，叮嘱患者进食时一定要戴用矫治器。

（5）替牙早期患者使用该矫治器时，乳磨牙和乳尖牙常不能提供足够的倒凹，此时可使用C形卡环，直接黏固于乳磨牙上，10天后松解，或早期将矫治器直接黏固于牙面上，10 ～ 14 天待患者习惯后松解。

（6）高角患者咬蜡堤时，应增加垂直向的打开量，若上颌第二磨牙萌出中，应将上颌𬌗垫延伸、覆盖此牙，治疗中不能磨除后牙咬合板。此外，可采用高位口外力，抑制上颌后牙区垂直向发育。

第六章　口腔修复学

第一节　牙体缺损的修复

牙体缺损是指各种原因引起的牙体硬组织不同程度的质地和生理解剖外形的损坏或异常，从而造成牙体形态、咬合以及邻接关系的异常。牙体缺损是一种多发病、常见病。目前临床上对于牙体缺损的治疗，要根据其缺损的程度来选择合适的治疗方案。若牙体缺损较少，可以采取充填治疗的方法；若牙体缺损的程度较大（比如前牙缺损大于1/3），单纯的充填治疗不能满足临床上对于固位形和抗力形的要求，不能达到满意的治疗效果时，多采用修复治疗的方法。所谓的修复治疗是指根据天然牙的外形，采用人工材料制作修复体，并通过黏结固定在患牙上，以恢复缺损牙的形态和功能。

一、病因

牙体缺损多由龋病引起，其次为牙体硬组织的非龋性疾病：严重的磨耗、楔状缺损、酸蚀症、牙釉质发育不全、氟斑牙以及各种畸形等。

（一）龋病

龋病主要引起牙体硬组织脱矿而发生缺损，缺损的程度主要根据龋病的程度以及时间的不同而不同，并且伴随着缺损还会伴发牙髓病变的症状，根据时间的发展进程表现为：牙髓充血、牙髓炎、牙髓坏死、根尖周炎和根尖脓肿等。龋病引起的牙体缺损轻者表现为脱矿、变色、龋洞形成，重者表现为牙冠部分丧失或完全丧失。

（二）外伤

目前外伤引起的牙体缺损有上升的趋势，交通意外、意外地撞击或不小心碰到硬物等原因常会引起牙折。根据外力作用的大小、方向、部位不同，牙体缺损的程度也会有所不同，轻者表现为切角或牙尖的缺损，重者表现为牙冠部分或完全丧失，甚至根折。另外，牙外伤还会引起一种临床上比较难以诊断的牙体硬组织疾病——牙隐裂，其多发生在磨牙区。上述外伤所致的牙体缺损也常伴有牙髓症状，比如牙本质过敏、牙髓炎、根尖周炎等，有时也伴发症状不明显的牙髓根尖周病变，以及牙槽骨的折裂。

（三）磨耗

磨耗分为两种：生理性的磨耗和病理性的磨损，生理性的磨耗是指牙体在正常的咀嚼功能中所发生的磨耗，而病理性磨损是指由于咬硬物或夜磨牙的不良习惯所造成的磨耗。磨耗一方面造成牙体不同程度的磨损，另一方面还会引发牙髓病变（牙本质过敏、牙髓炎以及根尖周病变）以及使垂直距离变短而引起颞下颌关节的紊乱。

（四）楔状缺损

楔状缺损主要是由于机械摩擦或应力集中等原因引起的唇、颊侧牙颈部牙体组织的缺损，形成两个斜面。目前对于楔状缺损的病因，很多研究证实应力集中占主要方面。楔状缺损所引起的牙体缺损常伴有牙龈退缩、牙本质过敏、牙髓炎等症状，当缺损比较严重时，可引起牙冠从牙颈部发生牙折。

（五）酸蚀症

酸蚀症主要是由于长期在高浓度酸作业的环境下，所引发的牙体病变，主要表现为牙体硬组织的脱矿、变色，严重的才表现为牙体缺损。

（六）发育畸形以及其导致的牙体颜色异常

发育畸形最常见的是牙体发育不全，主要有氟斑牙、四环素牙以及牙体形态的异常（过小牙、畸形牙等）。牙体的发育畸形，轻者表现为牙体颜色的异常（呈白垩色或黄褐色等），重者表现为牙体硬组织的缺损或畸形。由于牙体颜色异常而来就诊的病例越来越多，尤其是青年女性。

二、病理

由于牙体缺损的范围、程度不同，牙体缺损的患牙数目不同，可能产生下列并发症及不良影响。

（一）牙体和牙髓症状

牙体缺损表浅者无明显症状，如缺损累及牙本质或牙髓，可使牙髓组织充血、炎性变甚至坏死，从而出现牙髓刺激症状、牙髓炎症状，进一步发展为根尖周病变。

（二）牙周症状

牙体缺损波及邻面会破坏正常邻接关系，造成食物嵌塞，进而引起局部牙周组织炎症。

由于邻接关系被破坏，可使患牙或邻牙倾斜移位，影响正常的咬合关系，产生不同程度的咬合创伤，进一步造成牙周组织的损伤。牙体缺损若发生在轴面，破坏了正常轴面外形，可引起牙龈炎。

（三）咬合症状

少量牙体缺损对咀嚼功能影响较小，大面积、大范围的牙体咬合面缺损不但会降低咀嚼效率，还会由此形成偏侧咀嚼习惯，不仅丧失一侧的咀嚼功能，日久可导致面部畸形，左右不对称。全牙列重度磨损可造成垂直距离降低，咀嚼功能障碍，甚至引起口颌系统的功能紊乱。

（四）其他不良影响

前牙牙体缺损可直接影响患者的牙齿美观、发音，全牙列残冠、残根可造成垂直距离降低，影响患者的面容及心理状态，给患者带来较大的精神压力。残冠、残根亦会成为病灶而影响全身健康。

因此，牙体缺损应及时治疗、修复，恢复牙冠原有形态、功能，防止并发症的产生。

三、牙体缺损修复治疗的适应证

牙体缺损视缺损的大小、部位可以采用直接修复和间接修复法。直接修复即充填，方法简单易行，牙体预备磨牙少，但充填材料不能满足抗力、固位需要时，则应采取间接修复的方法进行治疗。

间接修复技术的使用适应证如下：

（1）牙体缺损过大，牙冠剩余牙体组织薄弱，充填材料不能为患牙提供足够的保护，且难以承受咀嚼力易折断者。

（2）牙体缺损过大，充填材料无法获得足够的固位力而易脱落者。

（3）牙冠重度磨耗、牙冠过短需要加高或恢复咬合者。

（4）牙体缺损的患牙须用作固定义齿或可摘局部义齿的基牙者。

（5）过小牙、锥形牙、斑釉牙、四环素牙等发育畸形，须改善牙齿外观且美观要求高者。间接修复体包括嵌体、3/4 冠、全冠、桩核冠。

牙体缺损修复中，新材料和新技术不断涌现，使临床医师在选择时常常感到困惑，科学、客观地评价某一种牙体缺损间接修复疗效是临床研究的主要目的。临床医师要正确理解、使用新材料及新技术，为患者选择提供最适宜的方法，在提高疗效水平的同时也将促进间接修复技术的发展。

四、治疗原则

传统的三原则——生物学原则、生物力学原则、美学原则。

（一）生物学原则

牙齿在口颌系统中能够正常地行使功能，有赖于其体积和形态的完整性，以及支持组织的健康。当牙体组织因病损造成体积形态的不完整，并影响正常的咀嚼功能时，须使用修复方法予以治疗。在治疗过程中应注意牙齿及其支持组织的生物学特性，遵循牙体治疗的生物学原则：既要控制病源和去除感染的牙体硬组织，还要尽可能地保护正常组织的健康。

1. 对致病因素的控制

在修复牙体缺损区域之前对相关致病因素的去除或控制是修复的首要前提。无论是因为龋齿还是非龋性疾病造成的牙体缺损，缺损断面长时间暴露在相关致病因素下，包括口腔中的微生物和形成疾病的微环境，其协同作用能够造成牙体组织的持续不可逆病损。如与龋有关的牙菌斑、感染坏死的牙本质内所含有大量细菌及其代谢产物。遗留的细菌不仅能造成牙齿组织的继续破坏，甚至最终造成牙髓组织感染；此外修复后的继发龋还可造成修复体与牙齿间的黏结失效，导致修复体的脱落；或造成牙体组织在承受殆力时发生劈裂。因此只有在修复前彻底去除龋坏组织，防止继发感染才能长久维持牙齿形态的完整性，从而正常行使咀嚼功能，保证修复的远期效果。

2. 保护健康组织

（1）保护健康的牙体组织

无论是直接修复还是间接修复技术和材料，都需要在完全去除致病因素的前提条件下，再磨除一部分健康的牙体组织，进行适当的牙体预备以获得足够的固位形和抗力形，以保证修复体在长期的殆力载荷下不脱位、不破损。但牙体预备量应控制在合理的最小范围内，以便保留更多的健康牙体组织。这不仅是生物学治疗的基本要求，也能显著提高修复体的存留寿命。同时，较少破坏健康牙体组织还意味着降低牙髓在牙体预备过程中受到损伤的风险。

牙体预备量的多少与所使用的修复材料的力学性能和黏结剂的黏结效果直接相关。随着材料科学的发展，修复材料的强度不断增强，黏结剂的黏结强度不断提高，使得在牙体充填修复治疗中保存健康牙体组织的可能性加大，因而对传统的备洞原则所要求的窝洞内部的点线角清楚、预防性扩展、窝洞的深度等方面在逐步放宽。具体的牙体预备原则还须结合修复体类型、使用的材料、修复的部位、黏结剂的种类等各方面综合考虑。

（2）保护牙髓组织

牙髓的存在对于维持牙齿功能的完整性具有非常重要的意义。保存健康的牙髓能使牙齿保有对温度的感觉，来自牙髓的营养和水分能使牙体硬组织不致因脱水变脆而易发生折裂。牙髓和牙本质在胚胎起源上具有同源性、在对外界刺激的反应上具有关联性，因此可将牙髓和牙本质视为生理性复合体，即牙髓牙本质复合体。牙髓中的成牙本质细胞位于牙髓和牙本质交界处，其细胞的胞体排列于牙本质的髓壁上，并与牙髓神经纤维末梢的神经丛联系，其胞质突进入牙本质小管并一直延伸至釉牙本质界。这种复合结构使得对牙本质的生理性或是病理性刺激能引起牙髓的相应反应。对牙本质的长期温和的刺激可使与刺激源相应的牙髓端形成修复性牙本质，起到生物性自我保护的作用。当外界的刺激超过机体可承受的范围时，可造成牙本质细胞的变性坏死，引发全牙髓的炎症反应。

在牙体缺损的修复治疗过程中，有许多环节可以造成牙髓牙本质复合体的伤害，对牙髓牙本质复合体的保护思想应贯穿整个牙体缺损修复治疗的始终。

（3）保护牙周组织

牙齿借助牙周膜中的纤维束悬吊在牙槽窝内，牙周膜中有丰富的神经纤维末梢压力感受器，牙周组织起着支持和营养牙齿，并完成感受器—传入神经—中枢神经—传出神经—运动肌群的神经反射弧，使机体能感受胎力和调控殆力，从而起到保护牙齿的作用。因此，健康牙周组织是牙齿承担正常咀嚼功能的基础。

牙体缺损修复有可能造成牙周组织的损伤，主要表现在两方面：治疗过程中的损伤和修复体引起的损伤。在治疗操作中引起的损伤通常为牙体预备时器械的切割伤、排龈器材引起的结合上皮撕裂伤、去除多余黏结材料时的器械损伤、使用电刀过度烧灼时造成的软硬组织损伤等直接损伤。由修复体引起的损伤常源于修复体边缘处理不当所造成的边缘悬突、龈沟内的黏结材料未彻底清除，从而压迫牙周软组织造成菌斑堆积和血运障碍，长期刺激可造成牙周组织的退缩；修复体外形的不理想，如修复体外形过突或突度不够，可造成咀嚼时食物对牙龈的过度挤压或失去按摩作用，长期也可引起牙周组织的退缩；修复体存在咬合高点或与邻牙接触过紧都会造成急性的牙周组织创伤和疼痛；接触点过松则易嵌塞食物，导致牙间乳头炎和牙槽嵴顶的吸收降低。因此，在牙体缺损的修复治疗中，要避免对牙周组织的损伤。

（二）生物力学原则

牙体缺损修复治疗的最终目标是通过恢复牙齿的外形，建立良好的咬合关系，保证修复体与剩余牙体组织所组成的整体能够承担正常的咀嚼力，完成口颌系统的咀嚼功能。牙齿的形态和功能是相互依赖、相互制约的，形态特点是其功能特点的具体体现。只有正确地恢复了牙体缺损部分的形态，并使修复体与余留牙体在咬合过程中与对殆牙有正确的接触关系，才能使所治疗的牙齿发挥正常的咀嚼功能，避免异常的创伤或功能丧失。因此，在余留牙体组织的处理、修复体设计、修复体试戴调节阶段应注重治疗的最终目的，使其符合生物力学原则。

1. 牙体缺损修复的生物力学原则的内容

牙体缺损修复的生物力学原则包含两个范畴：牙齿修复后应提供正确的咬合力，以及牙齿修复后应能承受正常的咬合力。

（1）牙齿修复后应提供正确的咬合力

在𬌗学研究中，每个牙齿都有其独特的静态和动态𬌗接触特征，这些由上下颌牙齿的牙尖、嵴、窝和斜面所共同构成的接触关系是完成正常咀嚼任务的基础，也是维护口颌系统生理健康的关键。在静态𬌗接触状态中，广泛的牙尖接触能使下𬌗回到稳定可重复的位置，提供最大的咬合力，并能广泛地分散𬌗力，保护每个牙齿。在动态𬌗接触状态中，前牙舌面形态具有导平面的作用，引导下颌前伸切割食物；后牙的牙尖与牙窝形成三点式接触关系，支持尖和引导尖斜面在咀嚼运动中交替提供相对的支持和引导作用。在广泛而协调的牙接触关系中，咀嚼肌能协调收缩活动，颞下颌关节也能受力均匀，因此，才能有效地发挥咬合力量。

牙齿𬌗面形态的改变必然影响𬌗力的承载特点，对任何一个位点接触关系的破坏都有可能造成局部或整体的咀嚼功能失调。例如，咬合力不仅沿牙长轴传导，还被牙尖斜面所分散，如果牙体缺损的修复体被设计成平面，使得牙𬌗面尖窝嵌合的咬合接触关系被平面咬合接触关系代替，牙齿根尖的丰应力区位置发生变化，应力值也上升了，说明平面咬合因缺少牙尖斜面对垂直𬌗力载荷的分解作用导致牙根承受更大负荷。所以，恢复正确的牙体解剖形态是牙体缺损修复成功的关键因素之一。

牙体缺损的间接修复技术由于可以在口外模型上观察和制作，制作时能方便地雕刻出尖嵴形态，在修复体试戴时还可以精细调整咬合接触关系，因此与直接修复技术相比更易获得良好的生物力学效果。

（2）牙齿修复后应能承受正常的咬合力

要达到牙齿缺损修复的目标还有赖于修复材料与剩余牙齿组织都能承受咬合载荷，并形成良好的结合，才能有效地行使功能。因此，需要通过牙体预备获得足够的修复体厚度及形状，满足抗力与固位的要求。根据修复材料的不同种类和剩余牙体组织的情况，在预备抗力形和固位形时要充分体现生物力学原则，在尽量保存牙体组织的基础上，保证修复效果。

抗力形：指使修复体和剩余牙体组织在承受正常咬合力时不发生折裂的窝洞形状和修复体形状。牙体预备后形成的修复间隙须能保证修复体有足够的厚度，以便有足够的抗压和抗剪切强度以对抗咬合力，并同时保证余留牙体组织也能承受咬合力。抗力形预备与修复体的种类和使用的修复材料种类密切相关。通常高嵌体和冠能保护余留牙体组织不致因对抗咬合力而发生劈裂，但嵌体缺乏这类保护作用。金属修复体拥有更高的机械强度，树脂材料和瓷材料则需要更大的厚度才能达到同样的强度。

固位形：是防止修复体受力时从侧向或垂直方向脱位的窝洞形状，属于机械固位。修复材料与牙齿的良好结合靠的是固位力。目前获得固位的方式有两种，即机械固位和黏结固位。机械固位靠的是适当的洞形预备所产生的侧壁摩擦力和约束力；而黏结固位靠的是材料与牙齿组织的微机械固位和化学黏结力。随着黏结材料和技术的发展，黏结固位在修复体固位中所占比例越来越高。在使用黏结固位时，对修复体的机械固位形预备要求有所降低，在一定程度上保留了更多的牙体健康组织。黏结固位取决于被黏结面积的大小，而不取决于黏结剂进入牙齿组织的深度。

2. 牙体缺损修复治疗过程中生物力学原则的应用

生物力学原则贯穿整个牙体缺损修复治疗过程的始终。

（1）在牙体缺损修复治疗前

应先全面系统地检查患者的咬合情况，再具体设计牙体缺损的修复方案。口颌系统的整体咬合正常是个别牙体缺损修复的先决条件，因此应全面检查正中𬌗、前伸𬌗和侧方𬌗是否存在早接触。如果存在病理性早接触，必要时适当进行咬合调整。在全牙列咬合正常的基础上，分析个别牙体缺损的修复方案，结合缺损的部位、体积、余留牙牙体组织的强度、对𬌗牙的情况，综合考虑修复体的种类及使用的修复材料种类。

（2）在牙体缺损修复治疗过程中

综合考虑抗力形和固位形方面的要求，同时结合生物学原则，在尽量保留健康牙体组织的基础上，适当预备修复体空间，既能使修复体的强度达到承受咬合力的要求，又能做到最大限度地保护余留牙体。可灵活采用辅助固位设计，减少牙体磨除量，必要时还须制作临时修复体以保护余留牙牙体组织不至劈裂。

（3）牙体缺损修复治疗后的咬合调整

在修复体制作完成试戴时，应仔细检查修复体的咬合面外形恢复情况及与对𬌗牙的咬合接触关系。正中𬌗应有支持尖的接触，侧方𬌗应按照患者咬合恢复类似天然牙的接触关系，前伸导平面与邻牙一致。修复体达不到上述要求需要进行咬合调整，恢复正常的咬合关系。修整修复体时，注意保持牙的尖、窝、蜡和斜面的形态。修复体黏固后应再检查咬合关系是否正确，以免因黏结剂的厚度或黏结不当导致形成早接触𬌗干扰。

（三）美学原则

对自己容貌的肯定能增强人在人际交往中的自信，牙齿作为构成人的容貌的重要组成部分，越来越受到人们的重视，尤其是在前牙的牙体缺损修复时，除了要满足功能的要求外，还应满足美观方面的要求，在治疗设计时遵循牙齿美学的原则。

牙齿美学的内容包括形态美学和色彩美学，牙齿美学的原则既要遵循普遍美学原则，也要兼顾个性化特征，做到共性与个性的统一，以达到最佳修复美学效果。

1. 牙齿形态的美学要求

牙齿的形态美范畴既包括整体性、对称性、协调均衡性等普遍性原则，也有面型、性别差异和多样性等个性化原则。

（1）整体性原则

牙齿在口腔中整齐地排列呈弓形，没有缺失、空隙、拥挤、错位或扭转，虽然每个牙齿的形状各不相同，但整齐有序地排列成一个整体。当个别牙的牙体缺损破坏了这种整体感时，应通过修复手段将缺损的部分恢复出来，重新达到整体和谐的形象。

（2）对称性原则

对称性是人体美的重要特征，口腔中的牙齿也是如此。对称原则是口腔颌面部进行美学修复的主要依据法则之一。人类颌面部结构基本呈中线对称。牙列的中线通过两个切牙之间，与水平面垂直，并且与面部中线一致。从殆面看，两侧的同名牙除了大小对称、形态对称、色泽一致外，前牙从殆龈向、唇舌向、近远中向及转位四个方向都是对称的；后牙则是从距殆面的距离、距中线的距离、近远中向倾斜度、颊舌向倾斜度四个方向上都是对称的。这些对称的排列形成了三条对称的弧线：前牙切缘与后牙中央窝构成的自然弧线；上后牙颊尖构成的补偿曲线以及由上颌同名后牙颊舌尖连成的横殆曲线。如果两侧结构出现明显的不对称，则会破坏容貌的美感。在牙体缺损修复时，应该尽量参照对侧同名牙恢复牙齿外形特点。

（3）协调均衡原则

“协调”是指两个相接近的形式因素的并列；“均衡”是指不同的形式因素呈现出恰当的比例。在进行美学修复时，应该详细分析患牙与邻牙和对殆牙，以及与牙周组织的关系。

每一个牙齿都与邻牙有一定的大小比例关系。达到理想的比例关系，会在视觉上产生美感。例如，正面观露齿笑，所有牙齿切端近远中径均比近中邻牙窄小，约为近中牙齿的60%，中切牙和侧切牙的比例约为1.4 ∶ 1，上前牙的切龈径与切缘近远中径之比为中切牙1 ∶ 411，侧切牙1 ∶ 571，尖牙1 ∶ 403等。

在微笑时，如果上下唇线的位置和牙齿相协调，则会增加美感。露齿笑时，整个上前牙牙面均应暴露，上颌前牙切缘最好与下唇刚刚接触，如果存在间隙，应该尽量减少该间隙并保持一致。牙龈缘线并非呈对称弧形，其高点略偏向远中，中切牙的龈缘高点应该位于两侧尖牙龈缘高点连线上，侧切牙龈缘高点可以略低于该连线，至多不超过1.5mm。

（4）个性化原则

在基本满足上述美学修复的共性要求时，还应同时考虑患者的年龄、性别、肤色、面部特征等因素，以及生活在牙齿上留下的印记。因此，个性化效果的追求，实质上是追求“齐中之不齐”的自然美学效果，是更高层次的美学标准。

在修复前牙缺损时，应使修复体与人的面型吻合：方圆面型的上切牙，颈部较宽，切角接近直角；卵圆面型的上中切牙，切角较圆钝；尖圆面型的上中切牙，近中切角较锐，颈部较窄。凸侧貌者，牙齿的唇面突度应较大，直侧貌者，牙面唇面则相应较平坦。男性牙齿线条平直，女性牙齿线条柔缓。随着年龄的增长，磨耗的加重，牙齿殆龈径与近远中径之比在逐渐降低。修复时应考虑这些因素。有时修复前牙切端时特意制作的小缺损，反而使牙齿更生动逼真。

2. 牙齿的色彩美学

牙齿的色彩美与形态美一样，同时包括整体性、对称性、协调均衡性等普遍性的原则，以及个性化原则。

（1）整体性原则

观察者对他人牙齿存在颜色差异的敏感性要高于对形态差异的敏感性。如果全口天然牙整体的色相、彩度和明度基本一致，则会给人整齐美观的感受。而如果有个别牙的色彩与其他牙存在较大差异，会破坏牙齿的整体感。

（2）对称性原则

对侧同名牙的色相、彩度和明度应尽可能一致，颜色的分布和过渡也应尽可能一致。

（3）协调原则

天然牙呈现出丰富的色彩变化，并有一定的色彩过渡规律。牙齿的切缘由于钙化程度高而呈半透明性；牙齿中 1/3 彩度增加，明度增加；颈 1/3 彩度最浓，明度下降。中切牙与侧切牙的彩度一致，但明度最高；尖牙的彩度增加但明度下降。

（4）个性化原则

肤色是牙色选择时应该考虑的重要因素。同样的牙色，对于肤色较黑的患者会显得较浅。在修复时模拟牙齿由于低矿化所呈现出的色斑或线条等个性化特征，能显著增强牙齿的真实感。

3. 视错觉在美学修复中的应用

使修复体和天然牙达到浑然一体的美学效果是医师的追求目标。在进行牙体缺损修复时，有时仅单纯恢复与同名对照牙相似的形态和牙色是无法获得满意的整体美学效果的。例如，修复牙的近远中径比对照牙大，若按对照牙大小修复则会产生间隙，而若充满缺损间隙则因修复牙过大而破坏整体的美学对称平衡。对这类临床常见的复杂问题的美学处理，需要在整体美学平衡的高度，巧妙利用视错觉获得良好的修复效果。

视错觉：指人对物体产生的主观视觉感受与真实物体之间存在差别。利用视错觉是牙体美学修复的重要方法之一。视错觉可归纳为“形象错觉”和“色彩错觉”两大类。前者包括面积、角度、长短、高低、远近等对比产生的错觉；后者包括色的对比如色温、色相、明度、光渗和色的疲劳等产生的错觉，明亮的暖色有扩散和前移的感觉，而暗淡的冷色有收缩、后退、远离的感觉。因此，可以有意识地利用视错觉原理，结合临床情况和医师的审美经验，制作出精美的修复体。

临床常用的利用视错觉的方法有很多种。以修复缺隙过宽的牙齿为例，利用立面物体反光量的不同可造成视觉上大小差异的原理，采用钝化轴面角、加大唇面突度的方法，将牙面移行线向中央集中，减小牙面正面面积；利用光渗现象增加折光度，即缩小正面受光面积，使唇面中部的亮面减小，增大近远中面的暗影；增加牙齿的彩度，降低其明度；

强调纵向的发育特征，在过宽的切牙唇面将纵行发育沟适当加深，并适当增加颈缘的弧形发育沟；增加切缘的弧度和缩短切缘平直部分，增大切外展隙；从而造成形象错觉和色彩错觉，使人感觉该牙并不太宽。当修复间隙过窄时可使用与上述方法相反的手段。

总之，在充填修复牙齿缺损时，应该参照同名对照牙恢复牙齿外形特点。当患牙与对照牙的牙面大小较为一致时，可复制对照牙的形状和色彩特征，而当患牙条件与同名对照牙不同时，如间隙过大或过小，龈缘过高或过低，无法完全按照对照牙来进行修复时，可以利用视错觉的一些技巧，使得患牙与对照牙“看上去”完全一致，整体感觉上会产生对称美。

（四）患者的经济能力和意愿

现代修复治疗的五原则——在传统的三原则基础上，增加患者的经济能力和患者的意愿两方面内容。

现代的医疗模式已经提倡从传统的生物—医疗模式转换成生物—心理—社会医疗模式。医师不仅应提供合理的医疗服务，还应尽可能地满足患者的心理需求并减少患者的生活负担。由于牙体缺损修复的方法、手段和材料的多样性，针对同一个牙体缺损病例往往存在多种治疗方案。随着技术的进步和新材料的应用，出现了许多更坚固、更安全、更美观的修复体，其应用也引起了医疗费用增高的问题。绝大多数的口腔修复治疗需要患者自行承担费用，因此患者所能负担的修复体种类因其经济承受能力的不同而有很大差异。医师在选择修复方案时，若既不考虑适应性，又不顾及患者的经济承受能力，则不仅是一个医德问题，而且也是一种资源浪费，更重要的是使患者及其家属对医师产生不信任感，影响治疗过程和治疗结果。在诸多方案都能满足安全有效的前提下，应让患者参与选出更能满足其意愿并符合其经济能力的治疗方案。因此，牙体缺损的修复治疗应遵循生物学原则、生物力学原则、美学原则、患者的意愿、患者的经济能力可承受这五大原则。

尊重患者的意愿和顾及其经济能力可承受体现了医师对患者的人文关怀，在临床工作中应具体把握下述原则。

1. 知情同意的原则

“知情”是指患者了解自身疾病的情况以及将要接受何种医疗手段诊治的信息，“同意”是指患者对医师将要采取的医疗措施表示赞同的意见；这是建立医患之间合作关系的基础，在牙体缺损修复设计时应充分保证患者的知情同意权，应该尊重患者的人格和尊严，尊重患者的自主性，把疾病的现状、需要接受的检查、各种修复方案的利弊及价格等详细向患者做介绍，帮助患者做出最符合其利益的治疗选择。最初的医患交流是所有后续治疗成功的基础。治疗伊始就应让患者理解并认同治疗的方法和目的，预计治疗的结果和费用，这样才能获得患者与医师的密切配合，获得良好的修复效果，同时可以减少不必要的纠纷。

2. 合理性原则

这一原则要求医师在给患者进行修复治疗时，应考虑治疗方法整体的合理性，既要考虑其治疗效果，又要考虑患者的经济承受能力。对于那些美观需求不高、借助于传统修复技术和材料即可恢复咀嚼功能的患者，不必使用美观昂贵的修复体；即便是对于那些有经济能力又追求美观效果的患者，也应遵循“知情同意”原则。否则，可能产生误解，影响医患关系的健康发展。

第二节　牙列缺损缺失的修复

一、固定局部义齿修复

固定义齿是利用缺牙间隙两端或一端的天然牙或牙根作为基牙的一种常规修复体，也称为固定桥。与可摘局部义齿相比较，固定义齿在戴入口后，患者不能自行取戴。

（一）固定桥的组成和类型

1. 固定桥的组成

固定桥是由固位体、桥体和连接体三个部分组成。它通过固位体与基牙黏固形成整体，以恢复缺失牙的生理形态、咀嚼和发音功能。基牙又称为桥基或基牙，是支持固定桥的天然牙、牙根或种植体，基牙必须承担自身的牙合力，也要承担额外的桥体𬌗力，固定桥的𬌗力几乎全部经过基牙传导至牙槽骨及支持组织上。曾有学者认为基牙应属于定义齿的组成部分之一，因为基牙与固定桥之间有密切关系，固定桥通过黏固剂将固位体牢固地黏固在基牙上形成一个整体，基牙为固定桥提供支持。但是就基牙本身而言，它是机体口腔咀嚼器官的一部分，不应属于人工修复体——固定桥的组成部分之一。

（1）固位体

固位体是指在基牙上制作并黏固的嵌体、部分冠、全冠等。它与桥体相连接，而与基牙稳固地黏结在一起，使固定桥获得固位。桥体所承受的𬌗力通过固位体传递至基牙牙周支持组织，而为基牙所支持，使义齿的功能得以发挥。因此，要求固位体与基牙间有良好固位，能抵抗咀嚼时产生的各向外力，而不至于从基牙上松动、脱落。选择和制作固位体时，应考虑固位体材料的强度，与组织的相容性，才能抵抗最大咀嚼力而不破损，不刺激基牙的周围组织。

（2）桥体

桥体即人工牙，是固定桥修复缺失牙的形态和功能的部分。桥体的两端或一端与固位体相连接。制作桥体的材料既要符合美观的要求，近似于邻牙的色泽，不刺激牙周组织，又须具备一定的强度，能承受𬌗。

（3）连接体

连接体是固定桥桥体与固位体之间的连接部分。因其连接的方式不同，可分为固定连接体和活动连接体。前者是用整体铸造法或焊接法将固位体与桥体连接成整体，形成固定连接体；后者通过桥体一端的栓体与固位体一端的栓道相嵌合，形成一个可活动的连接体。

2. 固定义齿的类型

固定桥的类型较多，根据桥体与牙槽嵴之间的关系，可分为卫生桥、盖嵴式固定桥。根据所用材料的不同，分为金属桥、金属烤瓷桥、金属树脂桥等。而临床上则常根据固定桥的结构不同分为：双端固定桥、半固定桥、单端固定桥。以上为固定桥的三种基本类型。采用以上两种或两种以上类型联合制成的固定桥称为复合固定桥。

（1）双端固定桥

双端固定桥又称完全固定桥。固定桥两端固位体与桥体之间的连接形式为固定连接，当固位体黏固于基牙后，基力、固位体、桥体则连接成一个不动的整体，从而组成一个新的咀嚼单位。固定桥所承受的𬌗力，通过两端基牙传递至基牙牙周支持组织。双端固定桥的桥基牙能承受较大𬌗力，且两端基牙所分担的𬌗力也比较均匀。此为临床所广泛采用的一种固定桥。

双端固定桥将各基牙连接为一个整体，是否会失去原基牙各自的生理运动，从而使牙周组织遭受破坏。从临床实践和生物力学分析证明，双端固定桥的基牙并未失去其生理性运动，而仅由单个基牙的生理性运动转变成固定桥基牙的整体性生理运动。此运动方式同样符合牙周组织健康要求。

（2）半固定桥

半固定桥的桥体一端的固位体为固定连接，另一端的固位体为活动连接。活动连接体在桥体的部分制成栓体，将嵌合于基牙固位体上的栓道内。

有些学者认为半固定桥两端基牙所承受的应力不均匀。当桥体正中受到垂直向𬌗力时，固定连接端的基牙所受的力大于活动连接端基牙。因为𬌗力通过活动连接端的连接体，使应力得以分散和缓冲，而固定连接端基牙则承担较大𬌗力，容易使固定连接端基牙受到创伤，因此将这种固定桥又称为应力中断式固定桥。半固定桥与完全固定桥在桥体正中受垂直向载荷时，两端基牙上的力分配比较接近，因为半固定桥固定连接体的固位体经黏固后，其活动连接体栓体与栓道也紧密嵌合，此时当受到垂直向力时，半固定桥两端基牙受力基本接近。若当桥体或固定连接端的基牙受到侧向力时，其桥基牙两端所受力有差异，固定连接端基牙牙周组织承受的力大于活动连接端基牙，活动连接端固位体合向位移时，基牙承受的力减小。

半固定桥一般适用于基牙倾斜度大，若采用双端固定桥修复，难以求得共同就位道的病例。

（3）单端固定桥

单端固定桥又称悬臂固定桥。此种固定桥仅一端有固位体，桥体与固位体之间为固定连接。固定桥黏固在一端基牙上，桥体受力时由该端基牙承受，桥体另一端与邻牙接触或无邻牙接触，形成完全游离端。单端固定桥受力后，桥体处形成力臂，基牙根部形成旋转中心，产生杠杆作用，使基牙产生倾斜、扭转，从而引起牙周组织的创伤性损害或固位体松脱。单端固定桥虽具有上述特点，临床上如严格选择病例，如缺牙间隙小，承受力不大，而基牙又有足够的支持力和固位力，桥体设计合理，仍可采用。

（4）复合固定桥

此种固定桥是包含上述三种基本类型中的两种，或者同时具备三种的复合组成形式。如在双端固定桥的一端再连接一个半固定桥或单端固定桥。

复合固定桥一般包括 4 个或 4 个以上的牙单位，常包括前牙和后牙，形成程度不同弧形的固定桥，整个固定桥中含有 2 个以上基牙。当承受外力时，各个基牙的受力反应不一致，可以相互支持或相互制约，使固定桥取得固位和支持。反之，也可能影响到固定桥的固位而引起固位体和基牙之间松动。复合固定桥包括的基牙数目多且分散，要获得共同就位道比较困难。

（5）种植固定桥

种植固定桥是利用人工材料制成的各种形状的骨内种植体，植入颌骨内或牙槽窝内作为固定桥的支持和固位端，然后制作固定桥，修复牙列缺损。种植体固定桥适用于牙列末端游离缺损，通常在缺牙区远端颌骨植入骨内种植体，再制作固定桥。此外，对牙槽骨吸收较多的基牙，为增强固定桥基牙的支持，改善冠根比例，可将种植针穿过根管植入颌骨内，然后采用固定桥修复缺失牙。

（6）固定 – 可摘联合桥

此种固定桥的支持形式与双端固定桥相同，义齿承受殆力由基牙承担。但不同之处是固定桥可自行摘戴。义齿固位依靠固位体的内外冠之间产生的摩擦力。如：套筒冠固位体，即制作内冠，黏固于基牙上，在内冠上制作外冠与桥体固定连接形成整体，固定桥就位后基牙上内外冠之间紧密接触，产生固位力。

固定 – 可摘联合桥的适用范围较广，能取得满意修复效果，但义齿制作的精密度要求高。

（7）黏结固定桥

黏结固定桥是利用酸蚀、黏结技术将固定桥直接黏固于基牙上，修复牙列缺损，其固位主要依靠黏结材料的黏结力，而牙体预备的固位形为辅助固位作用黏结固定桥与传统固定桥相比，牙体预备时磨削牙体组织少，牙髓损伤小。

（二）固定桥适应证和禁忌证

1. 缺牙的数目

（1）固定桥最适合修复一个或两个缺失牙，也就是两个桥基牙适宜支持一个或两个缺失牙的桥体。

（2）若缺失牙在两个以上，为间隔缺失，即有中间基牙增加支持。

（3）选择固定桥修复时必须考虑缺失牙数目与缺牙区两端基牙的所能承受𬌗力的能力，否则会引起固定桥修复失败。

2. 缺牙的部位

（1）牙列的任何部位缺牙，只要缺牙数目不多，基牙条件符合要求，都可以选用固定义齿修复。

（2）后牙末端游离缺失的患者，若用单端固定桥修复，桥体受力，产生的杠杆作用大，容易造成基牙牙周组织损伤。

（3）若第二磨牙游离缺失，对𬌗为黏膜支持式可摘义齿，因其𬌗力比一般天然牙明显减小，缺牙侧可以第二前磨牙和第一磨牙为基牙，其基牙的牙周情况好，也可采用单端固定桥修复。

3. 基牙的条件

（1）牙冠

作为固定桥基牙的临床牙冠高度应适宜，形态正常，牙体组织健康。

第一，如牙冠已有牙体组织缺损，或牙冠形态不正常，只要不影响固位体的固位形预备，并能达到固位体固位要求，亦可考虑作为基牙。

第二，牙冠缺损面积大，如果能通过桩核修复，仍可选为基牙。

第三，若基牙的临床牙冠过短，应采取增强固位体固位力的措施。

（2）牙根

牙根应长大、稳固，不应存在病理性松动以多根牙的支持最好。若基牙围牙槽骨吸收，最多不超过根长的 1/3，必要时，须增加基牙数目以支持固定桥。

（3）牙髓

以有活力的牙髓最佳。

第一，如牙髓已有病变，应进行彻底的牙髓治疗，并经过较长时期的观察，并确认不会影响修复后的效果者，方可作为基牙。

第二，死髓牙经根管充填后牙体变脆，在选作基牙时，应考虑牙体的强度。

（4）牙周组织

基牙牙周组织健康才能够支持经固位体传递至基牙上的桥体的𬌗力。因此，对基牙牙周组织的要求为：

第一，牙龈健康，无进行性炎症。

第二，牙周膜无炎症，根尖周无病变。

第三，牙槽骨结构正常，牙槽突没有吸收或吸收不超过根长的 1/3，并为停滞性水平吸收。

第四，如个别牙缺失，基牙因牙周病引起不同程度松动，可以根据牙周病矫形治疗的牙到缺损修复原则，考虑设计多基牙固定桥。

（5）基牙的位置

要求基牙的轴向位置基本正常，无过度的倾斜或扭转错位，不影响固位体的制备及基牙间的共同就位道。

4. 咬合关系

（1）缺牙区的咬合关系基本正常，即缺牙区的牙槽嵴顶黏膜至对𬌗牙𬌗面有正常的𬌗龈距离。对𬌗牙无伸长，邻牙无倾斜。

（2）若缺牙时间过久，引起𬌗关系紊乱，如邻牙倾斜、对𬌗牙伸长形成牙间锁结，致使下颌运动受限者，一般不宜采用固定桥修复。但若通过咬合关系调整或正畸治疗，使伸长牙和倾斜牙回复至正常位置仍可考虑固定桥修复。

（3）缺牙区咬合接触过紧，缺牙区的牙槽嵴顶黏膜至对𬌗牙𬌗面距离过小。因固位体、桥体、连接体无足够的厚度与强度，无法承受咀嚼𬌗力，一般不宜采用固定义齿修复。

5. 缺牙区牙槽嵴

（1）缺牙区伤口

愈合一般在拔牙后 3 个月，待拔牙创口完全愈合，在牙槽嵴吸收基上安装固定义齿。如因特殊原因必须立刻修复者，可先进行固定桥基牙牙体制备，采用树脂暂时固定桥修复缺失牙，待伤口完全愈合，再做永久固定桥修复。如拔牙创未愈合，牙槽嵴吸收未稳定，立即做固定桥修复后，容易在桥体跟端与黏膜之间形成间隙，从而影响自洁作用和美观。

（2）缺牙区牙槽嵴吸收

缺牙区牙槽嵴吸收不宜过多。如果前牙区牙槽嵴吸收过多，固定桥桥体外形塑形比较困难，会影响美观。牙槽嵴吸收过多的后牙区，可设计卫生桥。总之对缺牙区牙槽嵴吸收过多者，选择固定桥修复时，须慎重考虑。必要时可采用特殊外形塑形处理，如桥体𬌗面或切缘至缺牙区黏膜距离过长，桥体牙颈部可采用牙龈色，通过视觉差来缩短桥体长度，与邻牙颈部协调。

6. 年龄

（1）若年龄过小，临床牙冠短，髓腔较大，髓角高，有时根尖部未完全形成，在基牙制备时，容易损伤牙髓。

（2）若年龄过大，牙周组织萎缩明显，牙松动，此时牙周组织的支持能力降低，不宜采用固定桥修复。

（3）固定桥修复的适宜年龄为 20 ～ 60 岁，但也应视患者的具体情况而定。如老年患者，全身及口腔情况良好，除个别牙缺失外，余留牙健康、稳固，此时也可用固定桥修复。

7. 口腔卫生

患者口腔卫生情况差，软垢、菌斑集聚，容易引起龋病和牙周病，导致基牙牙周组织破坏。因此，此类患者在选用固定桥修复时，必须进行牙周洁治，嘱患者保持口腔清洁卫生。否则不宜安装固定义齿。

8. 余留牙情况

在选用固定桥修复时，除视基牙条件外，还须整体考虑余留牙情况。特别是在同一牙弓内余留牙是否有重度牙周病或严重龋坏，根尖周有病变，而无法保留者。无法保留的患牙应该拔除，待拔牙伤口愈合后，整体考虑修复方案，可采用可摘局部义齿或其他修复方法。

二、可摘局部义齿修复

（一）定义

牙列缺损可以采用多种形式的义齿修复。可摘局部义齿是一种采用人工生物材料修复替代患者缺失天然牙和颅面缺损组织，从而恢复口腔功能，改善美观形象。患者能自行取戴的修复方式。传统意义上的可摘局部义齿是利用余留牙和（或）组织达到支持、稳定和固位目的，从而恢复患者丧失或受损的功能、形态、发音和美观等。

（二）适应证

（1）缺牙间隙长度超过固定义齿修复条件的限制。

（2）被选基牙牙周条件不足以支持固定义齿。

（3）后牙游离端缺失。

（4）牙列缺损伴有重度牙槽骨丧失，导致美观问题。

（5）兼做牙周活动夹板的跨牙弓义齿。

（6）拔牙后有即刻义齿需求。

（7）患者不能承担其他修复方式的昂贵费用。

除此之外，凡能够采用固定义齿或其他修复方式修复的牙列缺损都是可摘局部义齿修复的适应证。但对这些患者应在确定修复治疗计划前告知有其他修复方式可以选择，避免法律纠纷。

（三）可摘局部义齿的组成和作用

可摘局部义齿通常由人工牙、基托、固位体和连接体四部分组成。可摘局部义齿按支持形式可以分为牙支持式义齿、黏膜支持式义齿和混合支持式义齿三种类型。

可摘局部义齿按其组成所起的作用，可归纳为三个部分：①修复缺损部分，包括人工牙和位于牙槽嵴部分的基托；②固位稳定部分，主要是固位体；③连接传力部分，主要是连接体。

（四）可摘局部义齿修复前的口腔检查和准备

1. 口腔检查

制作可摘局部义齿前，除了解患者全身健康状况外，对口腔情况须做详细的检查，并对牙列缺损做出初步的治疗方案。

（1）询问病史

询问患者的主诉和主观要求、缺牙原因和时间、修复史及效果，并了解患者全身健康状况。

（2）缺牙间隙的检查

第一，缺牙部位、数目，属于哪种类型缺失。

第二，缺牙间隙近远中距离，𬌗龈距离。

第三，缺牙间隙处的牙槽嵴形状、丰满度，有无尖锐骨突及残根存在。有无组织倒凹及压痛。

第四，缺牙间隙对颌有无天然牙存在，对颌牙有无伸长。

第五，缺牙间隙处唇、颊、舌系带附着情况，是否影响义齿固位。

（3）余留牙检查

第一，余留牙的部位、数目、形态、稳固性，有无牙体缺损、残根、乳牙、畸形牙、额外牙和阻生牙。

第二，特别注意基牙的牙冠、牙根、牙髓、牙龈、牙周膜、牙槽骨等组织有无病变。必要时通过X线片检查牙槽骨有无吸收、吸收程度等。

第三，咬合是否正常，有无开𬌗、深覆𬌗、反𬌗、锁𬌗等情况。

第四，余牙排列是否正常，有无倾斜、扭转、错位和牙列间隙。

（4）软组织检查

第一，唇、颊部肌张力如何，上唇长度、口角高低等。

第二，舌体的大小、厚度、活动度有无异常，有无不良舌习惯。

第三，口腔鞘膜的厚薄和移动度。

第四，口腔软组织有无炎症、溃疡、肿瘤或其他病变。

（5）颌骨检查

检查牙槽骨、颌骨，有无过于突出的隆突、骨突存在，特别是上颌结节、腭隆突、下颌隆凸、下颌内斜线、下颌外斜线等处。

（6）面部检查

检查面部发育状况、左右对称性、面下部高度、面中线的位置、肤色、上下唇张力及两侧咀嚼肌张力等。

（7）颞下颌关节的检查

检查是否有颞下颌关节症状：弹响、疼痛、耳鸣等。髁突位置和活动度是否正常，有无偏侧咀嚼习惯。

（8）旧义齿的检查

义齿使用的时间、外观形态、磨耗程度、固位稳定性，以及有无不良刺激等问题。

2. 修复前的准备

（1）余留牙的处理

第一，摘除口内不良修复体如冠、固定桥、牙圈等，根据修复体摘除后的牙齿、软组织的情况分别处理。

第二，乳牙、畸形牙、错位牙，不利于义齿修复者应拔除；拟选作基牙者应调整其外形或做人造冠修复其形态，或经牙髓治疗后，去除牙冠保留牙根用作覆盖义齿基牙。

第三，残冠、残根，对修复不利者应拔除，有利者应做根管治疗、截冠术、截根术、半切术等，保留健康部分，采用人造冠修复或作覆盖义齿基牙。

第四，松动牙，若松动Ⅲ度以上或松动Ⅱ度且牙槽骨吸收超过根长2/3以上者应拔除。有保留价值的松动牙，应经过牙周治疗、调殆去除殆创伤、改变冠根比例等方法后再用夹板固定以保持其稳定。

第五，仅有少数余留牙者或有孤立牙者，对有利于修复的则尽量保留。移位牙、影响殆关系等不利修复者应拔除。

第六，患者有冠心病、糖尿病等全身健康状况较差者，或颌骨位置关系不正常者，牙槽骨吸收较多者，应尽量保留余留牙，避免形成游离端缺失，有利于患者对义齿的适应。

第七，基牙有牙体牙髓病、根尖周病和牙周病者，应先治疗，控制炎症，行充填、修复术后再做可摘局部义齿。

第八，调整余留牙咬合，消除早接触与殆干扰。磨除过高、过锐的牙尖和边缘嵴，磨短对殆的伸长牙，调整殆平面和殆曲线。必要时可先做牙髓失活后，再进行调磨。可用充填、人造冠修复来改善牙冠的形态、咬合、牙齿排列和邻接关系。也可用正畸的方法关闭间隙、矫治移位牙，为修复创造有利条件。

（2）缺牙间隙的处理

第一，去除缺牙区的骨突、骨尖、游离骨片及残根。

第二，手术矫治附着过高的唇颊舌系带以利于基托的边缘伸展和排牙。

第三，调磨倾斜、移位牙的过大倒凹，防止义齿修复后的食物嵌塞和影响美观。

（3）颌骨的处理

牙槽嵴上的骨突、骨嵴、上颌结节的明显组织倒凹和过度突出的上、下颌隆凸等影响义齿修复者，应做外科处理。

对于颞下颌关节功能紊乱的患者，应先做治疗，再做修复或先做治疗性修复，再做永久性修复。

（4）软组织的处理

口腔内如有炎症、溃疡、增生物、肿瘤及其他口腔疾病者应先做治疗，后做修复。

第三节　颌面缺损的修复

一、颌面缺损修复治疗的适应证、目的与原则

由于颌面缺损对患者影响较大，修复治疗要求较高，邻近缺损区的组织容易受损伤，而且修复体体积较大，回位困难，所以与一般修复体不同，如要想取得修复治疗的成功则必须把握好适应证，明确修复治疗目的，掌握修复特点，在治疗过程中还要遵循修复原则。

（一）修复治疗的适应证

（1）颌面缺损范围大而且复杂，外科手术方法难以修复者。

（2）虽然采用过外科手术治疗，但已失败者。

（3）因体弱而不能耐受多次的外科手术者。

（4）对外科手术有巨大恐惧感，不能接受外科手术治疗者。

（二）修复的目的

（1）用人工材料修复颌面部软硬组织的缺损。

（2）防止和治疗假面外科手术后的并发症及后遗症。

（3）在颌面外科手术后，能尽快地恢复患者部分的生理功能，最大限度地减轻患者的疼痛。

（4）配合颌面外科手术和放射治疗。

（三）修复治疗的原则

1. 颌骨缺损的修复治疗原则

（1）早期修复

颌骨缺损造成患者生理功能受到不同程度的影响，同时也引起面部产生不同程度的畸形，不仅给患者的心理、精神带来巨大的创伤，而且还影响患者日常生活、学习和工作。因此，必须尽早地进行修复治疗，尽快地恢复部分生理功能，减轻面部畸形程度，同时

在心理上对患者也起到一定的安慰作用。

（2）以恢复生理功能为主

颌骨缺损修复治疗以尽可能地恢复患者咀嚼、吞咽、吮吸、语言以及呼吸等生理功能为主，在此基础上，再根据患者颌面部具体情况，尽量地恢复其面部容貌。当功能修复与外形恢复有矛盾时，应以功能恢复为主。

（3）保护余留组织

除了不能治愈的残根、残冠或过度松动的须拔除、骨尖骨突的修整以及妨碍修复治疗的瘢痕组织须切除外，治疗中应尽量保留剩余组织。

（4）要有足够的支持和固位

由于颌骨缺损的修复体往往大而难，原支持组织多已丧失，所以在修复设计时，要仔细检查，周密考虑，尽量地争取创造骨组织的支持和获得间位措施。这是影响颌骨缺损修复效果的关键。

（5）修复体坚固、轻巧、耐用

在取得足够的固位和支持的要求下，颌骨缺损的修复体必须设计成既轻巧又坚固，支架不能过于复杂，阻塞部分应做成中空式或开顶式；同时患者摘戴容易、就位后患者感到舒适，对组织无刺激和不产生过大压力。另外，修复体应使用方便且耐用。

2. 面部缺损的修复治疗原则

（1）早期修复

面部缺损的修复治疗，虽然主要是恢复缺损区的外形，但对保护创面、防止周围组织挛缩以及恢复患者咀嚼、吞咽、语音等生理功能非常有利，所以必须以早期修复为原则。

（2）尽可能地恢复面部容貌

用于面部缺损修复的修复体，除了形态逼真外，修复体色泽及透明度应力求自然，而且质地要柔软，以达到以假乱真的效果。

（3）要有足够的固位

由于面部缺损的修复体显露在外面，易受到碰撞或挤压，所以必须有足够的固位力，以免松动脱落。

二、颌骨缺损的修复

（一）上颌骨缺损的修复

1. 腭护板

腭护板应该在手术前取印模并预制完成，在手术后能立即戴上。如果患者未能在手术前预制腭护板，还可在外科手术切除后 6 ～ 10 天再做，称为延迟外科阻塞器。

（1）戴腭护板的必要性

第一，可提供一个基托，使口腔和鼻腔分隔开，在其上面放置外科敷料，并保持敷料在适当的位置不脱落，以盖住伤口，防止伤口受口腔污染和损伤，降低局部感染的发生率，并保证移植皮片能与创面紧密贴合，有利于移植皮片的存活。

第二，覆盖住了缺损腔，并重新形成正常的腭轮廓，使语音得到明显的改善。

第三，有利于进食和吞咽。

第四，支撑软组织，以减轻瘢痕挛缩。

第五，使患者在手术后的时期容易忍受，并感到恢复已经开始，从而减轻手术对患者的心理冲击。

（2）设计和制作腭护板的原则

第一，腭护板是在手术前制取的上颌模型上预制的，在手术前颌面外科医生与颌面修复医生应一起研究，并把手术切除的范围画在模型上、腭护板要覆盖住并稍超过于术后的整个缺损腔。

第二，腭护板不应进入缺损腔，当不需要用外科敷料后，可用软衬材料增添进入缺损腔的部分。

第三，腭护板应该制作简单，轻巧。对有牙颌患者，用不锈钢丝制作隙卡固位。

第四，对无牙颌患者，只需做腭托，在腭托的适当部位钻孔，在手术完成时把阻塞器用细不锈钢丝结扎到颧骨、鼻棘、剩余牙槽嵴上，或固定到剩余硬腭上。7 ～ 10 天后，摘下腭护板，将患者原有的上颌全口义齿修改成暂时义颌。

第五，腭护板应形成正常的腭轮廓，便于改善语音和吞咽。

第六，伤口愈合前缺损侧后牙不建立咬殆关系。如果计划切除上颌中线一侧的整个上颌骨，修复体可恢复缺损侧 3 个上颌前牙，以改善美观。

第七，上颌模型按外科切除范围修改，将切除范围内的牙刮除，并降低高度，减小宽度，特别是前面的区域，以减轻对皮肤和唇的张力。

第八，为了使手术完成时能顺利戴入，可改变常规的制作程序。即在第一个工作模型上先制作完成腭护板的健侧部分，基托不要达到手术区。在口内戴这一部分，调整合适后戴入口内，再取第二次印模，连同腭护板的健侧部分一起从口内取出，灌成第二个工作模型，腭护板的健侧部分也在此模型上，对要切除范围内的牙及牙槽嵴做修改，再完成整个腭护板的制作。

（3）戴腭护板后的护理与复诊

第一，手术后 6 ～ 8 天摘下腭护板和填塞的敷料，清洗伤口及腭护板，并对腭护板不合适的地方做修改。

第二，告诉患者及其家属如何护理阻塞器及保持缺损腔的清洁卫生。

第三，夜间也须戴腭护板，因为在愈合早期，伤口收缩变化很快，如夜间不带第二天早上戴时会感到疼痛和困难。

第四，通常 2 周复诊一次。由于组织收缩，常需要重衬。

（二）下颌骨缺损的修复

获得性下颌骨缺损，多由位于舌、口底、下颌骨和周围组织的恶性肿瘤的切除、创伤、火器伤、放射性骨坏死去除死骨，偶尔也由治疗颌骨骨髓炎而造成。

缺损可发生在下颌的任何部位。缺损的范围大小不同，可致下颌骨为连续或不连续缺损，局部牙槽突缺损、下颌体或下颌支等处的边缘缺损，这类缺损仍使下颌保持连续。而下颌不连续缺损大致分为前部下颌骨缺损、一侧或两侧下颌骨缺损，以及全部下颌骨缺失。在一些病例里，只将有限的邻近的软组织与下颌骨组织一起切除，而在另一些病例里，则将广泛的口底、舌、面部和颈部的软组织、淋巴组织与下颌骨组织一起切除，因此，对功能和形态破坏的程度各不相同。残疾的程度基本与手术切除或创伤的范围和是否接收过放射治疗以及接受剂量有关。不连续缺损比连续缺损的病情复杂，残疾程度严重。软组织伴随骨广泛切除者比少量切除者病情复杂，残疾程度严重。

下颌骨缺损修复与上颌骨缺损修复相比难度大，但如果应用先进的技术，如移植骨组织、软组织、皮肤黏膜组织修补下颌缺损处；种植牙、游离的具有骨和软组织及血管分布的联合皮瓣、骨坚固固定技术等相结合，可以最大改善下颌缺损患者的功能和外貌。而直接对缺损的下颌，尤其是不连续缺损的下颌只做简单的修复治疗，其预后较差。

1. 治疗目的

下颌骨切除或外伤等原因使下颌骨连续丧失后，由于肌牵引的作用。造成断骨移位、咬殆错乱或者呈无咬殆关系等。如不及时进行下颌导板治疗使下颌剩余骨段复位，一方面伤处的软组织因失去支持而挛缩，另一方面牙和颌骨日久会形成继发畸形，可表现为剩余的下颌骨段向舌侧偏斜移位，上颌后牙咬在下颌后牙的颊面，使下颌后牙逐渐舌向倾斜等，致使将来下颌植骨后也无法恢复正常的咬殆关系。因此，在植骨前准备阶段及植骨后骨质愈合阶段部必须进行下颌导板治疗。

2. 下颌导板治疗的方法

有几种可减轻或消除下颌偏斜的治疗方法，包括颌间结扎、颊翼颌导板、弹性翼腭托颌导板，颌间结扎即结扎固定上下颌关系只能短期应用，而且在缺损范围大、剩余牙数目少时较难达到目的，甚至还会损伤剩余牙。而颌导板是目前常使用的方法。

（1）颊翼颌导板

当下颌骨缺损量不多，并有较多稳固的下颌后牙存在，剩余下颌骨段偏斜移位程度较轻，未有继发畸形时，在下颌可戴用这种颌导板。当下颌骨一侧缺损时，戴在健侧后牙上；当下颌骨前部缺损时，须做两个，分别戴在两侧后牙上。依靠上颌后牙挡住颊翼颌导板的颊翼部分，而不使下颌偏斜。因此，同时还要在上颌戴牙弓固位器，防止上颌后牙因遭受颊翼的侧向力而受损并腭向移位，使上颌牙弓成为稳定的整体，并避免损伤颊侧牙龈组织。

（2）弹性翼腭托颌导板

当下颌骨缺损量大，下颌后牙剩余得少，剩余下颌骨段偏斜移位程度较重，或已有继发畸形存在时，都可以在上颌戴用弹性翼腭托颌导板。轻度下颌偏斜移位者也可以使用，因此适用于大多数下颌骨切除后剩余下颌骨段偏斜移位的患者。当下颌骨一侧缺损时，腭托的健侧做一向下延伸的弹性翼，挡住剩余下颌骨向缺损侧偏斜移位；当下颌骨前部缺损时，腭托的两侧可各做一向下延伸的弹性翼，挡住两侧剩余下颌骨段向内偏斜移位。弹性翼腭托颌导板的弹性翼调整范围大，容易操作，可抵抗下颌骨向舌侧牵引的力量，又不会使上颌牙移位。因此，可长期戴用而不损伤牙齿。还可以对移位的剩余下颌骨段定期加力，做渐进复位治疗。

（3）下颌运动练习

一般在手术后的即刻反应消失后，约在手术后两周就可以让患者做下颌运动练习。

第七章　种植义齿与拔牙术

第一节　义齿的种植

一、种植义齿的解剖学基础

（一）颌骨的组织结构特征

颌骨的组织学结构由骨密质和骨松质组成。骨密质位于颌骨外层和固有牙槽骨的部位，在结构上是交叉排列的骨板和骨小梁。位于固有牙槽骨部位的骨密质包绕牙根，其结构致密，但有许多小孔以容纳牙周膜的神经、血管通过，因此又有硬骨板或筛状板之称。在牙槽骨内骨小梁的排列与承受的咀嚼压力分布相适应，牙根之间的骨小梁排列成水平向，而根尖区则呈放射状。在下颌某些部位，由于骨小梁交织排列，骨质致密，有利于牙种植修复的成功，因此下颌种植的成功率高于上颌。在牙槽窝底部的骨小梁排列较密集，成束状，逐一斜向后上，构成下颌骨的加固结构。

（二）颌骨的解剖结构

1. 上颌骨的解剖结构

上颌骨的形状不规则，可分为一体四突，即上颌体、额突、颧突、腭突和牙槽突。与牙种植手术有关的主要解剖结构位于牙槽突和上颌体。上牙槽突骨外板骨质较薄。上颌前牙区的牙槽突略向唇侧倾斜，该区牙根尖的上方为鼻底。在两个上中切牙之间靠腭侧为门齿孔，有神经、血管束由此向上经切牙管走行。在进行牙种植手术时应注意上述解剖结构。上颌体分前外、后、上、内 4 面。上颌体的内腔宽大，即上颌窦，呈底朝下的锥状体。在上颌后牙区行种植手术时应特别注意该结构。上颌骨在承受咀嚼压力明显的部位，骨质特别致密，形成尖牙支柱、颧突支柱及翼突支柱，这 3 对支柱均从牙槽突向上到达颅底。牙列缺损或牙列缺失以后，这 3 对支柱的骨质仍然致密，有利于牙种植体植入后的早期稳固。

2. 下颌骨的解剖结构

下颌骨分为下颌支和下颌体，绝大多数牙种植体手术在下颌体区进行，只有少数类型的种植手术涉及下颌支区域：颏孔是下颌神经血管的前端开口，孔内有神经血管束。下颌体的上缘又称牙嵴缘，相当于上颌骨的牙槽突，其内外骨板较上颌骨致密。下颌骨的下缘外形圆钝，较上缘厚实。下缘的前部为下颌骨的最坚实处，因此，牙种植体在该区植入后的早期稳固较好，成功率也较高。下颌支呈垂直的长方形骨板，上端有两突，即喙突和髁状突。两突之间为下颌切迹，有神经、血管通过。下颌支内侧面有下颌孔，下牙槽神经血管束由下颌孔进入下颌管，在下颌后牙区行种植手术时应特别注意该结构。

3. 缺牙区的牙槽骨

牙齿缺失后，牙槽骨因丧失生理功能的刺激而逐渐被吸收形成牙槽嵴，牙槽嵴的形态与质地因个体差异及部位的不同而有很大差别，与种植体的选择、植入部位的确定，以及牙种植手术的设计方案都有密切关系，所以在进行牙种植手术之前，必须从解剖及组织学的角度充分了解缺牙区牙槽骨的宽度、高度以及质地。

（1）牙槽骨的形态

①牙槽骨的形态改变：牙齿缺失后，牙槽骨不断发生垂直及水平性的吸收。已有学者证明，牙槽骨在 2 年内吸收的总量中有 70% ～ 80% 发生在最初的 1 ～ 3 个月内。Atword 等追踪观察拔牙后的牙槽骨高度，发现上颌前部平均每年被吸收 0.5mil，下颌前部吸收程度为上颌的 3 倍。

②牙槽骨的分类：缺牙后牙槽嵴的宽度和高度直接关系到种植体的选择及种植修复效果。因此，牙槽骨的形态分类可为种植体的选择及种植手术的制定提供依据。有学者提出将牙槽骨按其吸收后残余量分为 5 个级别：A 级为大部分牙槽嵴尚存；B 级为发生中等程度的牙槽嵴吸收；C 级为发生明显的牙槽嵴吸收，仅基骨尚存；D 级为基骨已开始吸收；E 级为基骨已发生重度吸收。

（2）牙槽骨的质地

牙齿缺失后，牙槽骨板消失，被致密的骨小梁型的骨结构代替。拔牙后 1 周，牙槽窝内有新骨形成，深部区域开始有骨吸收；2 周后创口完全被新生上皮及结缔组织所封闭；3 个月后浅层有骨组织形成，其骨小梁呈海绵状，原有牙槽窝壁界限不清楚；6 个月后牙槽窝区域形成粗大的骨小梁；1 年后骨组织致密。

有学者根据骨皮质与骨松质间的比例关系，以及骨松质内的密度将牙槽骨的质量分为 4 个级别：1 级是颌骨几乎完全由均质的骨密质构成；2 级是厚层的骨密质包绕骨小梁密集排列的骨松质；3 级是薄层的骨密质包绕骨小梁密集排列的骨松质；4 级是薄层的骨密质包绕骨小梁疏松排列的骨松质。

二、种植义齿的组织界面

目前，常用的牙种植体主要是植入骨内、穿过牙龈的种植体，因此种植义齿的组织界面包括骨组织界面及牙龈上皮附着。

（一）牙种植体——骨界面

种植义齿的成功与否和牙种植体植入骨组织后形成的界面性质有密切相关。目前认为，成功的牙种植体界面可存在 3 种结合形式，即骨性结合、纤维骨性结合、生物化学性结合。这几种界面与骨内种植义齿的远期成功有密切相关，而界面形式由多种因素决定，如种植体的设计、外科植入技术、骨组织情况、上部结构修复等。

1. 骨性结合界面

骨性结合界面是指在光学显微镜下，种植体与周围骨组织直接接触，无任何纤维组织介于其间。骨性结合又称为骨整合或骨融合。骨性结合概念的提出在种植学领域引起了很大的震动，它使种植体的应用有一个科学的理论基础，使人们对界面的本质有了进一步的认识。

骨性结合界面的形成受多种因素影响，如种植体表面结构与性能、植入区骨质情况、植入手术的创伤大小、种植体受载情况、种植材料的生物相容性等。研究证明，粗糙、不规则的种植体体部表面较光滑，表面更有利于骨性结合界面的形成；手术创伤越小，界面上的坏死骨越少，所引起的炎性反应越小，就更容易形成骨性结合界面；使用二段式种植体系可保证种植体在无负荷的状态下完全愈合。钙磷陶瓷和钛金属种植材料具有良好的生物相容性，前者能相对更早地形成骨性结合界面。

2. 纤维骨性结合界面

纤维骨性结合界面是指种植体与骨组织之间介入了未钙化的纤维结缔组织。纤维层的厚度常反映种植材料生物相容性的好坏，并作为能否达到种植成功的标志。美国材料测试委员会认为材料植入骨组织 6 个月后，纤维层的厚度在光镜下小于 0.03 mm，才可选用一般的种植材料。组织学的研究表明，纤维骨性结合界面上的纤维组织主要与种植体表面平行，或完全包绕种植体，与天然牙的牙周膜中的胶原纤维排列不同，且种植体周围的纤维组织中不含有牙周膜本体感受器。许多学者不赞同纤维骨性结合界面形式，认为它是种植材料生物相容性差的指标之一，并且不利于种植体界面的长期维持，种植体受力后，容易与纤维囊分离，种植体出现松动。

目前认为，使骨性结合种植体与骨组织界面形成纤维骨性结合的因素有以下几点：①种植体在术后早期受到载荷（下颌在 3 个月以内，上颌在 6 个月之内）；②种植体植入术中，钻速过快，产热过高（高于 47℃）；③植入种植体时压力过大，造成周围骨坏死；④预备的植入窝直径过大（种植体与骨的间隙大于 0.5 mm）。

3. 生物化学性结合界面

生物活性材料通过表面可控制的有选择的化学反应，能与组织形成生物化学性结合界面。生物化学性结合是指种植体材料的表面成分与骨组织之间形成在分子或离子水平上的结合，其结合力主要依赖生物材料中与骨组织相类似的成分、结构与骨组织产生的化学反应；产生生物化学性结合的材料主要是指在成分、结构上与骨组织相类似的生物材料，如生物玻璃陶瓷类或羟基磷灰石类。

（二）牙种植体

牙龈上皮界面由于牙种植体是从口腔环境进入软组织及骨的内环境，因此种植体行使功能而黏膜下骨组织不受损害，就必须保证种植体——牙龈界面的健康，防止口腔内细菌等破坏因素侵蚀到颌骨内环境。因此，牙种植体成功的先决条件之一是能够获得附着于种植体颈部表面的口腔黏膜生物屏障。

用光镜、扫描电镜观察结果表明，种植术后有游离龈及龈沟上皮再生。在低倍镜下，可见种植体周围的健康游离龈缘，以及种植体表面的菌斑。在高倍镜下，观察到龈沟上皮紧贴种植体并向根方逐渐变细；紧贴种植体的上皮有 5 ～ 6 层细胞；在龈沟底，结合上皮细胞伸出长伪足，附着于种植体表面。

三、种植义齿的生物力学特点

种植义齿的远期成功率随着观察时间的延长而降低，出现种植体的松动、折断等问题。人们逐渐意识到骨内种植义齿修复的失败原因，有许多归结于力学问题。

种植义齿的受力情况不同于天然牙列，种植体—组织界面对侧向力和扭力的耐受能力远小于天然牙，而且受力时不允许种植体和周围组织有相对位移。如果应力在允许范围内，种植体和骨组织之间的相对微运动不会造成界面破坏。若种植体承受过大的应力则可能造成两种结果：①种植体及上部结构内部的折裂或折断；②种植体周围骨的吸收，最终导致种植体的松动、脱落。

从临床医学角度看，对种植体的生物力学相容性的要求，包括以下 3 个方面：①种植体要能承受功能载荷，有足够的强度，保证不发生严重变形或断裂破坏；②种植体行使功能时要对周围骨组织产生足够的应力传递，避免骨失用性萎缩；③种植体对周围骨产生的应力传递不能超过生理限度，避免创伤造成的骨吸收或骨折。

第二节　种植义齿的分类、组成及结构

一、种植义齿的分类

（一）按种植义齿的固位方式分类

种植义齿上部结构的固位方式由上部结构与基桩的连接方式所决定。分为固定式种植义齿和可摘式种植义齿两大类。

1. 固定式种植义齿

固定式种植义齿上部结构的金属支架和基桩为固定连接；按照基桩固位形的设计特点，分为基桩外固位、可拆卸式和基桩内固位。

（1）基桩外固位种植义齿

基桩外固位又称为水门汀黏固式种植义齿，是种植义齿最常见的固位方式之一。上部结构的固位形采用全冠固位形或者金属支架，其唇颊面或者𬌗面用烤瓷材料和硬质塑料恢复。适用于单个牙或多个牙缺失的修复，多个牙缺失时要注意基桩共同就位道的设计，保证黏固时能够顺利就位。

（2）可拆卸式种植义齿

可拆卸式种植义齿又称为螺钉固位式种植义齿，是特殊设计的固定义齿。基桩上留有固位螺丝，金属支架上设计固位孔，支架被动地放置在多个基桩上，用固位螺栓固定。上部结构的唇颊面及面用烤瓷材料或硬质塑料恢复。该类种植义齿对金属支架的强度和铸造精度要求高，适应证范围广，单个牙或多个牙缺失，以及无牙颌患者均可使用。其可拆卸部分须在随访复查中由医师拆卸清洗和检查。

（3）基桩内固位种植义齿

基桩内固位设计为中空盲管状固位道，依靠固位桩插入并且粘牢固位，仅用于𬌗力较小、对固位力要求不高的种植义齿，其对抗义齿旋转的能力较差，故临床已极少使用。

2. 可摘式种植义齿

可摘式种植义齿是依靠基桩、牙槽嵴和黏膜共同支持的全口或局部覆盖义齿。在种植基牙数量不足时，或者对𬌗牙为天然牙列时，最好选用可摘式种植义齿。该类种植义齿能够适当增加其同位、支持和稳定，又能利用残余牙槽嵴的支持，防止种植基牙过载发生损伤。

（1）按顶盖设计分类为：①覆盖式种植义齿可使用顶盖、栓钉、杆附着体设计；义齿的阴性固位部分的设计和常规覆盖义齿相同；②特殊的覆盖式种植义齿将常规覆盖义齿的顶盖设计改变为特殊的固位类型，用于种植义齿则形成了该类固位结构特殊的类型。特殊的固位类型多为精密附着体、磁性结构和双重冠（套筒冠）结构。

（2）按附着体成型过程分类：①预成型：基桩上设计各种预成的附着体，以增加覆盖式种植义齿的固位力。根据附着体的预成形态变化，又分为杆卡结构、栓道结构、球形结构、弹簧弹子结构、磁性固位等；②个别制作型：最主要的形式是圆锥双重冠结构。

（二）按种植义齿的部位和作用分类

按种植义齿在修复中的作用和部位分为全颌种植义齿和局部种植义齿、种植基牙和天然牙联合固定义齿。

1. 全颌种植义齿

有学者将全颌种植义齿分为4类：

（1）可摘式种植义齿：有两个种植体做覆盖种植基牙，杆卡固位力主，可有锁卡固位、球形固位、磁性固位。

（2）可摘式种植义齿：有3～5个种植体，通常是4个种植体做覆盖种植基牙，以杆卡固位为主，可有锁卡固位，双重冠固位，以及其他的附着体固位。

（3）可摘式种植义齿：有3～5个种植体，通常是4个种植体做覆盖种植基牙。其特点是以杆卡固位为主，固位杆有延长臂，杆上可以再设计球形固位体或者其他附着体。另外，可以设计游离端种植基牙支持延长臂的远端。

（4）固定式种植义齿：有4～7个种植体，通常是6个种植基牙。上部结构由铸造支架、螺栓固位、种植基牙支持、属于可拆卸式固定种植义齿。

2. 局部种植义齿

（1）单个牙缺失的种植义齿修复：单个牙缺失的种植义齿类似核桩冠修复，基桩经过修磨后形似核的形态，或者是在基桩上完成铸造内冠，采用基桩外固位或者螺栓固位的方法固定外层冠。

（2）种植基牙固定义齿：在缺失牙间隙内，至少设计2个或者2个以上的种植基牙，并与桥体的长度、弧度、患者的咬合力相适应。在有植入条件时，应该适当增加种植基牙数目，并采取减轻桥体𬌗力的措施，以保护种植基牙。

3. 种植基牙和天然牙联合固定义齿

这种设计多见于游离端种植固定桥和中间种植基牙固定桥。在后牙的游离缺失部位植入种植体后，与靠近缺隙的天然牙共做固定桥的基牙，或在较长的缺牙间隙内植入种植体作为固定桥的中间基牙，可将常规只能做可摘修复的病例改做固定修复，或者将长固定桥改为复合固定桥，以减轻天然基牙的负担，扩大了固定义齿修复的适应证范围。

使用种植基牙和天然牙这两类性质不同的基牙是否合理曾有过争议，后经临床实践和生物力学研究证明联合设计是可行的。但是，临床应用中必须采取分散𬌗力的措施，防止种植基牙过载情况发生。使用中间种植基牙时要慎重，可酌情使用半固定连接。

（三）种植义齿的其他分类法

1. 按种植方式和植入部位分类

可分为骨内种植、骨膜下种植、根管内种植（牙内骨内种植）和穿骨种植。目前应用最广泛的是骨内种植。

2. 按种植材料分类

可分为金属种植、陶瓷种植和复合种植。

二、种植义齿的组成及结构

种植义齿的组成分为上部结构和下部结构，其目的是分清位于口腔内及组织内的上、下两部分，但随着其颈部的设计更新及其重要性的体现，牙龈部分自然就成了种植义齿的组成之一。

（一）牙种植体

在结构上，传统的牙种植体包括体部、颈部及基桩。随着牙种植体设计的改进，这3个部分逐渐分化出许多结构或组成，现介绍如下：

1. 牙种植体的基本组成

（1）体部：种植体的体部是种植义齿植入组织内，获得支持、固位、稳定的部分。植入黏骨膜的部分称为支架；植入骨内的部分称为固位桩或固位体。

（2）颈部：种植体的颈部是种植体穿过牙槽嵴顶黏骨膜处的较窄部分，它将种植体的体部与基桩相连。一段式种植体的颈部与体部、基桩为一整体结构；二段式种植体的颈部则较复杂。

（3）基桩或基台：是种植体暴露在黏膜外的部分，它将上部结构与种植体体部相接，为上部结构提供固位、支持和稳定。根据其结构长短及与上部结构的连接方式，基桩与基台的含义有所区别。基桩既包括露出黏膜较长的、供桩孔黏接的结构，又包括露出牙龈较短的、靠螺丝与上部结构相连的基台，即基桩，包括基台。基台属于二段式种植体的结构，它通过其下端的内或外六面体抗旋转结构与种植体体部上端的外或内六面体结构相连。在某些种植区域，种植体体部的长轴与上部结构的牙冠长轴如果不在一条直线上，可采用带角度基桩。

2. 牙种植体的构件

二段式种植体的构件，包括体部、基桩、愈合帽、黏膜周围扩展器、卫生帽、中央螺栓等。

3. 牙种植体的种类

牙种植体的分类方法较多，为了方便叙述，下面分别按形态结构、手术次数、受载情况，以及在种植义齿修复中的作用进行分类。

（1）按形态结构分类

①螺旋种植体：螺旋种植体结构分基桩、颈部、体部3部分。在形态上，有的为空管状，有的则在体部表面加孔或沟槽。该类种植体的应用广泛，可适用于个别牙或多个牙甚至全牙列缺失。

②圆柱状种植体：目前发明的圆柱状种植体系统较多，其形态及制作方法、植入方法各异，但都是在钉、针及螺旋种植体的基础上发展起来的，其结构也分为基桩、颈部、体部3部分。其形态的差异主要在体部，有的为空管状，管壁上有孔；有的在空管外表面设计有螺纹；有的则为阶梯形圆柱状；有的在体部表面喷涂钛浆或生物陶瓷。

③叶状种植体：叶状种植体材料多用钛金属制成，有的喷涂钛浆，有的喷涂生物陶瓷在其表面；其形态包括无孔或有孔叶状种植体、闭口或开口叶状种植体、支叶状种植体、结节叶状种植体及其他变形种植体。叶状种植体的主要优点是：一是薄：可用于骨量不足者；二是宽：表面积大，叶片有孔，有利于种植体与骨组织的结合。但叶状种植体的叶片状体部，在长期受到咬合力作用的过程中容易造成种植体颊舌向摆动而引起失败，因此对叶状种植体的长期临床效果评价不甚理想。20世纪80年代以来，其应用有所减少。

④基架式种植体：基架式种植体由支架、种植体颈部及基桩组成。适用于牙槽嵴宽度和高度不够的下颌无牙颌患者，也适用于游离缺失的病例，但不适宜黏膜过薄的患者。

⑤穿下颌骨种植体：穿下颌骨种植体适用于下颌牙槽嵴严重萎缩的患者。该种植体由水平板、固位针和螺纹柱组成。种植体经下颌下缘穿过下颌骨再穿出口腔黏膜，由3～5个固位针将水平板固定于下颌骨下缘，并附有2～4个螺纹柱，螺纹柱穿过下颌骨再穿过口腔黏膜，以支持义齿。由于该种植体的设计还存在一定的问题，因此发展缓慢，尚有待于进一步研究。

⑥下颌支支架种植体：下颌支支架种植体是一种在下颌升支和下颌联合处植入，主要用于下颌牙槽嵴严重萎缩的下颌种植体。采用该种植体的主要目的是避开下牙槽神经血管束进行种植。该种植体一般用钛合金或铬合金制成。

（2）按手术次数及受载情况分类

①一段式种植体：该类种植体是体部、颈部及基桩为一体，在一次性手术中整体植入，手术后立即受载。

②二段式种植体：该类种植体的基桩可以拆卸，分为二段式埋植型、二段式非埋植型种植体。前者是用常规的二次性手术植入，愈合期无负荷作用；后者为一次性手术植入，愈合期有部分负荷作用。

（3）按种植体在种植义齿修复中的作用分类

分为全颌种植体、末端种植体、中间种植体。全颌种植体主要是指骨膜下种植体及下颌支种植体；末端种植体的应用解决了游离缺失修复中存在的问题；中间种植体的应用使缺失间隙大的患者不必戴用可摘局部义齿。

（二）上部结构及其制作的辅助构件

上部结构包括金属支架、人工牙、基托、固定螺丝及附着体；辅助构件包括转移杆和基桩代型。

1. 上部结构

（1）金属支架：金属支架的作用是增强上部结构的强度、固位及分散𬌗力。该部分是贴近基柱或天然牙，表面以人工牙或基托覆盖的金属结构。金属支架除了与固定或可摘修复体相类似的部分外，还包括预制帽或可铸帽。

（2）人工牙：人工牙用以替代缺失的天然牙，一般位于金属支架的𬌗方及唇颊方，主要行使咀嚼、发音及美观等功能。由于人工牙的材料选择、排列高度及𬌗面设计直接影响到种植义齿的效果及成功率，因此应引起种植医师的关注。

（3）基托：种植义齿的基托与常规可摘义齿者相类似，但它的边缘伸展少，并要求其组织面与黏膜紧密贴合，在功能运动中能与基桩比较均匀地分担咬合力。

（4）固定螺丝：固定螺丝又称修复螺丝或固位螺丝。它是将上部结构与种植体的基桩或天然牙上的固位体相连接的螺丝，可拆换。

（5）附着体：种植义齿的附着体与半固定桥者相类似，可分为杆卡式、栓道式、套筒冠式及球类附着体。

2. 修复制作辅助构件

（1）转移杆：转移杆又称印模帽或六角转移器、取模桩、桩帽等，用以将患者口腔内的基桩位置转移到工作模型上。

（2）基桩代型：基桩代型又称基桩复制器，用以配合转移杆，通过印模将黏膜上显露的基桩形态和位置转移到工作模型上。

3. 上部结构与基桩的连接

（1）黏固固定连接：将上部结构黏接固定于基桩上的连接称为黏固固定连接。采用该连接方式的种植义齿称为基桩黏固型种植义齿（包括基桩内黏固种植义齿和基桩外黏固种植义齿），属于固定式种植义齿。

（2）螺丝固定连接：该类连接方式是采用修复螺丝将上部结构固定于基柱上。采用该连接方式的称为螺丝固定型种植义齿，又称可拆卸式种植义齿。在 Brancmark 系统中，修复螺丝又称金合金螺丝，在杆卡式种植义齿中又称为顶盖螺丝。

（3）附着体式连接：包括栓道式、套筒冠式、杆卡式及球类附着体式连接。

（4）磁性固位连接：磁性固位连接是利用磁体形成的固位力将上部结构与基桩相连，该类连接一般配合其他连接形式应用。

第三节　种植义齿的适用范围

种植义齿修复是口腔修复的一项新技术，是常规修复方式的补充，不能完全取代其他的传统修复方法。其成功的关键因素不仅涉及种植材料的性能，种植体设计的合理性与加工精度和人体生理机制的科学性，而且更重要的是取决于种植义齿适应证的选择和治疗方案、措施的正确性，种植手术的目的是为义齿修复提供支持和固位。随着医学技术的进步，除少数绝对禁忌证外，相对禁忌证在疾病治愈或控制后仍可接受种植手术。

一、种植义齿修复的条件

（一）全身条件

全身健康是保证种植义齿成功的条件之一。全身的疾病，将反映到口腔局部，从而影响手术的成功及种植体与组织的结合；患者因心理或生理因素，不能习惯戴用具有较大基托的可摘义齿，或者因基托刺激出现恶心或呕吐反应时，可采用种植义齿修复；有主观愿望和要求，自愿接受种植义齿修复并能按期复查和保持口腔卫生者，可考虑做种植义齿修复；患者有条件定期多次地接受医师的追踪观察，以便医师能及时处理所遇到的问题，才能保证种植体与骨组织结合良好并达到预期效果。

（二）局部条件

患者牙列缺损以后，牙槽骨的吸收情况，残余牙槽嵴的形态，骨的质量，骨皮质与骨松质的比例，缺牙区颌骨的高度、宽度、厚度等，都是应考虑的局部因素。

1. 骨条件

应该考虑颌骨是否健康正常，有无外伤及手术引起的大面积缺损；有无颌骨肿瘤、囊肿、埋伏牙、阻生牙、鼻窦炎、牙源性炎症等。

2. 口腔黏膜

应检查缺损区口腔黏膜的健康状况，有无炎症、黏膜增生和系带的附着情况是否影响手术及修复等。

3. 余留牙状况

余留牙是否正常将是直接影响种植义齿成功的因素之一，特别是缺牙邻近的天然牙是否稳固，有无牙周疾病、龋坏及根尖周病变。

4. 咬合情况

余留牙的位置及排列关系到种植手术及修复技术。严重的错殆，紧咬殆将造成种植义齿修复困难及组织创伤，引起骨吸收，导致种植失败。

5. 口腔卫生

保持种植体周围软硬组织的清洁，关系到种植义齿是否能长期与骨组织产生整合，达到功能状态下的稳定。种植体颈周可建立类似天然牙颈部的生物封闭，也有对口腔内细菌侵入的防御能力。但种植体颈部周围牙龈的生物封闭作用要弱得多，因此保持口腔卫生是保证种植成功的重要条件之一，必须引起足够的重视。

6. 不良习惯

患者如有长期夜磨牙习惯，可造成种植体周围骨组织的创伤；如有舌运动的不良习惯，也会给种植义齿带来伤害。

二、种植义齿的适应证

患者健康，牙槽嵴有足够的高度和宽度，种植区的骨密度及骨量理想，骨皮质有足够的厚度都是决定种植成功的关键。

（一）个别牙缺失

邻牙完好无损，患者又不愿意磨除牙体组织时，可通过严格的病例选择，正确的外科手术及修复设计，将种植体直接植入颌骨以修复失牙，这类种植义齿可以在功能和美观上达到与天然牙相似的程度。

（二）少数牙缺失

少数牙缺失后既不习惯戴用可摘局部义齿，又不愿磨邻牙做固定义齿，其咬合关系尚正常，可以采用在牙缺失间隙植入种植体以修复缺失。

（三）多数牙缺失

多数牙缺失的肯氏Ⅲ、Ⅳ类患者，采用常规修复，义齿在美观、舒适及功能上都有一定限制；采用修复则有桥体跨度过 大，修复困难；采用种植固定桥或种植体做中间基牙的固定桥修复，联合天然牙制作上部结构修复缺失牙，则可以解决跨度大的问题，使不能做 FPDs 的患者接受种植固定桥修复。

（四）游离端缺失

游离端缺失的肯氏Ⅰ、Ⅱ类患者，通常采用 FPDs 修复，但一般难以克服远端游离鞍基的下沉及对基牙的扭力，能恢复的生理功能也有限，若缺牙区牙嵴高度、宽度、咬合关系均理想，可在缺牙区植入种植体，行固定种植义齿修复。

（五）全口牙列缺失

全口牙列缺失后的修复多数是采用可摘式全口义齿修复，通常能满足大部分患者对功能、美观、发音的要求。但也有部分用可摘式全口义齿修复，效果不能满足患者的需要。例如，牙槽嵴严重吸收致过分低平、肌附着位置过高、舌体积过大、舌动度过大或颌骨缺损等，导致常规全口义齿难以获得足够的支持、固位及稳定，咀嚼功能受影响时，可植入2～4枚种植体，根据不同设计，行覆盖式全口义齿或固定式全口义齿，以增加全口义齿的支持、固位和稳定作用。

（六）颌骨缺损

颌骨缺损采用常规修复方法失败者，可采用种植方法增加修复体的固位力。

（七）正畸治疗

正畸治疗须种植支持者，可在正畸治疗以前制作种植义齿，也可在正畸治疗完成后以支持种植体制作种植义齿。

三、种植义齿的禁忌证

（一）全身因素

（1）心血管疾病：冠心病、风心病、先心病等。
（2）血液疾病：血友病、贫血、再生障碍性贫血、白血病等。
（3）内分泌疾病：甲亢、糖尿病、类风湿等。泌尿系统疾病，如肾炎等肾及尿道疾病。
（4）神经系统疾病：精神病、癫痫病等。
（5）代谢障碍性疾病。
（6）对钛金属过敏的患者。
（7）精神紧张不能与医师合作者。

（二）局部因素

（1）牙龈、黏膜的疾病：扁平苔藓，复发性口炎，口腔白斑等牙龈。黏膜疾病对种植区软组织愈合有影响，应予以注意。

（2）牙周病：全口牙周变性、牙周萎缩的患者，其颌骨的质与量均不理想，种植修复后效果不佳。

（3）骨的质和量：骨质疏松，骨极度吸收后的剩余骨不足以支持种植体。

（4）颌骨的疾病：颌骨肿瘤、囊肿、血管瘤、骨髓炎、鼻旁窦炎等将严重影响种植手术及其预后。

（5）缺失牙区的距离：缺失牙的近远中距离太短，颌间距过小的患者也不适于选择种植义齿修复。缺牙间隙常规应高不少于10mm，宽不少于8mm。

（6）其他严重错𬌗、紧咬𬌗、夜磨牙症、偏侧咀嚼等不良咬合习惯的患者，因咬合不平衡或者咬合力过大，可能造成种植体周围骨组织的创伤而导致失败。

第四节　种植义齿设计和制作

一、牙种植体的植入和安装

（一）牙种植体植入术的基本原则

1. 符合外科手术原则

牙种植手术应坚持无菌原则，手术操作精细轻柔，将手术创伤减少到最低限度。

2. 防止副损伤

手术应防止伤及颌骨神经血管束，避免将钻头或种植体穿入下颌管、上颌窦及鼻腔。此外，应对殆骨倒凹估计要充分，避免骨侧壁穿孔。

3. 尽量减少钻孔产生的热损伤

绝大多数牙种植体手术需要钻骨，术中应使用大量的生理盐水冲洗降温。注水方式包括中心注水和周边注水，前者的水是通过钻头喷出，在器械设计上较为复杂；后者与普通牙钻一样，喷水头在手机上。

4. 注意与上部结构的关系

从牙种植手术的设计，包括选择种植体类型和数目，到种植体的植入，都应注意与上部结构的关系。

（1）牙种植体的植入位置：以利于咬合力的分散为原则。

（2）牙种植体的植入方向：应根据缺牙区牙槽嵴形态、骨量及邻牙条件等综合考虑。如在行上前牙区种植时，钻针长轴的延长线应在下切牙切缘上；如在行下前牙种植时，钻针长轴的延长线应指向前牙舌隆突；如在行上、下颌后牙区种植时，钻针长轴延长线则应分别对着下磨牙颊尖及上磨牙舌尖等。

（二）术前准备

种植体植入术前准备，包括全身检查、局部检查、模板制作、种植体的选择、种植体的数目确定等。

1. 术前常规检查及治疗

（1）全身检查：术前一般应了解患者的血压、脉搏、呼吸以及心、肝、肾功能等，常规应做血常规检查，以了解患者的抗感染能力及凝血功能，避免术后出现出血不止。

（2）局部检查：常规检查口腔各组织、器官、结构的情况，如颌骨、牙槽骨的大小及形态，与对殆的关系，软组织的情况，常规通过X线全景照片，配合牙片，了解颌骨及其结构、标志的情况。

（3）术前处理及治疗：对口腔内影响种植手术或修复效果的疾病，应事先处理或治疗，并综合口内情况进行种植修复设计。比如牙体及牙周疾病应在种植术前治疗；种植区不足的骨量可用体或（和）人工骨改善。

2. 模板制作

模板是用于准确地判断种植部位的骨量和骨质，掌握植入的位置与方向，并便于术者在术前根据患者的条件设计好上部结构。用于种植外科手术中的模板，又称外科导板。

3. 种植体的选择及其数目的确定

（1）按种植部位选择种植体

①上颌前牙区：一般有足够的骨量，通常以螺旋种植体应用较多。②上颌前磨牙区：有较多的骨量，特别是上颌第一前磨牙区，可选用骨内种植体作为中间种植基牙。但是该区的骨质较疏松，颊侧骨板比较薄，应选用较长、较粗的骨内种植体。③上颌磨牙区：离上颌窦较近，钻头或种植体容易误入上颌窦。可用上颌末端骨膜下种植体，以坚厚的腭部组织支持为好，也可在该区先用自体骨或人工骨垫高上颌窦底后，选用骨内种植体。④下颌前牙区：多采用骨内种植体，极少的情况选用穿下颌骨种植体。⑤下颌前磨牙区：若能避开颏孔，可选用骨内种植体，否则会伤及颏神经血管。⑥下颌磨牙区：在该区种植可改善下颌游离缺失的可摘局部义齿的修复效果。若牙槽嵴顶为刀刃状，可选用叶状种植体；若牙槽嵴顶平坦且颊舌向较宽，可选用柱状骨内种植体。

（2）按牙槽骨的萎缩情况选择种植体

根据牙槽骨的萎缩情况对残余牙槽嵴进行的分类，可指导选择种植体。

（3）种植体数目的确定

根据局部解剖结构和预定的修复要求，确定种植部位。除了垂直骨量不足的区域（如牙槽骨严重吸收的上颌窦区域或下颌后段），大多数区域均可采用螺旋种植体。对于无牙颌患者，若采用固定修复，种植体数目最少为4个，在解剖结构允许的情况下，以5个或6个为宜；若拟定以覆盖式种植义齿修复，种植体数目则可适当减少，种植体之间距离可稍大些。一般来说，种植体间距不小于3.5mm。

（三）牙种植体植入术的种类

1. 按植入部位分类

（1）骨膜下种植术。

（2）骨内种植术：由于骨内种植体的种类繁多，形态各异，各系统使用的配套器械也完全不一样，因此手术方法有所差别，但总的来说是大同小异。

（3）穿下颌骨种植术：由于该手术是在骨内种植术的基础上，涉及下颌骨下缘及皮肤，手术比较特殊，操作方法也比较复杂。

（4）下颌支种植术：该手术涉及下颌支。

（5）牙内骨内种植术：该手术比较简单，适用于稳固个别松动的天然牙。但由于该方法的远期效果不肯定，目前应用比较少。

2. 按拔牙后骨质的愈合状态分类

（1）即刻种植

即刻种植是指牙齿拔除后，立即选择体部与牙根形态相类似的种植体植入牙槽窝，待周围骨组织结合良好后，再进行第二次种植手术。由于种植体植入后，与牙槽窝骨组织之间存在较大的间隙，种植体的早期稳定性能不理想，故应尽量减少种植手术中种植体与种植窝之间的间隙，或者采用膜引导组织再生技术。

（2）延期种植

延期种植是指拔牙 3 个月后，待拔牙创口愈合，牙槽骨吸收稳定后做牙种植手术。目前，临床上多采用这种方法，其原因是种植体植入后，种植体早期稳定良好，种植体与骨组织容易形成骨整合，成功率高。但该方法要求患者在拔牙创口愈合期不戴用义齿或戴用可摘义齿。

3. 按种植次数及种植体结构分类

按完成种植所需的次数及种植体结构，将牙种植手术分为一段式种植、二段式非埋植型种植和二段式埋植型种植。

（1）一段式种植

通过手术将体、颈、基桩作为一个整体的种植体（一段式种植体）一次性植入骨内的方法，称为一段式种植。该植入方法简便、省事，拆线后即可用暂时修复体修复缺牙。若手术不须缝线的，种植术后即可修复缺牙，因此患者容易接受。待数个月后（一般需 3 ～ 6 个月），此时的骨改建基本完成，再进行最终的修复。但这种方法植入后基桩直接暴露于口腔内，在骨组织愈合阶段受到一定的功能负荷和口腔环境因素的影响，不利于界面的愈合，从远期疗效来看，不如其他种植方法的成功率高。

（2）二段式非埋植型种植

只通过一次手术将可拆卸基桩的种植体（二段式种植体）植入组织内的方法称为二段式非埋植型种植。该种植体植入后，种植体颈部装置露出口腔黏膜，周围的骨组织在愈合期受到的负荷非常小。骨愈合后，将基桩与体部相连，不须做第二次手术即可进行义齿修复。该方法综合了二段式埋植型种植与一段式种植的优点，实际上是这两种种植方法的改良形式。

（3）二段式埋植型种植（二次性种植）

二次性种植是分两次进行手术，第一次将种植体体部植入，待骨组织愈合后，再进行第二次手术将基桩与种植体体部相连。这种种植方法的种植体为二段式，故称为二段式埋植型种植，两次手术的间隔时间一般为3～6个月（上颌为5～6个月、下颌为3～4个月）。该方法使种植体在植入后早期避免了咬合力作用、纤维组织向根端迁移、炎症等不利于骨组织愈合的因素，能与骨组织形成良好的结合，所以成功率比较高，远期效果令人满意。

二、种植义齿上部结构的设计

（一）种植义齿的修复治疗原则

种植义齿的修复必须建立在符合生物机械学原理的基础上，使用比较特殊的种植体做基牙来恢复缺失牙的形态和功能；而且需要保护口腔组织健康，保护口内余留牙；并保证种植义齿有良好的固位、支持和稳定性能，坚固耐用。

（二）种植义齿上部结构的设计

种植基牙是种植义齿的特殊结构，使种植义齿成为义齿修复的一种特殊形式。除了遵照常规义齿设计的原则外，种植义齿还要考虑上部结构与下部结构的结合。

1. 对殆牙列对设计的影响

种植义齿的对殆可能有不同的牙列，可能是种植义齿、全口义齿、可摘局部义齿、固定义齿或天然牙列，而种植义齿侧也可能为全颌种植义齿、单个或多个牙缺失的种植义齿。应针对不同的组合情况进行设计。如对殆是天然牙列时，要注意保护种植基牙，防止咬合创伤。如调磨或修复天然牙，恢复天然牙列的曲度和牙体突度，应尽可能把人工牙排列在中立区和接近基桩处。对殆是天然牙列时，全牙列的种植义齿最好设计为可摘式种植义齿。如果种植侧的支持和固位条件极佳，也可以设计固定式种植义齿。对殆牙列为可摘式局部义齿时，种植侧可以是局部固定式种植义齿，或者是全颌覆盖式种植义齿。对殆牙列为种植义齿时，同样可以设计成类型相同的种植义齿。

2. 种植基牙的保护

可摘式种植义齿的基牙数目较少，常常缺乏一定质量和足够数量的骨组织，或者是种植体的排列和位置不适合做固定式种植义齿的基牙。此时应该采取分散殆力，防止过载的措施保护基牙，如让种植基牙和牙槽嵴共同承担载荷，充分利用磨牙区牙槽嵴的支托作用，减少种植基牙受到的侧向力和扭力，缓冲龈组织倒凹等都是保护基牙的措施。设计固定式种植义齿时，由于基桩的可调改性极小，多个种植基牙时必须设计共同就位道，以减少上部结构戴入时受到的非轴向力，保护基牙。

3. 上部结构设计的选择

上部结构的设计涉及各种因素，如颌骨的解剖生理条件，种植体的类型、数目、部位、角度、颌间间隙等，应做综合评定，种植基牙的支持力、固位力及共同就位道的取得是选择固定式种植义齿上部结构最重要的指标。

固定式种植义齿的上部结构与固位方式密切相关，基桩外固位的固位体几乎都采用全冠固位形或者是支架，而可拆卸式种植义齿则采用金属支架和固位螺栓以便于清洗及修补。故在有较好条件和种植体系来源时，推荐多使用后者。

可摘式种植义齿的上部结构与附着体的形式相关，如杆卡结构的固位夹或者分段同位卡，栓道结构的栓道，球状结构的圆筒，弹簧弹子结构的阴性部分，磁性固位的固定磁体，双重冠结构的外层冠固位体等。设计时选择除受口内条件影响外，更多的受附着体来源的影响，也不排除医师和患者对某种附着体的偏爱倾向。

4. 设计中应该注意的问题

（1）𬌗力传导

种植义齿对𬌗力传导有较高的要求，良好的设计能够将𬌗力沿种植体长轴传导到种植体周围的骨组织，以尽量减少种植体承受的侧向力和扭力，有助于保护软、硬支持组织。

（2）应力分散

骨性结合的种植体能够较好地传导应力。适当增加种植基牙的数目，或者采用减少𬌗力的各种措施，有利于应力分散。但骨性结合的种植体对冲击力缺乏缓冲作用，当𬌗力过大或者集中于某些部位时，容易对种植基牙造成不可恢复的创伤。故设计时应注意安装散压装置，或者在上部结构和基桩之间使用弹性连接，以加强种植义齿的缓冲作用。

（3）咬合设计和咬合关系

种植义齿根据对𬌗牙列状态设计，适当的咬合、𬌗力的恢复应控制在适当的范围内。适当减少垂直向𬌗力，严格控制种植义齿承受的侧向力，可避免种植基牙受到损伤。种植义齿应有良好的咬合关系，无咬合障碍。全颌可摘式种植义齿的前伸和侧方𬌗应为均匀的平衡接触，正中𬌗为稳定的尖窝接触关系；而固定种植义齿应为组牙功能𬌗或尖牙保护𬌗。

（4）金属支架

有单端桥体部分时，支架的游离端受力情况类似单端固定桥，负重反应和屈矩反应均发生在末端种植基牙侧，有较大的杠杆作用发生。在固定式种植义齿中，对末端种植基牙的支持力和固位力的要求很高。金属支架在𬌗力的冲击下，有疲劳极限，设计金属支架时，除满足口腔环境对金属的生物学性能要求外，还应保证材料的力学性能，以确保种植义齿的使用期限。

（5）种植体颈周健康与设计

种植义齿的设计应有利于种植体颈部周围组织的健康。设计中应保护龈上皮形成的上皮附着，便于清洁和自洁。人工牙的轴面边缘应位于龈上 1 ～ 1.5 mm，且龈面应光滑，以减少菌斑附着；固定式种植义齿人工牙的相邻间隙应该适当加大，以减少食物嵌塞。在前牙区由于美观和发音的原因，可设计可摘式龈垫或改良盖嵴式桥体。

三、局部种植义齿上部结构的设计和制作

（一）局部种植义齿上部结构的分类设计

局部种植义齿与固定义齿基本相似，修复成功与否和上部结构的设计有密切关系。在设计中，可能单独使用种植基牙，也可能联合使用两种基牙，如何将殆力合理、有效地分配，防止种植基牙过载创伤，是修复设计的关键。

1. 单个牙缺失的种植义齿

单个前牙或者后牙缺失，若咬合关系及邻牙的排列基本正常，可以设计为单个种植基牙支持的种植义齿。其基本形式类似核桩冠修复体，基桩经修磨后直接成为核桩或是在基桩上完成内层蜡型核冠，外冠通常采用烤瓷全冠修复，还可采用螺栓固位方式。冠边缘应尽量不与龈组织接触。前牙唇侧因美观原因，将边缘伸入龈下，并将其唇（颊）舌径适当缩小。基桩与种植体长度比例应该小于 1 ∶ 1。基桩上修复的烤瓷全冠要减少覆殆，适当加大覆盖。

设计中应注意：①基桩顶部与对殆牙的间距应保持 1.5 ～ 2mm 以上；基桩的殆龈距应该不少于 4 ～ 5 mm；②若基桩偏小或者略偏离牙弓，可先制作内层冠矫正轴向，然后再取模制作烤瓷冠修复；③应该适当减少基桩的聚合度，以增加固位力。

2. 局部固定种植义齿

固定式种植义齿的设计与固定义齿设计相类似，应与殆力的大小、桥体的长度、桥体的弧度相适应。多个种植基牙之间要有共同就位道，由于基桩轴向的可调整范围较小，只能对基桩做轻微磨削处理。基桩应有足够的高度，以满足固位力要求。种植桥基固定桥的两端最好有天然牙毗邻，这样有助于殆力的传导和分散。桥体的殆面应该采取减轻载荷的措施，特别是降低牙尖斜度，以减少侧向力，防止过载创伤。种植基牙数目与缺牙间隙大小有密切关系，由于种植体的直径比天然牙根直径小（一般小于 4mm），通常应尽量增加种植体的数目，以利于支持和固位。

3. 种植基牙和天然基牙联合固定义齿

用于游离端种植桥基固定桥和中间种植桥基固定桥。以种植体和天然牙联合做基牙的固定式种植义齿在学术上尚有一定的争议，但临床上一直在应用这类设计。种植基牙和天然基牙是两类生物力学性能不同的基牙，最大差异在于骨性结合界面和牙周膜。当种植基牙和天然基牙连接成为一整体后，由于固定桥的支架作用，原动度较大的天然基牙和动度极小的种植基牙各自的生理运动丧失，代替的是固定桥较小的生理运动。两种

基牙的骨界面的性质和结构不同，受力反应有较大的差异，给这种特殊的联合固定式种植义齿修复提出了新的研究课题。目前，有关的研究方向是连接方式、种植体系统及修复材料的改进，以适应该类种植义齿的特殊需求。

（1）游离端种植桥基固定桥

在游离缺失部位植入种植体后，把常规只能制作可摘局部义齿的病例改做固定式种植义齿修复。后牙游离缺失的区域是殆力最大的磨牙部位，如果单独使用种植基牙支持上部结构，对种植基牙的支持力要求很高，对种植基牙数目和分布要求亦高，故临床有时联合使用与缺隙毗邻的天然牙做基牙，共同支持固定桥。

设计要求：①游离缺失牙数量较多时，应适当增加种植基牙数目；②固定桥的远端一般恢复到第一磨牙的远中部位，与对殆的第二磨牙略有接触；③降低牙尖斜度，防止侧向力对种植基牙的创伤；④避免使用松动的天然牙做基牙，以保护种植基牙；⑤跨度较大的桥与天然基牙采用半固定连接。

（2）中间种植桥基固定桥

在较长的缺牙间隙中植入种植体作为中间基牙，能够将长固定桥改为复合固定桥，减轻两端天然基牙的负荷。首先，要注意中间种植基牙的位置、方向和角度；其次，桥体的载荷较大时，最好不要使用单个中间种植基牙；最后，中间种植基牙应该与天然基牙获得共同就位道，必要时可以采用内层冠的方法调整轴向关系。其桥架最好采用整体铸造的方法，以减少桥体的挠曲变形，使应力分布较为合理。

4. 可摘局部种植义齿

种植体的植入部位、数目和排列不适合制作固定式种植义齿时，或种植基牙的固位力和支持力明显不足时，均可以设计可摘局部种植义齿，其形式主要为局部的覆盖义齿，临床应用较少。

（二）局部种植义齿上部结构的制作要点

局部种植义齿上部结构的制作遵循义齿制作的一般原则，注重种植义齿的特殊性。在临床应用中，局部种植义齿以局部固定式种植义齿为主。其制作包括修复前的常规准备，制取印模和模型，记录咬合关系，制作金属支架，试戴支架并上架，完成上部结构及戴入上部结构。现将局部种植义齿的特殊制作要点叙述如下：

1. 转移种植基桩的位置关系

把种植基桩的位置、形态、方向从口内准确地转移到模型上，是上部结构制作的关键步骤，具体做法如下：

（1）制取初印模

灌制石膏初模型印模，模型包括全部种植基牙及余留牙。

（2）制作全牙列的个别托盘

在初模型上用自凝塑料制作全牙列的个别托盘的𬌗方与种植基牙相对应的部位开窗，便于拆卸基桩。取模前应将专用的转移杆戴入种植体上。转移杆除模拟基桩外，还要便于与印模材料嵌合。个别托盘底部开窗处盖上一层蜡片，蜡片正好覆盖转移杆上端的固定螺丝。

（3）制取终印模

灌制工作模型，用硅橡胶类印模材料制取终印模，去除托盘上覆盖的蜡片，卸下固定螺丝，取出印模，此时的印模带有转移杆。灌模前，将基桩代型用固定螺丝将基桩代型和转移杆连接在一起，以便灌模时让基桩代型底部埋入模型内。待模型硬化后松解转移杆内的固定螺丝，然后取出托盘，便获得了有基桩代型的工作模型。制取印模和模型时保持基桩位置的措施：①基桩代型的龈上段形态应该与口内基桩完全一致，和转移杆高度吻合，而基桩代型的龈下段应有倒凹，以便固定于工作模型内；②固定螺丝分别在口内固定基桩和转移杆，在口外固定基桩代型和转移杆时应该采用相同的紧同度；③选用的硅橡胶印模材料应该有足够的强度，不会因为脱出印模，移动或紧固固定螺丝引起转移杆位置的轻微变化。另外，个别托盘底部开窗处应稍高于转移杆的顶端，避免取模时托盘造成转移杆的轻微移动。

2. 金属支架的制作

（1）基桩外固位设计

金属支架的设计和制作与常规固定义齿相似。种植基牙的固位体是全冠，金属支架由固位体、桥体和连接体组成，支架应留 1.5 ～ 2 mm 的瓷层空间；支架铸造后，在模型上试戴，必要时在口内试戴。如果基桩之间未能平行，且经调磨后也无法取得共同就位道时，应做内层冠。为了兼顾颈部龈组织的健康和美观，基桩外固位体的唇颊侧应达龈缘，而舌颚侧应暴露种植体颈部，便于清洁。

（2）可拆卸式设计

该类设计是局部固定种植义齿的特殊类型。基桩上留有固位螺孔，金属支架的固位体上设计有固位孔，支架被动地放置在基桩上，用固定螺丝固位。前牙固位孔的位置应该在舌侧，后牙固位孔的位置则在𬌗面中央或者稍有偏移，最好是在人工牙中心的功能尖窝处。桥架预留烤瓷空间。可拆卸式种植义齿的制作难度较高，要求多个基桩相互平行，才能保证支架获得共同就位道。

（3）可拆卸和半固定联合设计

该类设计多用于种植基牙和天然基牙联合固定桥。种植基牙按可拆卸式设计、制作桥架的天然基牙端设计栓体，天然基牙上制作全冠或者嵌体，并设计栓道，供桥架的栓体插入，提供支持。制作时需要先完成栓道，后设计栓体，最好能够使用成品精密附着体，以保证精确度。

（4）其他

其他的组合形式有冠外固位与可拆卸螺丝固位合并使用。其支架的制作方法基本相同。

3. 完成上部结构

金属支架经过试戴后，回到工作模型上，常规上瓷，完成烤瓷修复。后牙咬合设计为组牙功能𬌗，前牙适当减少覆𬌗，𬌗力沿种植基牙长轴传导；桥体设计为改良盖嵴式；前牙固位孔留在舌侧金属上，不能影响咬合，后牙者留在𬌗面中央。

四、全颌种植义齿上部结构的设计和制作

（一）全颌种植义齿上部结构的种类

全颌种植义齿的上部结构由人工牙、金属支架、连接体组成。人工牙由全瓷或全塑材料制成，代替天然牙行使功能。金属支架由金钯合金、镍铬合金、钛合金等制成。连接体将人工牙与固位体连成整体，并依靠金属底层冠或螺丝固定在基柱上，使种植义齿的上部结构与下部结构连成一体。上部结构与基桩的连接方式有固定连接、固定可拆卸连接及可摘连接。根据其连接方式不同，将全颌种植义齿分为全颌固定式种植义齿及全颌覆盖式种植义齿。

1. 全颌固定式种植义齿

全颌固定式种植义齿是由金属底层冠或螺丝直接将上部结构固定在基桩上，患者不能自行取戴。其上部结构由种植体单独或种植体与悬臂下黏膜共同支持。上部结构的龈端不与牙龈组织接触。此类种植义齿又分为基桩黏固型和螺丝固定型 2 类。

2. 全颌覆盖式种植义齿

全颌覆盖式种植义齿的上部结构直接覆盖在基桩。附着体及基托下组织上，利用种植体和基托下组织共同支持。患者可以自行摘戴上部结构。根据其固位形式不同，分为双层冠附着式种植义齿、杆卡附着式种植义齿、球类附着式种植义齿及磁性固位式种植义齿。

（二）全颌种植义齿上部结构的分类设计

1. 全颌固定式种植义齿

（1）金属支架设计

上部结构的金属支架是由与基桩相连的固位体及固位体之间的连接体和桥体组成。

①支架悬臂的设计：全颌固定式种植义齿包括不带悬臂及带悬臂的固定式种植义齿，前者是指末端种植体常位于上颌的上颌结节处及下颌的后磨牙区，上部结构的远端无游离臂。带悬臂的全颌固定式种植义齿是指种植体分布在颌骨的前段，上部结构的远端存在游离臂；一般认为悬臂越短越好，最好不超过 15 ～ 20 mm。

②支架材料的选择：𬌗力在多个种植体上是否均匀分布，取决于金属支架的材料。其材料刚度越高，支架的弹性模量越高，抵抗变形的能力越强，支架及种植体骨界面的应力分布就越均匀；但刚度大的材料不利于应力的缓冲。因此，在临床上应结合具体情

况使用刚度适宜的上部修复材料。

③支架的适合性：支架的适合性在上部结构中极为重要，它不仅影响上部结构的固位和稳定，而且适合性差造成的应力集中，还可导致过载并引起骨丧失。支架应与基桩达到“被动就位”，即不须施力也可使支架与基桩吻合。

（2）人工牙

人工牙是位于金属支架𬌗方及唇颊方，与支架共同构成桥体的部分，主要行使咀嚼、发音及美观等功能。当牙槽嵴条件及支架的生物力学相容性良好时，选用瓷牙，可适当增加咀嚼效率；当牙槽嵴低平，支架的生物力学相容性较差时，选用塑料牙，以便对种植体起到应力保护作用，避免过载对种植体的损害。排牙时应尽量减少悬臂区的咬合接触，以保证人工牙的𬌗面与对𬌗牙之间有足够的自由接触。当对𬌗为可摘义齿时，应将𬌗平面降低 0.1 mm，以形成低𬌗状态，或减少咬合面、减少咬合接触点，或减径、减数等。

2. 全颌覆盖式种植义齿

（1）种植义齿的支持组织

种植义齿的支持组织由颌骨条件、植入种植体的数目及部位所决定。若植入两枚种植体，种植义齿以基托下组织支持为主，种植体起固位和辅助支持作用；若植入 3 ～ 4 枚种植体，种植义齿由种植体、附着体、基托下组织联合支持；若植入 5 ～ 7 枚种植体，则以种植体支持为主。

（2）附着体

附着体是覆盖式种植义齿的固位装置，它包括种植体基桩上的主属顶盖或帽状冠，基桩间的连接体及上部结构组织面相对应部位的配套固位装置。根据其结构、形式的不同可分为：①杆卡式附着体；②双套冠附着体；③球扣式附着体；④磁性间位附着体。根据其功能的不同可分为刚性附着体和弹性缓冲式附着体。

（3）人工牙

要求基本同全颌固定式种植义齿。

3. 全颌固定式与全颌覆盖式种植义齿的比较

（1）全颌固定式种植义齿

优点：①种植义齿稳定性良好，咀嚼效率高，制作时易获得正中𬌗位，使用舒适；②上部结构与牙槽嵴黏膜无接触，因而消除了来自上部结构的基托使牙槽嵴吸收的不利因素；③在生理范围内的咬合力，对种植体周围骨组织起到了良好的生理刺激作用。缺点：①患者在发音、美观方面可能出现问题，可能无足够的唇支持，因此不适宜于颌骨缺损的病例；②保持口腔卫生困难；③使用的种植体越多，骨丧失量亦多，手术时间长、费时，价格昂贵；④固定式种植义齿内部各部件之间及种植体周围骨受到破坏性的应力较明显。

（2）全颌覆盖式种植义齿

优点：①所用种植体较少，价廉，手术的范围小，时间短，危险性小，所以适宜于老年患者；②适应范围广，特别适用于骨量或者对𬌗为天然牙的单颌无牙颌的患者；③美观和功能方面的困难易于克服，可摘上部结构的基托可以补偿牙槽骨缺损及改良唇支持，以防止唾液溢出和改善发音；④易于保持口腔的清洁；⑤基托、种植体内部及种植体周围组织所受的破坏性应力小。缺点：①较固定式种植义齿容易产生不适感，患者不愿意接受；②种植体与黏膜共同支持的覆盖式种植义齿需要定期检查和重衬；③咀嚼效率较固定式种植义齿低。

（三）全颌种植义齿上部结构的制作要点

种植体植入 3 ～ 6 个月后，经口腔临床检查和 X 线检查，黏膜正常，种植体与周围骨组织结合良好，确信可以作为基牙后即可制取诊断印模。根据种植体的位置、数目、咬合关系、颌间距离以及患者对功能、美观的要求，确定最终的修复设计。

1. 固定式种植义齿上部结构的制作

固定式种植义齿上部结构的制作以二段式埋植型种植为例。

（1）制取印模和模型

种植体植入 3 ～ 6 个月后进行二期黏膜开孔术暴露种植体顶部，去除愈合螺丝，连接基桩，完成Ⅱ期手术。

①取初印模，制作个别托盘：用藻酸盐印模，灌制石膏初模型，托盘应覆盖全部基桩及牙槽嵴，向后盖过磨牙后垫或上颌结节。

②制取终印模：在Ⅱ期手术后 10 天进行，把基桩准确地从口内转移到模型上。

③制作暂基托：先用自凝塑胶制成暂基托，允许基桩穿出并可用螺丝紧固。从工作模型卸下固定基托的螺丝，取下塑料基托，放入口内试戴并紧固螺丝，检查塑料基托在口内的就位情况。

（2）𬌗关系

在工作模型上制作蜡颌堤，错𬌗堤在固位螺丝处留出空间，以备拆卸。按常规记录𬌗间关系和垂直距离，最后转移到可调节𬌗架上。

（3）排牙

遵循全口义齿的排牙原则，所排牙列的牙弓形状和颌弓形状及种植体的排列曲度应基本一致。最好使用无尖塑料牙；通过少排第二磨牙来减短牙弓长度，达到减少咬合力，减短支架远中悬臂长度的目的。

（4）制作唇（颊）侧导模

排好人工牙后，用石膏制取人工牙的唇（颊）侧形态记录即导模，沸水冲掉排牙用的蜡，在𬌗架上检查导模的吻合程度。此时留存于人工牙舌侧的空间即为将来金属支架的空间位置。

（5）制作金属支架

①螺丝固定型种植义齿金属支架：蜡型（熔模）的金属支架在工作模型上，将金属成品桥接圈以固定螺丝固定在所有基柱代型上，然后使用铸造蜡或自凝塑料连接桥接圈形成支架熔模。支架熔模向远中牙槽嵴方向延长 15mm 左右形成悬臂。

熔模的制作要点如下：a. 熔模必须保证铸造的精密度，以达到支架在基桩上“被动就位”；b. 应保证金属支架具有足够的强度；c. 熔模的唇（颊）面和殆面方向上应设置固位型供人工牙附着；d. 使用成品桥接圈做铸型时，要求制作支架的金属和桥接圈能够熔铸在一起，同时所选用制作支架的金属能满足口腔生物学和材料学的要求；e. 熔模设计宜简单，易于制作；f. 在整个熔模制作过程中，应随时使用排牙后制取的人工牙导模做参考。按常规的方法进行包埋、铸造、磨光后的支架分别在模型上和口内试戴、检查就位情况和适合性。支架的龈面应离开黏膜 2mm 以上，也应高度磨光。

②基桩粘同型种植义齿的金属支架熔模：此类种植义齿的支架熔模由全冠固位体、桥体及连接体组成。在工作模型上按设计要求，用铸造蜡或自凝塑料在基桩上做金属帽状冠及连接杆的支架熔模，要求与螺丝固位型种植义齿金属支架熔模一致。人工牙和桥体之间应留有 2mm 以上的足够空间，如果间隙不够，可适当修改熔模铸型或调整支架的位置，直到符合要求为止。按常规完成包埋、铸造、磨光，然后在工作模型上和口内试戴、调整。

（6）完成种植义齿

金属支架经口内试戴后，将其放回工作模型上。在咬殆架上利用排牙后制取的导模将人工牙复位，且用蜡将人工牙及金属支架连接成一个整体，然后在殆架上做进一步调磨。要求：①上部结构完全被动就位于基桩上，固位体与基桩完全密合无间隙，有良好适合性；②在正中殆位，殆面应有均匀的接触面，在非正中殆位有适当的接触面；③有适当的息止殆间隙、正确的垂直距离、良好的发音功能及令患者满意的美观。检查完毕后，将上部结构放回殆架上，按常规方法完成种植义齿制作。

（7）初戴上部结构

制作完成的全颌固定式种植义齿的上部结构，在口内初戴，上部结构被动就位于基桩上，有良好的适合性，与对殆关系协调，咬合接触良好，无任何不适感觉，如有必要做进一步调整。最后将经抛光或上釉后的上部结构用螺丝或恒久黏固剂固定于基桩上。应根据每一种植体系推荐的特定转矩，调节螺丝松紧度到最佳状态。用螺丝固定上部结构后，用牙胶或自凝塑料暂封固位孔。对基桩外黏固型种植义齿，直接用恒久黏固剂将其上部结构黏固于基桩上。戴入上部结构后，常规医嘱，预约患者定期复诊，以便及时做必要的调改。

2. 覆盖式种植义齿上部结构的制作

覆盖式种植义齿上部结构的制作以杆卡式覆盖种植义齿为例。

（1）制取带基桩的印模和模型

按制取固定式种植义齿印模和模型的方法制作带基桩的工作模型。

（2）连接杆的制作

一种方法是直接选用成熟的种植系统配套的成品连接杆，根据患者口内种植体的部位、种植体间的距离，选择合适的长度和类型；或根据具体情况调整其长度，然后在工作模上将杆与金属顶盖焊接在一起。另一种方法是先用铸造蜡制作连接杆蜡型，即先在工作模型上，让金属顶盖被动就位，然后制作与顶盖相连接的连接杆蜡型。应保持杆与牙槽嵴顶有适当距离，以利于清洁和人工牙的排列。如金属顶盖设计为基桩内固定时，可将固位桩、顶盖和连接杆的蜡型连接成整体，最后完成整体铸造，打磨后用恒久黏固剂固定。

（3）制取带连接杆的印模和模型

将杆附着体固定后，在金属杆的下方用软蜡填塞空隙，消除倒凹，用二次印模法完成全颌印模，灌制人造石的工作模型。

（4）杆附着体的阴性固位体的制作

一种方法是选用预制成品杆附着体的阴性固位体（曲槽形套筒），按种植义齿的支持形式选择刚性连接或弹性连接的配套固位体。另一种方法是先用蜡制作杆附着体的阴性间位体蜡型，在制作蜡型时应注意曲槽形套筒与阳性部分连接杆的均匀接触，并在蜡型的基托面设计固位型，以利于与基托组织面材料结合。最后按常规包埋、铸造、打磨。

（5）完成上部结构

将曲槽形套筒被动就位于连接杆上，再用蜡或塑料制作基托殆堤，然后按常规制作全口义齿的步骤记录颌位关系，按全颌种植义齿的排牙原则排列人工牙，试戴，最后完成上部结构。制作上部结构也可采用先按全口义齿的常规制作步骤完成全口义齿，然后在义齿组织面内安放附着体的阴性部分。其步骤是：①试戴全口义齿直到合适；②制备基托组织面附着体阴性部分的位置；③将附着体阴性部分套合在阳性连接杆上，调拌自凝塑胶置于备好的基托组织面凹陷内，立即将义齿放入口腔内就位，待自凝塑胶固化后，取下义齿，最后调整不足之处。

（6）初戴上部结构

将完成的覆盖式种植义齿的上部结构在口内初戴，有以下要求：

①完全就位：上部结构戴入时应无翘动；杆附着体的夹卡式曲槽形套筒与连接杆间留有1mm间隙；基托组织面无压痛；基托应尽可能伸展到磨牙后垫和颊侧区或上颌结节处，当上部结构受力时，夹卡式曲槽形套筒完全就位，与连接杆紧密接触；当咬合力消除时上部结构又恢复到原来的位置，基托起到对软硬组织的缓冲作用。

②调改咬合：使在正中殆时无切牙接触，达到正中殆与非正中殆的咬合平衡。上部结构戴好后，常规医嘱，并预约复诊时间。注意留出缓冲间隙，基托组织面与基桩之间

或附着体阴性部分与阳性部分之间均应留有 1mm 左右的间隙（刚性连接的形式除外）。

第五节　牙拔除术

牙拔除术简称拔牙，是口腔颌面外科门诊最基本的手术，也是治疗口腔科常见疾病的重要环节和手段。

一、拔牙常用的器械

（一）牙钳

牙钳通常由钳喙、关节和钳柄 3 部分组成，牙钳的主要作用是夹持牙齿和传导力量。钳喙是夹持牙齿的工作部分，形态为外凸内凹，内凹侧作为夹住牙冠或牙根之用。根据牙冠和牙根的不同形态，设计的牙钳形状也多种多样，大多数钳喙是对称型的，上颌磨牙钳为非对称型，左右各一个连接钳喙和钳柄的可活动部分是关节。钳柄是手术者握持的部分。钳喙与钳柄呈不同的角度以利于拔牙时的操作，上牙与下牙不同。前牙与后牙不同。夹持牙根的牙钳又叫根钳。

（二）牙挺

牙挺由挺刃、挺杆、挺柄 3 部分组成。按照其功能可分为牙挺、根挺和根尖挺；按照其形状又可分为直挺、弯挺和三角挺等。牙挺的刃宽，根挺的刃较窄，根尖挺的刃尖而薄。牙挺的工作是按照杠杆、楔和轮轴 3 种原理，将撬力、楔力和扭转 3 种力量单独或互相结合使用，使牙或牙根出现松动、脱臼，以便拔除。常用于阻生牙、埋伏牙、残冠、残根和断根的拔除。牙挺使用时要注意：不能以邻牙为支点，必须用手指保护，用力的方向应正确，力量大小必须控制。如牙挺使用不当常可导致邻牙松动、牙挺刺伤周围软组织、发生骨折、将牙根推入上颌窦或下颌神经管，甚至到口底间隙。

（三）其他器械

拔牙器械还包括牙龈分离器、刮匙、手术刀、剪刀、骨膜剥离器、骨凿、锤子、咬骨钳、骨钳以及缝合器械等。目前，临床上还逐步使用带有长钻头的涡轮钻拔除阻生牙。

二、拔牙的适应证和禁忌证

（一）适应证

拔牙的适应证是相对的，过去很多属于拔牙适应证的病牙，现在也可以保留。因此，拔牙适应证的范围越来越狭窄。

1. 龋病

因龋坏过大，牙冠严重破坏已不能修复保存，而且牙根或牙周情况不宜做桩冠或覆盖义齿者。

2. 牙周病

晚期牙周病，牙齿松动在Ⅲ度以上，反复感染，牙周的骨组织破坏较多，无法治疗，影响咀嚼功能和修复设计者。

3. 根尖周病

根尖周围组织病变，无法用根管治疗术、根尖切除术或牙再植术等方法来保留者。

4. 病源牙及病灶牙

如引起颌骨骨髓炎、上颌窦炎、颌面部间隙感染的病灶牙，可能与某些全身性疾病，如风湿病、肾病等有关的病灶牙，在有关科室医师的要求下拔牙。

5. 阻生牙

反复引起冠周炎、引起邻牙龋坏或自身龋坏的阻生牙、位置不正不能完全萌出的阻生牙（一般指下颌第三磨牙），可以拔除。

6. 多生牙、错位牙或移位牙

形态位置异常，影响美观，造成食物嵌塞或妨碍功能影响义齿修复者，可以拔除。

7. 创伤牙

牙外伤导致牙冠折断达牙根且无法修复的牙齿可以拔除，骨折线上的牙齿尤其是有骨膜相连者，可以考虑保留。

8. 滞留的乳牙

逾期不脱落而影响恒牙正常萌出的乳牙可拔除。但如果其下方恒牙先天性缺失或者异位阻生，乳牙功能良好，可不拔除。

9. 因治疗需要拔除的牙

因正畸需要进行减数的牙和因义齿修复须拔除的牙；颌骨良性肿瘤累及的牙，恶性肿瘤进行放射治疗前为减少感染和预防颌骨坏死等严重并发症而需要拔除的牙。

（二）禁忌证

禁忌证也是相对的。以上相对适应证能否进行牙拔除术，还须综合考虑患者的全身和局部情况。

1. 血液系统疾病

对患有贫血、白血病、出血性疾病的患者，拔牙术后可能发生创口出血不止以及严重感染。再生障碍性贫血和急性白血病患者抵抗力差，拔牙后可能引起严重的并发症，甚至危及生命，应避免拔牙。轻度贫血，血红蛋白在80g/L以上者可以拔牙，白血病和再生障碍性贫血的慢性期，血小板减少性紫癜以及血友病的患者，如果必须拔牙，要慎重对待，应与有关专家合作施行拔牙术。在拔牙前须进行相应的治疗，在拔牙术后应继续治疗，严格预防术后感染和出血。

2. 心血管系统疾病

拔牙前了解患者是否有高血压和心脏病，属于哪一类。三度或二度房室传导阻滞、双支阻滞、重症高血压、近期心肌梗死、心绞痛频繁发作、心功能Ⅲ～Ⅳ级、心脏病合并高血压等应禁忌或暂缓拔牙。

一般高血压患者可以拔牙，但血压高于 24/13.3 kPa（180/100 mmHg），应先行治疗再拔牙。高血压患者术前 1 小时服用镇静、降压药，麻醉药物中不宜再加血管收缩药物，可改用利多卡因做麻醉剂。

心功能Ⅰ级或Ⅱ级，镇痛完全时可以拔牙。对于风湿性和先天性心脏病患者，术前、术后要使用抗生素预防术后菌血症导致的细菌性心内膜炎。冠心病患者拔牙可发生急性心肌梗死、房颤、室颤等严重并发症，术前要服用扩张冠状动脉的药物，并在术中备急救药品，以防意外发生。肺心病患者拔牙时应预防发生心肺功能衰竭，可用抗生素预防肺部感染，必要时给予吸氧。

3. 糖尿病

糖尿病患者抗感染能力差，需要经系统治疗，血糖控制在 8.9mol/L 以下，且无酸中毒症状时，方可拔牙。术前、术后应使用抗生素预防感染。

4. 甲状腺功能亢进

此类患者拔牙因能引起甲状腺危象而危及患者的生命。应将基础代谢率控制在 20% 以下，静息脉搏不超过 100 次 /min，方可拔牙。

5. 各种严重的急慢性疾病

各种急性肾炎均应暂缓拔牙；慢性肾病，处于肾功能代偿期，临床无明显症状，术前、术后要使用大量的抗生素，方可拔牙。急性肝炎不能拔牙。慢性肝炎需要拔牙，术前、术后给予足量维生素、维生素 C 以及其他保肝药物，术中还应加止血药物。手术者应注意严格消毒，防止交叉感染。

6. 月经及妊娠期

在月经期可能发生代偿性出血，应暂缓拔牙。妊娠期的前 3 个月和后 3 个月不能拔牙，以免导致流产和早产。在妊娠第 4、5、6 个月期间进行拔牙较为安全。

7. 急性炎症期

急性炎症期是否拔牙应根据具体情况。一般而言，急性炎症期应首先控制炎症，等待时机，一有可能，应及时拔除患牙。如急性颌骨骨髓炎患牙已明显松动，拔除患牙有助于建立引流、缩短疗程、减少并发症，在抗生素控制下可以拔牙。所以，要根据患牙的局部及患者的全身情况综合考虑。对于下颌智齿冠周炎、急性传染性口炎、腐败坏死性龈炎、年老体弱的患者应暂缓拔牙。

8. 恶性肿瘤

因单纯拔牙可使肿瘤扩散或转移，位于恶性肿瘤范围内的牙应与肿瘤一同切除。位于放射治疗照射部位的患牙，在放射治疗前 7 ～ 10 天拔牙。放射治疗中以及放射治疗后 3 ～ 5 年内不能拔牙，以免发生放射性颌骨坏死。

三、拔牙前的准备

术前详细询问病史，包括既往麻醉、拔牙或有其他手术史，是否有药物过敏史，术中及术后的出血情况。患者的全身情况，是否有拔牙禁忌证，必要时应进行化验以及药物过敏试验等检查。因拔牙须患者高度配合，与患者交谈和事先说明情况非常重要。

根据患者的主诉并检查要拔除的患牙，弄清为什么拔、能不能拔、怎样拔以及估计拔牙术中可能出现的情况。每次一般只拔除一个象限内的牙齿，通常先拔上颌牙再拔下颌牙，先拔后面的牙齿再拔前面的牙。

四、拔牙的基本步骤

在完成拔牙前的准备，局部麻醉显效后，再次核对需要拔除的牙齿，让患者有足够思想准备来配合手术的进行。

1. 分离牙龈

将牙龈分离器插入龈沟内，紧贴牙面伸入沟底，沿牙颈部推动，先唇侧再舌侧，使牙龈从牙颈部剥离开。如没有牙龈分离器用探针也可分离牙龈。

2. 挺松患牙

对于阻生牙、坚固不易拔除的牙、残冠、残根、错位牙等不能用牙钳夹住的牙，应先用牙挺将牙齿挺松后，再拔除。使用牙挺的方法很多，可根据患牙的具体情况来选择最恰当的方法。

3. 安放牙钳

正确选用牙钳，将钳喙分别安放于患牙的颊舌侧，使钳喙的长轴与牙的长轴平行，紧紧地夹住患牙。置放牙钳应注意再次核对牙位，并确认未伤及牙龈、未损伤邻牙、钳喙与所拔牙齿的长轴方向一致。

4. 拔除病牙

牙钳夹紧牙体后使用推压、摇动、旋动和牵引 4 种手法，一般情况下要循序进行，在牙齿充分受力、牙周膜纤维撕裂、牙齿松动后向阻力最小的方向将其拔除。扁根牙、多根牙不可使用旋动的手法。

5. 拔牙创的处理

牙拔除术后，检查拔除的患牙是否完整，牙根数目是否符合，有无断根，如发现有断根应拔除。检查拔牙创口内，有无牙碎片、骨碎片、牙结石钳以及炎性肉芽组织。用刮匙清理拔牙创，清除根尖病变和进入牙槽窝内的异物，防止术后出血、疼痛或感染而影响拔牙创的愈合。

对过高或过尖的骨嵴、牙槽中隔或牙槽骨板，用骨凿、咬骨钳、骨锉进行修整，以利于创口愈合和后期义齿修复。对被扩大的牙槽窝或裂开的牙槽骨板，可用手指垫纱布将其复位。一般的拔牙创不须进行缝合。但对拔多个牙、切开、翻瓣拔牙或牙龈撕裂者均应进行牙龈对位缝合。在进行上述处理后，使拔牙创内有鲜血充满，然后在拔除牙创面上放置消毒的纱布棉卷。

让患者稍用力咬住压迫止血，30 分钟后可自行取出。对有出血倾向的患者应观察 30 分钟；对不合作的儿童、无牙颌的老人以及残疾患者，不能自行咬纱布棉卷，可由医护人员或陪同家属用手指压迫纱布棉卷几分钟，观察 30 分钟后无异常可离开。

6. 拔牙后注意事项

拔牙后当天不能漱口，不要用舌尖舔或吸吮伤口，以免拔牙创口内的血凝块脱落。拔牙当天进半流质或软食，避免用拔牙侧咀嚼。

拔牙当天口内有少量血液渗出或唾液内带有血丝，属正常现象。嘱患者不要惊慌，不要用手触摸伤口。如拔牙后有大量鲜血流出，应及时复诊。麻醉作用消失后伤口可能出现疼痛，必要时可服用止痛药物。如术后 2 ～ 3 天再次出现疼痛并逐渐加重，可能发生了继发感染，应到医院复诊检查，做相应的处理。拔牙后一般可给予抗生素药物治疗。

五、各类牙的拔除术

（一）上颌前牙

上颌前牙均为近似圆锥形的单根牙，唇侧骨板较薄。拔除时先做唇腭侧摇动，向唇侧的力量要大一些，然后近远中向旋转数次，使牙周膜撕裂，顺扭转方向向前下方牵引拔出。上颌尖牙牙根粗大，长且直，唇侧骨板薄，拔牙时容易将骨板折断与牙一同拔除，所以用先向唇侧再向腭侧的摇动力量，充分摇动后再加用旋转力量并向前下方牵拉拔出。上颌尖牙对保持牙列完整、咀嚼、修复以及美观均有重要意义，应尽量保留。

（二）上颌前磨牙

上颌前磨牙均为扁根，根尖较细，近牙颈部 2/3 横断面似哑铃形，有些上颌第一前磨牙在近根尖 1/3 或 1/2 处分为颊、腭 2 个根。拔牙时应顺着颊腭向侧摇动，开始摇动的力量和幅度均不能过大，反复摇动，逐渐加大颊向幅度。摇松后，顺牙长轴从颊侧方向牵引拔出。注意避免用旋转力。

（三）上颌第一磨牙和第二磨牙

上颌第一磨牙和第二磨牙均为 3 个根，颊侧分为近中和远中 2 个较细的根，腭侧的 1 个根粗大。上颌第一磨牙 3 个根分叉大，上颌第二磨牙根较短，分叉也小，颊侧近远中根常融合。拔牙时主要使用摇动的力量，向颊侧的力量应比腭侧大，反复而缓慢地摇动，牙齿松动后可沿阻力较小的颊侧牵引拔出，上颌第二磨牙比第一磨牙容易拔除。上颌第一、第二磨牙的拔除不能用旋转力，以避免牙根折断。

（四）上颌第三磨牙

在拔除上颌第三磨牙之前应拍 X 线片，了解牙根变异情况。如发生断根，因位置靠口腔后上，不易直视下操作，取根很困难，所以应尽量避免断根。上颌第三磨牙牙根变异很大，大多数为锥形融合根，根尖向远中弯曲，颊侧骨板较薄，牙根后方为骨质疏松的上颌结节，而且后方无牙齿阻挡，较易拔除。一般用牙挺向远中方向挺出，不可用牙钳。如用牙钳应先向颊侧摇动，然后向腭侧摇动，摇松后向颊侧𬌗面牵引拔除。

（五）下颌前牙

下颌前牙牙冠窄小，均为单根，切牙根扁平，较短而细，唇侧骨板较薄。切牙拔除时，充分地以唇向摇动为主，使牙齿松动后向外上方牵引拔出。尖牙根粗而长，根为圆锥形，尖牙拔除时，如摇动的力量不够，可稍加旋转后向外上方牵引拔出。

（六）下颌前磨牙

下颌前磨牙均为圆锥形单根，牙根长而细，略向远中弯曲，颊侧骨板较薄。拔除时主要摇动方向是颊舌侧，颊侧用力可较大，可稍加旋转力，然后向颊侧上外方向牵引拔出。

（七）下颌第一磨牙和第二磨牙

下颌第一磨牙多为近远中根，呈扁圆形，略弯向远中，少数有 3 个根，即远中有 2 个根，下颌第二磨牙多为 2 个根，形状与下颌第一磨牙相似，但牙根较小，根分叉也小，有时 2 个根融合。下颌第一磨牙和第二磨牙颊侧骨板较厚而坚实，牙钳拔时颊舌向摇动，须较大的力量，并逐渐增加幅度使牙槽窝扩大，有时可借助牙挺，挺松患牙后，再用牙钳将患牙向颊侧上外方牵引拔出。

（八）下颌第三磨牙

下颌第三磨牙的生长位置、方向、牙根形态变异较大。正位和颊向错位的下颌第三磨牙较易拔除。舌侧的骨板薄，摇动时向舌侧多用力并拔除，也可以用牙挺向远中舌侧挺出，阻生牙则比较难拔除。

（九）阻生牙

阻生牙是由于邻牙、骨或软组织的阻碍，只能部分萌出或完全不能萌出。常见的阻生牙有下颌第三磨牙、上颌第三磨牙以及上颌尖牙。这类牙的拔除比较复杂，需要事先拍摄X线片了解情况，分析阻力，根据不同情况采取合适的拔除方法。大多需要切开软组织、翻瓣、去骨、劈开牙冠或用涡轮机磨开牙冠、用牙挺挺出和缝合等步骤。

（十）乳牙

乳牙拔除的方法与恒牙相同，因儿童颌骨骨质疏松、乳牙小、阻力较小，一般采用钳拔法，少数情况下用牙挺。由于乳牙牙根大多已逐渐吸收，拔出时，可见牙根变短，呈锯齿状，有时甚至完全吸收而没有牙根，不要误认为牙根折断。乳牙拔除后不要搔刮牙槽窝，以免损伤下方的恒牙胚。

六、牙根拔除术

牙根包括残根和断根两种。残根是由于龋病破坏或死髓牙牙冠折断后遗留在牙槽窝内的牙根，因时间较长，在根周和根尖存在慢性炎症和肉芽组织，根尖吸收，牙根缩短而松动，易于拔除。如残根无明显炎症，特别是单根，无松动，可经根管治疗后做桩冠。不适合做桩冠修复者，还可保留做覆盖义齿。断根是由于创伤或拔牙手术造成牙根折断而遗留于牙槽窝内的牙根。断根的长短不一，断面锐利有光泽，常稳固地埋藏于牙槽骨中，拔除比较困难，故术中应尽量避免牙根折断。

拔牙时折断的牙根原则上均应立即取出，否则会影响拔牙创的愈合，引起炎症和疼痛，以及成为慢性感染病灶。如患者年老体弱，不能再坚持拔除断根，可延期拔除。如断根短小，仅为根尖部折断，取根困难，可将其留在牙槽窝内。经长期观察，这种断根在体内无不良后果，拔牙创愈合良好。

在拔除牙根之前，应了解牙根的数目、大小、部位，必要时可拍摄X线片。残根拔除一般较容易完成。拔断根时，必须有良好的照明，良好的止血，视野清楚，合适的器械，准确的操作。如果盲目操作，可增加手术创伤，甚至会将断根推入上颌窦或下牙槽神经管内，造成术后出血、组织肿胀、感染、下唇麻木以及口腔上颌窦瘘等并发症。拔除牙根的常用方法有以下几种：

（一）根钳拔除法

适用于颈部以上折断的牙根，高出牙槽嵴的牙根或低于牙槽嵴的牙根，但去除少许牙槽骨壁后，仍可用根钳夹住的牙根，可用根钳拔除。残根上端常因龋坏，夹持时易碎，所以在安放根钳时，应尽量将钳喙的尖推向根尖的方向，能夹持较多的牙根部分，夹持时不宜用力过大。圆根应用旋转的力，扁根用摇动的力，缓慢用力，使牙根松动，然后牵引拔出。

（二）根挺拔除法

根钳不能夹持的牙根，可使用根挺拔除。常用的根挺有直根挺、弯根挺、根尖挺和三角挺。根挺拔除牙根时，应将挺刃插入牙根的根面与牙槽骨板之间。如牙根断面为斜面，根挺应从断面较高的一侧插入。根挺插入一般从颊侧近中插入，上颌牙也可从牙根与腭侧骨板之间插入。如根周间隙狭窄，挺刃难以插入时可用小骨凿增宽间隙后，再将根挺插入。

前牙牙根用直根挺，后牙牙根用弯根挺，根尖折断用根尖挺。多根牙互相连接，可用骨凿分根后逐个拔除，或拔除 1 个牙根后，用三角挺分别拔除其他的牙根。

根挺插入后，可交替使用楔力、撬力和旋转力，并逐渐将根挺深入使牙根松动，最后用撬力使牙根脱出。在拔除上、下颌磨牙牙根时，注意不要垂直加力，以免将牙根推入上颌窦或下颌管内。

（三）翻瓣去骨法

死髓牙的牙根、根端肥大以及牙根与牙槽骨壁粘连、牙周间隙消失等，用根钳、根挺均不容易拔除的牙根，须应用翻瓣去骨法拔除牙根。

在牙根的颊侧牙龈做三角形或梯形切口，切口深达骨面。从牙的近远中颊侧交角的游离龈处，斜行向下，龈瓣的基底要宽，下方不超过前庭沟。用骨膜剥离器翻瓣，暴露颊侧骨板。用骨凿或钻头去骨，暴露部分牙根，然后再用牙挺将牙根取出。

第八章　口腔常见症状

第一节　牙痛

牙痛是口腔科临床上最常见的症状，常是患者就医的主要原因。可由牙齿本身的疾病，牙周组织及颌骨的某些疾病，甚至神经疾患和某些全身疾病所引起。对以牙痛为主诉的患者，必须先仔细询问病史，如疼痛起始时间及可能的原因，病程长短及变化情况，既往治疗史及疗效等。对患者的主观症状应与客观检查所见、全身情况及实验室和放射学检查等结果结合起来分析，以做出正确的诊断。

一、引起牙痛的原因

牙痛的原因有很多种，常见的原因包括：

（一）急性牙髓炎

多见于龋齿较深的患者，病菌从龋洞进入牙髓腔，引起牙神经充血、炎症。牙痛往往为自发性，夜间疼痛加重，冷热刺激后疼痛更剧。

疼痛亦可放射到面部、颞部及耳部。在患有化脓性牙髓炎时，患者遇到热刺激疼痛加剧，而冷刺激疼痛反而减轻或消失。

（二）急性根尖周围炎

由急性牙髓炎的发展或创伤等因素引起。病牙呈持续性疼痛，有浮起感，不敢咀嚼，患者能正确指出病牙，如叩击病牙则引起疼痛。此时由于病牙神经已坏死，因而无激发性疼痛。

（三）急性牙周炎

牙痛的性质与急性根尖周围炎类似。病牙不仅出现咀嚼痛和浮出感，而且已形成牙周袋以及牙松动。牙龈组织可出现反复肿痛及出血。

（四）牙周脓肿

牙周组织炎症进一步发展可引起化脓性炎症。脓肿形成时疼痛剧烈，脓肿形成后局部出现波动感。在牙周脓肿形成后，疼痛可明显减轻或缓解。

（五）牙体过敏症

常因牙龈萎缩、牙颈部的牙本质暴露及牙体缺损所致。此时，冷、热、甜、酸等刺激均可出现疼痛，但刺激停止后疼痛即可消失。

（六）食物嵌塞痛

牙与牙的间隙内可被食物嵌塞而引起牙痛，称为食物嵌塞痛。

（七）干槽症

多在拔牙后 2 ～ 4 天发生，可引起自发性持续性剧烈疼痛。检查时可发现拔牙伤口内血块有臭味。

另外，还有如牙龈、颌骨肿瘤以及三叉神经痛等，也可引起同侧牙齿相应区域的疼痛。

二、诊断步骤

（一）问清病史及症状特点

1. 自发钝痛

常见为慢性龈乳头炎，创伤𬌗等。在机体抵抗力降低时，如疲劳、感冒、月经期等，可有轻度自发钝痛、胀痛。坏死性龈炎时牙齿可有撑离感和咬合痛。

2. 咬合痛

牙隐裂和牙根纵裂时，常表现为某一牙尖受力而产生水平分力时引起尖锐的疼痛。牙外伤、急性根尖周炎、急性牙周脓肿等均有明显的咬合痛和叩痛、牙齿挺出感。口腔内不同金属修复体之间产生的流电作用也可使患牙在轻咬时疼痛，或与金属器械相接触时发生短暂的电击样刺痛。

3. 尖锐自发痛

最常见的为急性牙髓炎（浆液性、化脓性、坏疽性）、急性根尖周炎（浆液性、化脓性）。其他，如急性牙周脓肿、髓石、冠周炎、急性龈乳头炎、三叉神经痛、急性上颌窦炎等。

4. 激发痛

牙本质过敏和Ⅱ～Ⅲ龋齿或楔状缺损等，牙髓尚未受侵犯或仅有牙髓充血时，无自发痛，仅在敏感处或病损处遇到物理、化学刺激时才发生疼痛，刺激去除后疼痛即消失。慢性牙髓炎一般无自发痛而主要表现为激发痛，但当刺激去除后疼痛仍持续一至数分钟。咬合创伤引起牙髓充血时也可有对冷热刺激敏感。

（二）根据问诊所得的初步印象，做进一步检查，以确定患牙

1. 牙体疾病

最常见为龋齿。应注意邻面龋、潜在龋、隐蔽部位的龋齿、充填物下方的继发龋等。此外，如牙隐裂、牙根纵裂、畸形中央尖、楔状缺损、重度磨损、未垫底的深龋充填体、外伤露髓牙、牙冠变色或陈旧的牙冠折断等，均可为病源牙。

叩诊对识别患牙有一定帮助。急性根尖周炎和急性牙周脓肿时有明显叩痛，患牙松动。慢性牙髓炎、急性全部性牙髓炎和慢性根尖周炎、边缘性牙周膜炎、创伤性根周膜炎等，均可有轻至中度叩痛。在有多个可疑病源牙存在时，叩诊反应常能有助于确定患牙。

2. 牙周及附近组织疾病

急性龈乳头炎时可见牙间乳头红肿、触痛，多有食物嵌塞、异物刺激等局部因素。冠周炎多见于下颌第三磨牙阻生，远中及颊舌侧龈瓣红肿，可溢脓。牙周脓肿和逆行性牙髓炎时可探到深牙周袋，后者牙周袋深接近根尖，牙齿大多松动。干槽症可见拔牙窝内有污秽坏死物，骨面暴露，腐臭，触之疼痛。反复急性发作的慢性根尖周炎可在牙龈或面部发现窦道，急性牙槽脓肿、牙周脓肿、冠周炎等，炎症范围扩大时，牙龈及龈颊沟处肿胀变平，可有波动。面部可出现副性水肿，局部淋巴结肿大，压痛。若治疗不及时，可发展为蜂窝织炎、颌骨骨髓炎等。上颌窦炎引起的牙痛，常伴有前壁的压痛和脓性鼻涕、头痛等。上颌窦肿瘤局部多有膨隆，可有血性鼻涕、多个牙齿松动等。

（三）辅助检查

1. 牙髓活力测验

根据对冷、热温度的反应，以及刺激除去后疼痛持续的时间，可以帮助诊断和确定患牙。也可用电流强度测试来判断牙髓的活力和反应性。

2.X 线检查

可帮助发现隐蔽部位的龋齿。髓石在没有揭开髓室顶之前，只能凭 X 线片发现。慢性根尖周炎可见根尖周围有不同类型和大小的透射区。颌骨内或上颌窦内肿物、埋伏牙、牙根纵裂等也须靠 X 线检查来确诊。

（四）治疗

根据引起牙痛的原因，进行对症治疗。

第二节　牙龈出血与肿痛

一、牙龈出血

牙龈出血是口腔中常见的症状，出血部位可以是全口牙龈或局限于部分牙齿。多数患者是在牙龈受到机械刺激（如刷牙、剔牙、食物嵌塞、进食硬物、吮吸等）时流血，一般能自行停止；另有一些情况，在无刺激时即自动流血，出血量多，且无自限性。

（一）牙龈的慢性炎症和炎症性增生

这是牙龈出血的最常见原因，如慢性龈缘炎、牙周炎、牙间乳头炎和牙龈增生等。牙龈缘及龈乳头红肿、松软，甚至增生。一般在受局部机械刺激时引起出血，量不多，能自行停止。将局部刺激物（如牙石、牙垢、嵌塞的食物、不良修复体等）除去后，炎症很快消退，出血亦即停止。

（二）坏死性溃疡性牙龈炎

为梭形杆菌、口腔螺旋体和中间普氏菌等的混合感染。主要特征为牙间乳头顶端的坏死性溃疡、腐臭、牙龈流血和疼痛，夜间睡眠时亦可有牙龈流血，就诊时亦可见牙间隙处或口角处有少量血迹。本病的发生常与口腔卫生不良、精神紧张或过度疲劳、吸烟等因素有关。

（三）妊娠期龈炎和妊娠瘤

常开始于妊娠的第 3 ～ 4 个月。牙龈红肿、松软、极易出血。分娩后，妊娠期龈炎多能消退到妊娠前水平，而妊娠瘤常须手术切除。有的人在慢性牙龈炎的基础上，于月经前或月经期可有牙龈出血，可能与牙龈毛细血管受性激素影响而扩张、脆性改变等有关。长期口服激素性避孕药者，也容易有牙龈出血和慢性炎症。

（四）血液病

在遇到牙龈有广泛的自动出血，量多或不易止住时，应考虑有无全身因素，并及时做血液学检查和到内科诊治。较常见引起牙龈和口腔黏膜出血的血液病，有急性白血病、血友病、血小板减少性紫癜、再生障碍性贫血、粒细胞减少症等。

（五）肿瘤

有些生长在牙龈上的肿瘤，如血管瘤、血管瘤型牙龈瘤、早期牙龈癌等也较易出血。其他较少见的，如发生在牙龈上的网织细胞肉瘤，早期常以牙龈出血为主诉，临床上很容易误诊为牙龈炎。有些转移瘤，如绒毛膜上皮癌等，也可引起牙龈大出血。

（六）某些全身疾病

如肝硬化、脾功能亢进、肾炎后期、系统性红斑狼疮等，由于凝血功能低下或严重贫血，均可能出现牙龈出血症状。伤寒的前驱症状有时有鼻出血和牙龈出血。在应用某些抗凝血药物或非甾体类抗炎药，如水杨酸、肝素等治疗冠心病和血栓时，易有出血倾向。苯中毒时也可有牙龈被动出血或自动出血。

二、牙龈肿痛

所谓牙龈肿痛，实即牙齿根部痛，而且其周围齿肉肿胀，故称牙龈肿痛，也叫牙肉肿痛。牙龈肿痛主要是牙龈有炎症，牙龈下的炎症通过牙缝、牙结石，口腔死角进行多方位的传播，导致牙龈附着牙菌斑而肿痛。

（一）病因

引起牙龈肿痛的原因主要是本身就患有牙龈炎或牙周炎，最为常见是牙周炎引起的病症。牙周炎主要是由于牙龈上的炎症扩散到牙龈下，在牙龈下形成牙周袋，大量的牙菌斑附着在牙表面和牙缝，牙结石以及口腔中清洗不到的死角，导致流动性的病菌侵袭牙龈。一旦在牙龈下形成牙周袋，牙龈的毛细血管开始膨胀，血管的压强升高，牙龈长时间处在充血的状态，牙周袋容易受到外界的撞击。

（二）临床表现

牙龈肿胀肥大，呈深红色或暗红色，组织松软，探诊易出。牙龈乳头呈球状突起。肿胀的牙龈常可覆盖前牙唇的 1/3 或更多。由于牙龈肥大，使龈沟加深而形成龈袋，袋内易藏食物，细菌易滋生，自洁作用差，故炎症加重，可有深性分泌物。若身体抵抗力降低时，可出现单发或多发性的龈脓肿，特别以龈乳头区较多见。自觉症状可有刺激性牙龈出血、发胀、口臭等。病变后期，因纤维增生而使牙龈质地较为坚韧，炎症也有减轻，又称增生性龈炎。

（三）治疗

本病由于只侵犯牙龈，不侵犯其他牙周组织，所以牙齿不发生松动，X 光片检查牙槽骨、牙周膜、牙骨质无异常。由于牙龈肿痛病因明确，牙菌斑是发病的致病因素，且病变只局限在牙龈，因此，除去病因，消除菌斑，即可得到明显效果。病情轻者，通常采用洁治术（俗称洗牙）彻底清除牙石，控制菌斑，牙龈红肿、出物治疗或口服抗菌药物。发生牙龈增生者，则须施行牙龈成形术，即切除部分牙龈，恢复牙龈生理外形。经过上述治疗，牙龈肿痛症消除和牙龈形态恢复后，为保持和巩固疗效，必须坚持每天认真和合理刷牙，彻底清除牙菌斑。牙龈肿痛如不治疗，牙龈肿痛继续发展可侵犯深部牙周组织，发展为牙周炎。

第三节　牙齿松动

正常情况下，牙齿只有极轻微的生理性动度。这种动度几乎不可觉察，且随不同牙位和一天内的不同时间而变动。一般在晨起时动度最大，这是因为夜间睡眠时，牙齿无颌接触，略从牙槽窝内挺出所致。醒后，由于咀嚼和吞咽时的接触将牙齿略压入牙槽窝内，致使牙齿的动度渐减小。这种 24 小时内动度的变化，在牙周健康的牙齿不甚明显，而在有𬌗习惯，如磨牙症、紧咬牙者较明显。妇女在月经期和妊娠期内牙齿的生理动度也增加。牙根吸收接近替牙期的乳牙也表现牙齿松动。引起牙齿病理性松动的主要原因如下：

一、牙外伤

最多见于前牙。根据撞击力的大小，使牙齿发生松动或折断。折断发生在牙冠时，牙齿一般不松动：根部折断时，常出现松动，折断部位越近牙颈部，则牙齿松动越重，预后也差。有的医师企图用橡皮圈不恰当地消除初萌的上颌恒中切牙之间的间隙，常使橡皮圈渐渐滑入龈缘以下，造成深牙周袋和牙槽骨吸收，牙齿极度松动和疼痛。患儿和家长常误以为橡皮圈已脱落，实际它已深陷入牙龈内，应仔细搜寻并取出橡皮圈。此种病例疗效一般均差，常导致拔牙。

二、牙周炎

是使牙齿松动乃至脱落的最主要疾病。牙周袋的形成以及长期存在的慢性炎症，使牙槽骨吸收，结缔组织附着不断丧失，继而使牙齿逐渐松动、移位，终致脱落。

三、根尖周炎

急性根尖周炎时，牙齿突然松动，有伸长感，不敢对𬌗咬合，叩痛（++）～（+++）。至牙槽脓肿阶段，根尖部和龈颊沟红肿、波动。这种主要由龋齿等引起的牙髓和根尖感染，在急性期过后，牙多能恢复稳固。

慢性根尖周炎，在根尖病变范围较小时，一般牙不太松动。当根尖病变较大或向根侧发展，破坏较多的牙周膜时，牙可出现松动。一般无明显自觉症状，仅有咬合不适感或反复肿胀史，有的根尖部可有瘘管。牙髓无活力。根尖病变的范围和性质可用X线检查来确诊。

四、𬌗创伤

牙周炎导致支持组织的破坏和牙齿移位，形成继发性𬌗创伤，使牙齿更加松动，单纯的（原发性）𬌗创伤，也可引起牙槽嵴顶的垂直吸收和牙周膜增宽，临床上出现牙齿松动。这种松动在𬌗创伤除去后，可以恢复正常。正畸治疗过程中，受力的牙槽骨发生吸收和改建，此时牙齿松动度明显增大，并发生移位；停止加力后，牙齿即可恢复稳固。

五、颌骨内肿物

颌骨内的良性肿物或囊肿由于缓慢生长，压迫牙齿移位或牙根吸收，致使牙齿逐渐松动。恶性肿瘤则使颌骨广泛破坏，在短时间内即可使多个牙齿松动、移位。较常见的，如上颌窦癌，多在早期出现上颌数个磨牙松动和疼痛。若此时轻易拔牙，则可见拔牙窝内有多量软组织，短期内肿瘤即由拔牙窝中长出，似菜花状。所以，在无牙周病且无明显炎症的情况下，若有一或数个牙齿异常松动者，应提高警惕，进行X线检查，以便早期发现颌骨中的肿物。

六、颌骨骨髓炎

成人的颌骨骨髓炎多是继牙源性感染而发生，多见于下颌骨。急性期全身中毒症状明显，如高热、寒战、头痛等。局部表现为广泛的蜂窝织炎。患侧下唇麻木，多个牙齿迅速松动，且有叩痛。这是由于牙周膜及周围骨髓腔内的炎症浸润，一旦颌骨内的化脓病变经口腔黏膜或面部皮肤破溃，或经手术切开、拔牙而得到引流，则病程转入亚急性或慢性期。除病源牙必须拔除外，邻近的松动牙常能恢复稳固。

七、其他

有些牙龈疾病伴有轻度的边缘性牙周膜炎时，也可出现轻度的牙齿松动，如坏死性龈炎、维生素C缺乏、龈乳头炎等。但松动程度较轻，治愈后牙齿多能恢复稳固。发生于颌骨的组织细胞增生症，为原因不明的、累及单核－吞噬细胞系统的、以组织细胞增生为主要病理学表现的疾病。当发生于颌骨时，可沿牙槽突破坏骨质，牙龈呈不规则的肉芽样增生，牙齿松动并疼痛；拔牙后伤口往往愈合不良。X线表现为溶骨性病变，牙槽骨破坏，病变区牙齿呈现“漂浮征”。本病多见于10岁以内的男童，好发于下颌骨。其他一些全身疾患，如唐氏综合征等的患儿，常有严重的牙周炎症和破坏，造成牙齿松动、脱落，牙周手术后的短期内，术区牙齿也会松动，数周内会恢复原来动度。

第四节　牙本质过敏症

牙齿感觉过敏症又称过敏性牙本质或牙本质过敏症，是牙齿在受到外界刺激，如温度（冷热）、化学物质（酸甜）以及机械作用（摩擦或咬硬物）等所引起的酸痛症状，其特点为发作迅速、疼痛尖锐、时间短暂。值得注意的是牙本质过敏不是一种独立的疾病，而是各种牙体疾病共有的症状，其发病高峰年龄为40岁左右。

一、病因

日常生活中牙本质过敏往往困扰很多人，但是不能够引起足够的重视。牙本质过敏的原因有很多，诸如长期食用硬韧的食物导致的牙齿磨损磨耗；由于长期错误的“横向刷牙”导致的牙颈部楔状缺损；由于外伤引起的牙齿折断；还有最常见的龋齿以及老年人牙根暴露。以上是大多数人牙本质过敏的原因，但还是不能解释所有临床病例。比如少数人无以上症状却还是出现过敏症状，这种状况目前临床还没有明确解释。

二、检查要点

（1）患牙面、切端、牙颈部是否有牙本质暴露。

（2）在牙本质暴露的部位或牙体硬组织被调磨处，以探针探划牙面是否可找到敏感点。

（3）患牙有无咬颌创伤。

（4）牙髓活力测验反应是否正常。

三、鉴别诊断

凡使牙本质暴露的各种牙体病、牙周病或牙体牙周病治疗术后，均可产生牙本质过敏症。有些患者，牙本质未暴露，但全身处于应激性增高状态，神经末梢敏感性增强，如头颈部大剂量放疗后、产褥期等也可能出现牙齿敏感症。

（一）外伤牙折

当牙本质暴露时，即刻出现牙齿敏感症状，应仔细检查有无牙髓暴露，若无，先行护髓治疗，待修复性牙本质形成后，过敏症状消失。若护髓后出现自发痛，则已是牙髓炎，应行相应治疗。

（二）牙颈部楔状缺损、磨损（包括𬌗面或切端）

此两种牙体病，当硬组织丢失速度快于修复性牙本质形成速度时，则出现牙齿敏感症状。可采用脱敏治疗，暂时缓解症状，或避免冷热刺激，待修复性牙本质形成后，自行恢复。有些楔状缺损或磨损很深已近髓，有可能牙髓已有慢性炎症，应检测牙髓活力，注意与慢性牙髓炎鉴别。牙齿敏感症患牙牙髓活力正常，如活力异常，则为慢性牙髓炎，应进行相应的治疗。

（三）牙隐裂

当隐裂的裂纹深达牙本质时，即可出现牙齿敏感症状。由于隐裂不易被察觉，常贻误治疗时机，发展成牙髓炎。故当牙面无明显磨耗，探划无过敏点时，应注意与早期隐裂鉴别。

（四）牙龈退缩，牙颈部暴露

各种原因所致牙龈退缩，只要使颈部牙本质暴露，均可产生牙齿敏感症状。应注意诊断导致牙龈退缩的疾病，并进行相应治疗。

（五）中龋

当龋坏达牙本质浅层即可出现牙齿敏感症。

（六）酸蚀症

发生在从事酸作业的人或长期反酸的胃病患者。由于酸的作用，牙面脱矿呈白垩状，或有黄褐色斑块，或有实质缺损，均产生牙齿敏感症状。

（七）全身情况处于异常状态时

头颈部放疗患者，妇女月经期、产褥期等，亦会出现牙齿敏感症，均有相应的病史，不难诊断。

第五节　口腔黏膜溃疡

口腔溃疡往往是局部疾病或全身疾病在口腔的表征，病种多，鉴别较为困难。来诊时应详细询问其病程、观察溃疡发生的部位、注意溃疡面的表现及与全身的关系。

一、单纯疱疹

多见于婴幼儿及儿童，好发于唇颊、舌背、舌缘等处黏膜。开始为散在或成簇针头大小的水疱，破溃后出现小圆形溃疡，溃疡融合呈多环形，浅在，多有体温升高和淋巴结肿大等全身症状，病程一般为 10 天左右。

二、坏死性龈炎

好发于牙龈乳头和牙龈边缘部。为凿状坏死性溃疡，覆灰黄色假膜，有组织坏死性臭味，激发和自发出血。淋巴结肿大。涂片检查可找到梭螺菌。

三、创伤性溃疡

好发于局部刺激物存在的相应黏膜处。溃疡无定形，溃疡面处可找到残根、尖锐的釉质边缘或不良修复体等。去除刺激物后多能自行愈合。

四、结核性溃疡

好发于舌边缘或颊黏膜。溃疡边缘呈紫色，厚而不整齐，底部有微黄色及散在红色的肉芽组织，激发疼痛剧烈患者多体虚，一般有结核病史。

五、复发性口疮

好发于唇颊黏膜、舌尖、舌缘。单个或多个溃疡面，上覆淡黄色假膜，周围红晕，局部灼热疼痛，病程尚有自限性。

六、多形渗出红斑

好发于青壮年唇、颊、舌黏膜处，尤以下唇黏膜多见。溃疡面较大，常呈不规则多形性，自发出血，唇红部常见厚血痂，有时伴眼、生殖器及皮肤损害，全身反应明显。

七、恶性肿瘤

好发于舌边缘、唇、颊、腭、牙龈等处黏膜。溃疡边缘不整齐，创面突出外翻，增生如菜花状，底部较硬，周围有浸润块。相应淋巴结肿大，质硬，晚期粘连。多见于中年以后，病程发展快，活组织检查可明确诊断。

第六节 舌痛

舌痛是多种病因引起的一种症状。

一、病史要点

（1）病程长短，起病快慢，有无诱发因素、伴随症状特点。

（2）疼痛程度、性质、部位、有无向其他部位放射、持续及间隔时间、有无扳机点。

（3）营养状态，消化功能，有无消耗性疾病或其他疾病。

（4）年龄、女性月经情况、情绪状态。
（5）有无不良习惯。

二、检查要点

（1）与疼痛对应部位有无刺激源。
（2）舌黏膜充血、水肿、糜烂、溃疡情况，舌乳头充血、水肿、萎缩情况。
（3）舌体质地、活动度、肿物有无增生。
（4）有无扳机点。
（5）实验室检查血红蛋白、维生素、微生物，以及病理检查。

三、鉴别要点

（一）局部刺激所致舌痛

疼痛部位局限，有轻度不同充血区，疼痛附近能找到刺激源，去除刺激源疼痛消失。
（1）物理因素：牙石、残根残冠、不良修复体、放射线、舔牙、伸舌自检、吮吸动作。
（2）化学因素：药物、牙膏、辛辣食物。

（二）感染所致舌痛

感染部位充血水肿疼痛，炎症仅局限于舌乳头时，被感染的丝状乳头或菌状乳头充血水肿疼痛或萎缩。叶状乳头发炎时舌根部疼痛，可伴有咽喉部炎症。
（1）真菌感染：弥散性充血，黏膜萎缩，伴口干，涂片检查或培养检查阳性结果。
（2）病毒感染：发病急，多有上呼吸道感染等前驱症状，黏膜充血，可伴有粟粒大小水疱、溃疡或其相应症状，如手足疱疹、沿神经分布的皮肤疱疹、牙龈红肿等。
（3）细菌感染：发病急，多伴上呼吸道感染症状，黏膜充血糜烂，纤维素样渗出。

（三）神经因素所致舌痛

（1）三叉神经痛、舌咽神经痛：疼痛单侧发生，有扳机点，刀剜针刺样剧烈疼痛，持续数 s 或数分，有放射。
（2）帕金森综合征：肢体震颤，伸舌震颤。

（四）营养障碍所致舌痛

（1）维生素缺乏：舌乳头萎缩，舌黏膜充血，口角炎，严重者伴结膜炎、阴囊炎。
（2）贫血性舌炎：牙龈唇颊苍白，舌乳头萎缩外观如镜面，区域性或全舌黏膜充血、灼热，严重时伴杵状指、吞咽困难。

（五）内分泌功能紊乱所致舌痛

年龄 40 岁以上，女性多见，舌灼热麻痛，口干，客观检查无阳性体征。

（六）精神心理因素所致舌痛

疼痛呈游走性，有时有刺痒、蚁走等奇异感觉，伴失眠、焦虑，体格检查无阳性体征。

（七）Costen 征所致舌痛

髁突后上移位，舌后部疼痛，伴耳鸣、耳内钝痛、耳前部压痛、咽痛。

（八）肿瘤所致舌痛

肿瘤压迫神经出现疼痛或肿瘤破溃引起疼痛，根据肿物增生、质地、浸润情况及病理检查可诊断。

（九）代谢功能障碍所致舌痛

糖尿病患者舌肿刺痛，舌色深红，浅裂，中心性舌乳头萎缩，菌状乳头肥大。血脂高亦可引起舌痛。

（十）其他因素所致舌痛

慢性肝炎、慢性酒精中毒、胃酸过多、硬皮病、舌淀粉样变均可引起舌痛，由病史及临床表现鉴别诊断。

第七节　口干与口臭

一、口干

正常人一昼夜的唾液分泌量为 600 ～ 1500mL，使口腔黏膜保持湿润而不感口干。口干可由于各种原因所致的唾液分泌量减少而引起，也有唾液分泌正常而自觉口干者。

（一）病因

1. 唾液腺疾患

由于各种原因造成唾液腺破坏或萎缩均可引起口干症，如鼻咽部肿瘤经放射治疗后两侧腮腺萎缩，唾液分泌减少。干燥综合征是一种自身免疫性疾病，以眼干、口干为主，还伴有肝脾大、多发性关节炎、吞咽困难等症状。患者常有一项或多项自身抗体水平增高以及丙种球蛋白增高等。本病患者在无刺激时或用酸性药物、咀嚼石蜡等刺激时，均可见唾液分泌量明显减少。

2. 营养障碍

核黄素缺乏可出现口干、唇炎、口角炎、舌炎和阴囊炎等症状，有的还可出现咽部、鼻腔干燥、咽下困难等。

3. 神经、精神因素

由于情绪、精神因素的影响，有些神经衰弱患者常自觉口干，但多为暂时性的。检查患者口腔黏膜无明显的干燥，无刺激时唾液量减少，但用石蜡等刺激后唾液量并不减少。

4. 更年期综合征

发生在女性更年期除有一般症状外，常伴有口干，萎缩性舌炎，口腔黏膜糜烂、灼痛和刺痛等症状。

5. 局部因素

由于腺样体增殖或前牙严重开颌等造成习惯性口呼吸者常有口干症状，尤以晨起时明显。检查唾液，无刺激时以及用酸性药物刺激后分泌量均正常。此外，口干症也可由其他系统病引起，如糖尿病、脱水、高热后，以及使用阿托品类药物后等。

（二）治疗

中医学多以滋养肝肾、益气润燥、清热生津的方法治疗口干症，且有较好的疗效。

口干症患者可选用以下组方进行治疗：黄精 15 克，玉竹 10 克，麦冬 10 克，沙参 10 克，百合 10 克。泡水代茶饮用，有助于减轻口干症状。

二、口臭

口臭是指口腔呼出气体中的令人不快的气味，是某些口腔、鼻咽部和全身性疾病的一个较常见症状，可以由多方面因素引起。

（一）全身性疾病

口腔是消化道的起始端，并且与呼吸道相通，所以消化系统和呼吸系统的一些疾病同样可以造成口臭，如消化功能紊乱、肠胃炎、腹泻、便秘的病人可有不同程度的口臭。支气管扩张、肺部感染的病人也可产生口臭。

另外，一些患有内分泌疾病，如糖尿病的患者口腔内可有一种烂苹果的气味。

（二）口腔疾病

多数口臭与口腔疾病及口腔的生态环境有关。口腔不洁、菌斑、牙石、牙垢的堆积是造成口臭最直接的原因。慢性牙龈炎和牙周炎的患者，由于牙龈肿胀、出血、牙周袋溢脓、口腔卫生状况很差，牙齿上堆积的菌斑、牙石和牙垢在细菌及微生物的作用下，腐化发酵，产生难闻的气味。患有坏死性龈炎、恶性肿瘤及拔牙后感染的病人，由于坏死组织分解化脓后产生吲哚、硫氢基及肢类，所以可有腐败性口臭。另外，口腔中存在没有治疗的龋齿、残根、残冠、不良修复体等均易积存食物残渣和污垢，产生一种难闻的口臭。

（三）鼻咽部疾病

鼻咽部与口腔相邻，鼻咽部的一些疾病也可以从口腔反映出臭味，如萎缩性鼻炎、副鼻窦炎、化脓性扁桃体炎的病人都可以产生口臭。

（四）幽门螺杆菌感染

幽门螺杆菌感染引起口臭的发生率较高，可随抗幽门螺杆菌的有效治疗，口臭减轻和消失。所以，有口臭不要担心，正确治疗会恢复健康的。然后提高胃肠道中双歧杆菌，可以治疗口臭。大豆低聚糖、异麦芽低聚糖、低聚果糖等双歧杆菌因子，对于治疗口臭效果很好。

（五）心理因素

口臭是口腔中的异常气味，自己和周围的人都能嗅到。引起口臭的原因很多，通常归纳为食源性、气源性、病源性、习惯性等四种原因。如吃葱蒜、咸腥等食物，长期吸烟酗酒，患有牙周炎、不注意口腔卫生、慢性鼻窦炎、肺部疾病、胃肠道疾病、糖尿病、癌症等因素都可产生不同的强烈口臭。但是，不良的情绪也会导致口臭，这一因素往往被大家所忽视。防治口臭除了要注意饭后和睡前刷牙、漱口，保持口腔卫生，用芳香爽口剂之外，根本方法是去除病因。我们不仅要治疗有关的器质性疾病，同时也要重视治疗心理障碍，努力改善情绪，把心境调整到良好的状态。

（六）吸烟

口臭虽然由口而出，但其病因不完全来自口腔，口臭原因有可能跟身体的五脏六腑有关，也有可能跟平时的饮食习惯有关。当然，如果是烟民，吸烟将会是口臭的重要原因。烟草中的尼古丁等有害物质会影响人体正常的血液循环，使局部免疫力下降，最终引发口臭等身体疾患。吸烟会污染呼吸道，还会使口腔变得干燥，随着唾液量的减少，口臭也会逐渐加重。此外，吸烟不仅是重要的口臭原因，而且还是各种口腔疾病（包括牙周炎、牙龈炎、口腔黏膜炎等）的诱发因素。吸烟者口中常有烟臭，影响社交与工作，而且吸烟可使牙齿变黄，从而有碍于美观。因此健康也为了美观，尽可能戒除吸烟这个不良嗜好。如果一时戒不掉，则要注意平时的口腔卫生，及时清洁口腔，同时还要多喝水，增加口腔湿度。

第九章 口腔科常用药物

第一节 抗微生物药物

一、抗生素

（一）青霉素类

青霉素类抗生素均含有6-氨基青霉烷酸（6-APA）母核，具有共同的抗菌作用机制，即影响细菌细胞壁合成，为繁殖期杀菌药。对人体毒性小，但可致过敏反应，各品种之间有交叉过敏反应，使用前均须做皮肤过敏试验。根据其抗菌谱及抗菌作用特点，可分成以下五类：

天然青霉素有青霉素G、青霉素V等。主要作用于革兰氏阳性菌及某些革兰氏阴性球菌和螺旋体。以青霉素G为临床最常用。

耐酶青霉素有甲氧西林、萘夫西林、苯唑西林、氯唑西林、双氯西林、氟氯西林等。本类青霉素的特点是耐青霉素酶，主要用于耐青霉素葡萄球菌感染的治疗。除甲氧西林外，其他品种均耐酸，口服吸收，可口服或注射给药。临床公认本组中最好的品种为氯唑西林。

广谱青霉素有氨苄西林、阿莫西林、依匹西林、海池西林、美坦西林、匹氨西林等。对革兰氏阳性及革兰氏阴性菌均有杀菌作用，耐酸可口服，但不耐酶。临床应用的品种主要是氨苄西林及阿莫西林。

抗绿脓杆菌广谱青霉素有羧苄西林、磺苄西林、替卡西林、阿洛西林、美洛西林、呋苄西林、哌拉西林、阿帕西林。此类青霉素抗菌谱与氨苄西林相似，其特点是对绿脓杆菌有良好抗菌活性。其代表性品种为哌拉西林。

抗革兰氏阴性杆菌青霉素有美西林、匹美西林、替莫西林等。为窄谱抗生素，主要对肠杆菌科细菌有较好抗菌活性。美西林与其他β-内酰胺类合用常有协同作用。

1. 青霉素

青霉素G（penicillin G）由青霉菌penicillium notatum等培养液中分离而得，临床常用其钾盐或钠盐。

（1）药理作用

本品不耐酸，口服吸收差，肌注吸收好，半小时后血药浓度达到峰值，2～4小时胆汁浓度达峰值。广泛分布于组织、体液中，易透入炎症组织，难透入眼、骨组织、无血供区、脓肿腔及脑脊液中。血浆蛋白结合率为45%～65%，半衰期约为30分钟。主要经肾排泄。

本品对生长繁殖期的细菌有较强杀灭作用。对多数革兰氏阳性球菌（链球菌、肺炎球菌、敏感葡萄球菌）、革兰氏阴性球菌（脑膜炎球菌、淋球菌）有强大抗菌活性；对某些革兰氏阴性杆菌（白喉杆菌）、各种螺旋体、放线菌、梭状芽孢杆菌属等亦有较好的抗菌效果。

（2）临床应用

青霉素G是多种感染治疗的首选抗生素。①肺炎球菌性感染引起的肺炎、脓胸、脑膜炎等。②A组或B组溶血性链球菌所致的各种感染，如咽炎、猩红热、蜂窝织炎、化脓性关节炎、肺炎、心内膜炎、败血症等。③敏感葡萄球菌所致感染，如化脓性脑膜炎。④淋球菌及梅毒螺旋体感染所致的淋病、梅毒。⑤革兰氏阳性杆菌感染所致的破伤风、白喉、炭疽病治疗时须与抗毒素并用。

肌内注射：成人每日量为80万～320万U，可分3～4次给药；儿童每日量为3万～5万U/kg，可分2～4次给药。静脉滴注：成人每日为200万～2000万U，分2～4次给药，儿童每日量为20万～40万U/kg，分4～6次加入至少量葡萄糖液（50～100 mL）做间歇快速滴注，0.5～1小时内滴注完毕。

（3）不良反应。

①过敏反应。发生率较高，可引起严重的过敏性休克。②毒性反应。肌注部位可发生周围神经炎，鞘内注射和全身大剂量应用引起肌肉痉挛、抽搐、昏迷等。③赫氏反应。指治疗梅毒时可出现症状加剧现象，表现为全身不适、寒战、发热、咽痛、肌肉痛、心跳加速等。④二重感染。治疗期间可出现耐药金色葡萄球菌、革兰氏阴性杆菌或白色念珠菌感染。

（4）注意事项。

①用药前必须做过敏试验，过敏者禁用；②与其他β-内酰胺类抗生素可能发生交叉过敏反应；③本品可经乳汁使婴儿过敏，哺乳期妇女慎用。

（5）制剂规格。

注射用青霉素钠：0.24 g（40万U）/瓶，0.48 g（80万U）/瓶，0.6 g（100万U）/瓶；注射用青霉素钾：0.25 g（40万U）/支。

2. 苯唑西林钠

苯唑西林钠为半合成的异唑类青霉素。

（1）药理作用

耐酸、耐青霉素酶，口服自胃肠道迅速吸收，约 0.5 ～ 1 小时血药浓度达峰值。肌注后约半小时血浓度达峰值，有效浓度可维持 6 小时，血浆蛋白结合率可高达 93%，主要在肝内灭活，半衰期为 0.4 小时。本品体内分布广，难透过血脑屏障。口服和肌注给药后，30% ～ 40% 由肾排泄，亦可经胆汁排出。本品对耐青霉素葡萄球菌有较强抗菌活性。

（2）临床应用

主要用于耐青霉素葡萄球菌所致的各种感染，也可用于化脓性链球菌或肺炎球菌与葡萄球菌所致的混合感染。

口服：成人每日量为 2 ～ 6 g，儿童每日量为 50 ～ 100 mg/kg，均分 4 ～ 6 次空腹给药。肌内注射：1 次 1g，每日 3 ～ 4 次。口服，肌注均较少用。静脉滴注：1 次 1 ～ 2 g，必要时加至 3 g，溶于 100 mL 输液内 0.5 ～ 1 小时滴完，每日 3 ～ 4 次；儿童每日量为 5 ～ 10 mg/kg，分次给予。

（3）不良反应

①口服可出现恶心、呕吐、腹泻等胃肠道反应；②大剂量注射时可引起抽搐等神经中毒反应；③婴儿用药后可出现血尿、蛋白尿等急性间质性肾炎症状。

（4）注意事项

①与青霉素有交叉过敏反应，用药前须做过敏试验；②与庆大霉素、四环素、磺胺嘧啶、去甲肾上腺素、间羟胺、B 族维生素、维生素 C、水解蛋白等配伍禁忌；③阿司匹林、磺胺药能阻止本品与血浆蛋白结合、故两者同用时要适当减量。

3. 阿莫西林

阿莫西林为对位羟基氨苄西林，又名羟氨苄青霉素。

（1）药理作用

阿莫西林为广谱抗生素，对革兰氏阳性及阴性菌均有作用，对产酶菌无效。对肠球菌及革兰氏阴性菌有较强抗菌活性，对肺炎双球菌与变形杆菌作用强于氨苄西林。

本品耐酸，口服吸收好。口服及肌注后达峰时间分别为 2 小时和 1 小时，半衰期为 1 ～ 1.3 小时。给药后 6 小时尿中排出量为药量的 45% ～ 68%。

（2）临床应用

主要用于敏感菌所致的呼吸道、尿路、胆道感染及伤寒。

成人：每日量 1 ～ 4 g，分 3 ～ 4 次；儿童每日量为 50 ～ 100 mg/kg，分 3 ～ 4 次给药。

（3）不良反应

副作用发生率为 5% ～ 6%，常见为胃肠道反应、皮疹等。

（4）注意事项

①青霉素过敏者禁用；②传染性单核细胞增多症患者慎用或禁用；③不宜与口服避孕药同服。

（5）制剂规格。

胶囊：0.25 g。干糖浆：125 mg/ 包。口服混悬液：125 mg/5 mL，250 mg/5 mL。

（二）头孢菌素类

头孢菌素为一簇半合成抗生素，均含有 7- 氨基头孢烷酸（7-ACA）的母核，在 3 位及 7 位碳原子上加入不同的基因，形成具有不同抗菌活性和药动学特性的各种头孢菌素。头孢菌素类具有抗菌作用强、临床疗效高、毒性低、过敏反应较青霉素少等优点。根据头孢菌素的药动学与抗菌作用特点将其分为三代。

第一代头孢菌素抗菌谱窄，主要作用于革兰氏阳性菌，抗菌活性强于第二、三代，对革兰氏阴性菌效差，对 β－内酰胺酶不稳定，半衰期偏短，多在 0.5 ～ 1.5 小时内，脑脊液浓度低，对肾脏有一定毒性。目前临床上主要使用的品种有头孢噻吩、头孢唑啉、头孢氨苄、头孢拉定。

第二代头孢菌素抗菌谱较第一代广，对革兰氏阳性菌作用与第一代相仿或略差，对多数革兰氏阴性菌作用明显增强。对 β－内酰胺酶较稳定，除个别品种（头孢尼西）外，半衰期仍偏短，脑脊液中浓度较高，肾脏毒性小。其代表性品种头孢呋辛、头孢孟多、头孢克洛。

第三代头孢菌素抗菌谱广，对革兰氏阳性菌效差，对革兰氏阴性菌，特别是肠杆菌科细菌有强大抗菌活性，对 β－酰胺酶稳定，半衰期延长，能透入脑脊液中，对肾脏几乎无毒性。其代表性品种有头孢噻肟、头孢曲松、头孢他定、头孢派酮等。

1. 头孢唑啉钠

头孢唑啉钠又名先锋霉素 V，为半合成的第一代头孢菌素。

（1）药理作用

本品对金黄色葡萄球菌（包括产酶菌株），肺炎链球菌、化脓性链球菌、大肠杆菌、奇异变形杆菌、克雷白杆菌、流感嗜血杆菌等有较强抗菌活性。对革兰氏阴性菌所产生的 β－内酰胺酶不稳定，易产生细菌耐药性。

本品肌注后 1 ～ 2 小时血药浓度达峰值，血浆蛋白结合率为 74% ～ 86%，半衰期为 1.8 小时。除脑组织外，全身分布良好，80% ～ 90% 给药量于 24 小时内自尿中排出。

（2）临床应用

主要用于治疗敏感菌所致的呼吸道感染、败血症、感染性心内膜炎、肝、胆系统感染、尿路感染、皮肤软组织感染、心脏手术和胆囊切除术的预防感染用药。

肌内或静脉注射。成人：1 次 0.5 ～ 1g，每日 3 ～ 4 次，病情严重者可适当增加剂量，但不超过每日 10 g 为限。预防手术感染可手术前半小时肌内或静脉内给药 1 g，术中给 0.5 ～ 1 g，术后每 6 ～ 8 小时给 0.5 ～ 1 g。儿童每日量为 50 ～ 100 mg/kg，分 3 ～ 4 次给药，病情较重可适当增加剂量。

（3）不良反应

不良反应发生率较低。偶见皮疹、荨麻疹、发热、血清病样反应等过敏症状。肌内注射可出现局部疼痛、静脉注射可致静脉炎。

（4）注意事项

①青霉素过敏者及肾功能不全者慎用；②供肌内注射剂有时含利多卡因，不可误注静脉内。

（5）制剂规格

粉针剂：0.2 g，0.5 g。

2. 头孢呋辛钠

头孢呋辛钠又名头孢呋肟，为半合成的第二代头孢菌素。

（1）药理作用

对多数革兰氏阳性菌有良好抗菌活性。对大肠杆菌、奇异变形杆菌、肺炎杆菌、普鲁威登菌、流感杆菌、奈瑟菌属等革兰氏阴性杆菌等有较强作用。对葡萄球菌和某些革兰氏阴性杆菌产生的 β－内酰胺酶稳定，是第二代头孢菌素中抗菌作用较突出的品种。

肌注后 0.5 ～ 1 小时血药浓度达峰值，血浆蛋白结合率为 30% ～ 50%，半衰期为 1.1 ～ 1.4 小时。体内广泛分布于各组织、体液中。脑膜炎时可透过血脑屏障在脑脊液中达到治疗浓度。24 小时内药物大多数以原形从肾排出。

（2）临床应用

主要用于敏感菌所致的呼吸道感染、尿路感染、细菌性脑膜炎、败血症的治疗。还可用于胃切除、胆囊切除，胸外科及妇科大手术等预防术后感染用药。

肌注或静脉注射。成人：每 8 小时给 0.75 ～ 1.5 g，病情严重者可增加至 6 g。儿童：每日量为 30 ～ 100 mg/kg，分 3 ～ 4 次给药。

（3）不良反应

常见为肌注部位疼痛、皮疹、血清转氨酶升高等。偶见静脉炎、嗜酸性粒细胞增多、血红蛋白降低或 Combs 试验阳性。

（4）注意事项

①对青霉素过敏者慎用；②不可与氨基糖苷类抗生素置于同一容器中注射；③与高效利尿药联合应用可致肾损害。

（5）制剂规格

粉针剂：每瓶 0.25 g，0.5 g，75 g，1.0 g，1.5 g。

3. 头孢噻肟钠

头孢噻肟钠又名头孢氨噻肟、凯福隆，为半合成的三代头孢菌素。

（1）药理作用

对革兰氏阴性菌特别是肠杆菌科细菌有极强的抗菌活性。流感杆菌和淋球菌（包括

产 β－内酰胺酶菌珠）对本品高度敏感。阴沟杆菌、产气杆菌、脆弱类杆菌对本品有耐药性。

口服不吸收，肌注后半小时血药浓度达峰值。血浆蛋白结合率为40%，半衰期约为1.2小时。体内分布较广，胆汁中浓度高，难透过血脑屏障。24小时内约60%给药量以原形肾排。

（2）临床应用

用于治疗敏感菌所致的败血症、脑膜炎、呼吸道感染、尿路感染等疗效佳。也可作为其他组织或器官感染的治疗或手术预防用药。

肌肉或静脉注射给药。成人及12岁以上儿童：每次1～2 g，每日2次；严重感染可加大剂量，但最高不超过每天12 g，分3～4次给药。早产儿和新生儿按每天50 mg/kg分2次给药。婴儿和儿童按每天50～100 mg/kg分2～4次给药。最高剂量可达200 mg/kg，分3～4次给药。淋病，单次剂量0.5～1.0g，肌注。

（3）不良反应

发生率约为3%～5%。常见为皮疹、药物热、胃肠道反应，静脉炎。部分患者可出现短暂性碱性磷酸酶、血清转氨酶升高。偶见腹泻、头痛、麻木、呼吸困难和面部潮红。罕见有白细胞减少或血小板减少。

（4）注意事项

①对青霉素过敏者及肾功能严重障碍者慎用；②长期应用可致伪膜性结肠炎；③本品与氨基糖苷类抗生素合用时不能混合在同一容器中，应分开注射给药。

（三）非典型 β－内酰胺类

1. 头霉素类

抗菌谱广，对革兰氏阴性杆菌作用较强，对多种 β－内酰胺酶稳定。对厌氧菌包括脆弱类杆菌有良好抗菌活性。临床常用于口腔外科、腹部外科和妇产科等需氧菌和厌氧菌的混合感染。主要代表性品种有头孢西丁、头孢美唑。

2. 碳青霉烯类

碳青霉烯类为抗菌谱最广，抗菌作用最强的一类抗生素，对 β－内酰胺酶高度稳定，且本身又有抑制作用，故具有广谱、强效、耐酶、抑酶等特点。临床应用较广的品种为亚胺培南 / 西司他丁的合剂，称为泰宁，主要用于多重耐药菌、产酶菌所致的革兰氏阴性菌感染、混合感染、病原菌不明或免疫缺陷者感染。

3. 单环类

抗菌谱较窄，对革兰氏阳性菌和专性厌氧菌活性低，但对革兰氏阴性菌，包括假单胞属有强大杀菌作用，具有耐酶、低毒、与青霉素交叉过敏反应等优点。临床应用的品种为氨曲南，用于革兰氏阴性菌所致的严重感染。

4. 氧头孢烯类

抗菌谱广，对革兰氏阴性菌有较强的抗菌活性，对厌氧菌包括脆弱类杆菌亦有良好作用，对多种 β－内酰胺酶稳定，血药浓度维持时间久。拉氧头孢为代表性品种，但因影响凝血功能，大剂量用药时可导致出血倾向。

5. β－内酰胺酶抑制剂

对 β－内酰胺酶有较强抑制作用，但本身无抗菌活性，与 β－内酰胺类抗生素合用时能显著增强后者的抗菌作用。临床应用的品种有克拉维酸（棒酸）与阿莫西林的合剂称为奥格门汀，以及舒巴坦（青霉烷砜）与氨苄西林的合剂称为优立新，主要用于产酶菌所致的各种感染治疗。

（四）氨基糖苷类

氨基糖苷类抗生素是一个氨基环醇与一个或多个氨基糖分子通过配糖链连接而成。包括：①由链丝菌属培养滤液中获得者如链霉素、卡那霉素；②由小单孢菌属的培养滤液中获得者如庆大霉素、西索米星；③半合成品种有阿止米星、奈替米星等。

本类抗生素具有以下共同特点：①易溶于水及稳定性好；②口服吸收差，须肌内注射或静脉滴注给药；③对各种需氧革兰氏阴性菌如大肠杆菌、克雷伯菌属、肠杆菌属、变形杆菌属具有高度抗菌活性；④作用机制主要是抑制细菌蛋白质合成，具杀菌作用；⑤与血浆蛋白结合率低，多数以原形经肾排泄；⑥细菌对不同品种有部分或完全交叉耐药性；⑦均具有不同程度的耳、肾毒性及神经肌肉阻滞作用。

1. 庆大霉素

庆大霉素由小单孢菌所产生，含有 Cl、Cla、C2 等组分。

（1）药理作用

抗菌谱广，对大肠杆菌、产气杆菌、克雷伯菌、奇异变形杆菌、绿脓杆菌、沙雷菌属、枸橼酸杆菌以及葡萄球菌等有较强抗菌活性。链球菌、肺炎球菌和厌氧菌对本品耐药，由于本品临床应用广泛，耐药菌株呈逐年递增之势。

肌注后 0.5 ～ 1 小时血药浓度达峰值。主要分布于细胞外液，与血浆蛋白结合率低，其有效与安全的血药浓度较低（4 ～ 8 mg/L）。半衰期为 2 ～ 3 小时，主要经肾排泄，部分经胆汁入肠排出。

（2）临床应用

主要用于敏感菌所致的严重感染，如败血症、尿路感染、胆道感染、呼吸道感染、烧伤感染、皮肤软组织感染等。

肌注，1 次 80 mg，每日 2 ～ 3 次，间隔 8 小时。重症感染 1 日用量可达 5 mg/kg。静滴，1 次 80mg，溶于 100 mL 液体中于半小时内滴完，每日 3 次。新生儿每日 2 ～ 4 mg/kg，分次给药。

（3）不良反应

①肾、耳毒性。如蛋白尿、血尿、尿量减少及耳鸣、听力模糊等。②神经肌肉阻滞症状。

如呼吸困难、嗜睡、极度软弱无力等。

（4）注意事项

①用药期间须监测血药浓度，特别是新生儿、老年人及肾功能不全者；②停药后若发现听力减退、耳鸣等应引起警惕；③严格掌握用药剂量与疗程。

（5）制剂规格

注射剂：每支 40 mg（1 mL），80 mg（2 mL）。

2. 奈替米星

奈替米星又名乙基西梭霉素，为半合成氨基糖苷类抗生素。

（1）药理作用

抗菌作用与庆大霉素相似。但对葡萄球菌和其他革兰氏阳性球菌的作用优于其他氨基糖苷类抗生素。对细菌所产生的多种钝化酶稳定，但仍可被乙酰基转移酶钝化而失活。对肺炎球菌，各组链球菌的作用较差，对肠球菌属和厌氧菌无效。

肌注后 0.5 ～ 1 小时的血浓度达峰值，半衰期约为 2.5 小时。广泛分布于各种体液和主要脏器中，脑脊液和胆汁中浓度低，主要经肾以原形排出。

（2）临床应用

主要适用于严重革兰氏阴性杆菌感染，或与青霉素或头孢菌素类联合用于病因未明的发热患者的经验治疗。

成人：每日 4 ～ 6 mg/kg，分 2 ～ 3 次肌注或静滴。新生儿（< 6 周）：每日 4 ～ 6.5 mg/kg；婴儿和儿童：每日 5 ～ 8 mg/kg，分 2 ～ 3 次肌注或静滴。

（3）不良反应

耳、肾毒性低，其余与庆大霉素相似。

（4）注意事项

疗程中宜定期监测血药浓度及肾功能变化。

（5）制剂规格

注射剂：1 mL（50 mg），2 mL（100 mg），2 mL（150 mg）。

（五）四环素类

四环素类是一类具有共同基本母核——氢化骈四苯的广谱抗生素。天然获得者有四环素、土霉素、金霉素，由链霉菌产生；半合成品种有多西环素、米诺环素等。此类抗生素具有以下共同特点：①抗菌谱广，对多数革兰氏阳性菌及阴性杆菌有较好抗菌活性，对立克次体、支原体、衣原体、螺旋体及某些原虫有抑制作用；②细菌耐药性日趋严重，但对半合成四环素的耐药性较天然四环素轻；③口服吸收良好，半合成四环素的吸收不受食物影响；④胆汁中药物浓度较高，不易通过血脑屏障，半合成四环素在前列腺中达有效浓度；⑤主要经肾排泄，肾功能不全时，四环素易在体内积聚，而多西环素则不受影响；⑥四环素主要用于布鲁菌病、霍乱、回归热、衣原体感染和立克次体病，半合成四环素可用于一般细胞感染治疗；⑦不良反应主要有胃肠道反应、肝肾毒性、过敏反应、二重感染及儿童牙齿变黄等；⑧四环素类能抑制胶原酶活性、促进牙周组织再生、作用较持久，而胶原酶对牙周组织具有溶胶原作用，造成牙周支持组织的破坏，因此四环素类在辅助牙周炎的治疗及降低活动性牙周炎的复发率方面均有良好疗效。

1. 四环素

四环素由链霉菌制备而得，临床用其盐酸盐。

（1）药理作用：为广谱抗生素，对大多数革兰氏阳性和阴性杆菌，包括流感杆菌、布鲁菌属、霍乱弧菌等均具有一定抗菌活性，对立克次体、支原体、衣原体、螺旋体及某些原虫有抑制作用。作用机制主要是干扰细菌蛋白质合成，属抑菌剂。

口服吸收不完全，吸收率约为 30% ～ 70%，且易受食物、二价、三价阳离子（Ca^{2+}、Mg^{2+}、Al^{3+}）和抗酸药物的影响。体内分布广泛，难透过血脑屏障。与血浆蛋白结合率约为 30%，半衰期为 8 ～ 9 小时，主要以原形经肾排泄，也可经肝浓缩排入胆汁，形成肝肠循环。胆汁中药物浓度为血液浓度的 10 ～ 20 倍。

（2）临床应用

由于细菌对四环素耐药日趋常见，故临床主要用于治疗非细菌感染，如衣原体感染、立克次体病、支原体肺炎、回归热等。细菌感染治疗可用于布鲁菌病、霍乱，或敏感菌所致的呼吸道、胆道、尿路和皮肤软组织感染。

口服。成人：1 次 0.25 ～ 0.5 g，每日 4 次；小儿每日量为 25 ～ 50 mg/kg，每日 4 次。

（3）不良反应

①胃肠道反应; ②长期应用可引起二重感染; ③牙釉质或骨骼发育不良; ④肝、肾损害; ⑤过敏反应，如药物热、皮疹等。

（4）注意事项

①孕妇、婴幼儿及儿童均不宜使用；②肝、肾功能减退者慎用；③不宜与钙盐、铁盐或铝盐等同时服用。

（5）制剂规格

片剂：每片 0.25 g；胶囊剂，每粒 0.25 g；注射剂：每瓶 0.5 g；软膏：每支 10 g（含四环素 300 mg）；眼膏：每支 2 g（含四环素 100 mg）；四环素可的松眼膏：每支 2 g（含四环素 5 mg）。

2. 多西环素

多西环素又名强力霉素，为土霉素的脱氧产物。

（1）药理作用

抗菌谱和四环素相似，但抗菌作用强 2 ～ 10 倍，对四环素耐药的金葡菌有效。

口服吸收好，不受食物影响，全身广泛分布，脑脊液中浓度较高。药物大部分经胆汁排入肠腔形成肝肠循环，半衰期长达20小时。大部分药物经肠随粪便排泄，仅少部分经肾排出。故肾功能减退时仍可应用。

（2）临床应用

用于敏感菌所致的呼吸道感染，如老年慢性支气管炎、肺炎、麻疹肺炎及泌尿道和胆道感染的治疗。

口服。首次0.2 g，以后每次0.1 g，每日1～2次。8岁以上儿童，首剂4 mg/kg；以后每次2～4 mg/kg，每日1～2次。疗程一般为3～7日。

（3）不良反应

常见为胃肠道反应，皮疹及二重感染少见。

（4）注意事项

8岁以下小儿及孕妇，哺乳妇禁用。

（六）大环内酯类

大环内酯类抗生素是由链霉菌产生的一类碱性抗生素，其分子中含有一个14或16元大环内酯结构。具有如下特点：①抗菌谱较窄，细菌对不同品种有不完全交叉耐药性；②在碱性环境中抗菌活性较强；③除酯化物外，口服不耐酸；④组织浓度高于血浓度，不易透过血脑屏障；⑤主要经胆道排泄，毒性低等。本类抗生素为速效抑菌剂，一般不用于严重感染的治疗，只适用于轻、中度感染。近年上市的一些新大环内酯类抗生素，如罗红霉素、阿齐霉素、克拉霉素等，具有比红霉素更广的抗菌谱，更强的抗菌活性，半衰期长、趋组织性好的优点，已受到临床的广泛注意。

1. 红霉素

红霉素由链丝菌分离而得。

（1）药理作用

对金黄色葡萄球菌（包括产酶珠）、表皮葡萄球菌、肺炎球菌、各组链球菌和革兰氏阳性杆菌具有强大抗菌活性；脑膜炎球菌、流感杆菌、百日咳杆菌、布鲁菌属等革兰氏阴性杆菌对本品敏感。除脆弱类杆菌和梭杆菌外，对各种厌氧菌有一定抗菌活性。此外，对军团菌属、某些螺旋体、肺炎支原体、立克次体属和衣原体也有抑制作用。其作用机制是与细菌核蛋白体的50S亚基结合，抑制细菌蛋白质的合成。由于本品应用广泛，细菌耐药性已明显增加。

本品空腹口服肠溶片250 mg后，药物在十二指肠内溶解吸收，血峰浓度于3～4小时到达，平均为0.3 mg/L。蛋白结合率为44%～78%。体内分布广，胆汁中浓度可为血浓度的30倍，但难透过正常的血脑屏障。半衰期为1.2～4小时，主要经胆汁排泄，部分在肠道中重吸收，约有10%～15%以原形经尿排泄。

（2）临床应用

主要用于敏感菌所引起各种感染的治疗。如扁桃体炎、肺炎、猩红热、丹毒和眼、耳、鼻、喉感染。临床上常用红霉素作为对青霉素过敏者的替代药物。

成人剂量每日 1.2 ～ 2.0 g，儿童每日 30 ～ 50 mg/kg，分 3 ～ 4 次服用。本品以空腹口服较佳，肝功能和肾功能障碍者应减量。

（3）不良反应

①常见为胃肠道反应，如恶心、呕吐、腹胀、腹泻；②少数可出现药物热、荨麻疹等过敏反应；③可致碱性磷酸酶、胆红素、谷丙转氨酶和谷草转氨酶升高。

（4）注意事项

①本品可渗入乳汁及透过胎盘屏障，故孕妇及哺乳期妇女慎用；②严格按医嘱用药，以确保其疗效；③口服红霉素肠溶片时，应整片吞服，以免遭胃酸破坏；④红霉素可使茶碱、卡马西平、华法林等药物的作用加强，合用时须注意。

2. 阿齐霉素

阿齐霉素为 15 元半合成的大环内酯类抗生素。

（1）药理作用

抗菌谱与红霉素相近，抗菌活性较强。对流感嗜血杆菌、淋球菌的作用比红霉素强 4 倍；对军团菌的作用强 2 倍；对绝大多数革兰氏阴性菌的 MIC ＜ 1 μg/mL。通过作用于 50S 核糖体亚单位而抑制细菌蛋白质的合成发挥抗菌作用。

本品口服生物利用度高，半衰期长，为 40 ～ 50 小时，组织中浓度明显高于血液中浓度。

（2）临床应用

主要用于呼吸道、皮肤、软组织及泌尿生殖系统的感染。

用法：成人首日剂量 500 mg，以后每日 250 mg，每日 1 次；儿童 10 mg/kg。连服 3 日。

（3）不良反应

主要为恶心、呕吐、腹痛、腹泻等胃肠道反应。偶见皮肤过敏反应。

（4）注意事项

肝功能不全者应慎用。妊娠期哺乳期妇女不宜使用。

3. 克拉霉素

克拉霉素为新一代 14 元半合成的大环内酯类抗生素。

（1）药理作用

抗菌谱与红霉素相似，抗菌活性较强。对多数革兰氏阳性菌、革兰氏阴性及厌氧菌有效。对肺炎球菌、流感嗜血杆菌、卡他布兰汉菌、嗜肺军团菌的抗菌活性较罗红霉素、阿齐霉素要强 2 ～ 4 倍。对化脓性链球菌、百日咳杆菌、幽门螺旋杆菌、包氏螺旋体、嗜肺军团菌、沙眼衣原体、肺炎支原体、鸟型结核分枝杆菌的抗菌活性是大环内酯类抗生素中最强的。

口服迅速吸收，2 小时后血药浓度达峰值，生物利用度为 55%。全身广泛分布，组织渗透性强。主要经肝脏代谢，其代谢产物 14– 羟克拉霉素亦具有较强抗菌活性，与克拉霉素联合对流感嗜血杆菌及其他病原菌产生协同或相加作用。主要经肾脏排泄，30%～40%以原形或活性代谢物经肾脏排泄。半衰期为3.5小时。

（2）临床应用

用于敏感菌所引起的呼吸道感染、泌尿道感染、皮肤软组织感染的治疗。本品与阿莫西林、奥美拉唑三联疗法，能有效治疗幽门螺旋杆菌引起的胃十二指肠溃疡。成人每次250 mg，每12小时1次，严重者可增至每次500 mg。

（3）不良反应

发生率低，可有胃肠不适、头痛、皮疹等。转氨酶可暂时性增高。

（4）注意事项

孕妇及对大环内酯类过敏者禁用。

二、合成抗菌药物

（一）磺胺类药物

磺胺类药物是化学合成上市最早的一类抗菌药。其分子中均含有氨苯磺胺的基本结构。此类药物具有抗菌谱较广，口服吸收快或不吸收，性质稳定、不易变性、价格低廉等优点而在临床应用广泛。特别是磺胺增效剂——甲氧苄啶的问世，显著提高了磺胺类药物的抗菌效能，使其在抗细菌感染治疗中仍占有重要地位。

磺胺药可分为口服易吸收、口服不易吸收及局部用药三类。口服易吸收者用于治疗各系统感染；口服不易吸收者仅用于治疗肠道感染；局部用磺胺作为皮肤黏膜感染的外用药物。口服易吸收磺胺根据其在体内药效持续时间的长短又分为短效、中效和长效三种：①短效磺胺，一次给药后有效药物浓度可维持4～8小时，半衰期＜8小时，如磺胺塞唑、磺胺异唑。②中效磺胺，一次给药后有效药物浓度维持10～24小时，半衰期约为10～15小时，如磺胺甲唑和磺胺嘧啶，皆为目前临床主要应用品种。③长效磺胺，其有效药物浓度维持时间及半衰期均达24小时以上，如磺胺多辛，磺胺甲氧嘧啶。

复方磺胺甲唑为磺胺甲唑（SMZ）与甲氧苄啶（TMP）的复方制剂。

（1）药理作用

本品对大肠杆菌、变形杆菌、奇异变形杆菌、克雷白菌属、莫根杆菌、志贺菌属、伤寒杆菌、流感杆菌、金葡菌均有良好的抗菌作用。本品所含的SMZ和TMP有协同抗菌作用。SMZ抑制二氢叶酸合成酶，TMP抑制二氢叶酸还原酶，使细菌的叶酸代谢受到双重阻断，从而发挥较强的抑菌杀菌作用。

本品吸收进入体内后，SMZ和TMP在血液中浓度之比为20∶1，尿药浓度之比为1∶1～5∶1。24小时内自尿中排出给药量的50%。

（2）临床应用

①用于治疗急性单纯性尿路感染，疗效佳。用法：成人口服，每次2片，每日2次，

可连服10天；小儿每日用量为SMZ40 mg/kg+TMP8 mg/kg，每日2次。②预防尿路感染的反复发作。用法：睡前排空膀胱后，顿服本品1/2～1片，或3～4倍于本剂量，每周1～2次，连服3～6个月。③呼吸道感染的治疗，特别是对慢性支气管炎的急性发作有较好疗效。用法：口服，每次3片，每日2次或每次2片，每日3次。老年或肾功能较差者应酌情减量，疗程为10～14天。④用于敏感菌所致伤寒、副伤寒以及其他沙门菌属等引起的感染。用法：口服，每日2次，每次2片，疗程为2～3周。

（3）不良反应

主要表现为SMZ和TMP所致的不良反应：①胃肠道反应，恶心、呕吐或头痛、眩晕、乏力等精神症状；②过敏反应，如药疹、剥脱性皮炎、渗出性多形红斑等；③肝肾功能损害；④血液系统反应，如粒细胞减少或缺乏、贫血、血小板减少、溶血性贫血蛋白尿；⑤高胆红素血症和新生儿核黄疸。

（4）注意事项

①妊娠哺乳期妇女禁用；②肝肾功能下降者不宜用；③早产儿及新生儿不宜用；④与呋喃苯氨酸、砜类、噻嗪类利尿药、磺脲类、碳酸酐酶抑制剂之间可发生交叉过敏反应；⑤本品与口服抗凝药、口服降糖药、甲氨蝶呤、苯妥英钠、硫贲妥钠同用时，可取代这些药物的蛋白结合部位或抑制其代谢，使药物血浓度增高，作用时间延长而产生毒副反应，故应避免同时应用。

（二）喹诺酮类

喹诺酮类又称吡啶酮酸类，其分子中均含有吡啶酮的基本结构。根据药物的上市时间，抗菌活性，药动学特点，将此类药物分为三代。第一代，抗菌谱窄，仅对少数革兰氏阴性杆菌有效，且细菌易产生耐药性，不良反应多见，临床已被淘汰，如萘啶酸：第二代，抗菌谱有所扩大，抗菌活性亦有提高，不良反应少见，多用于尿路和肠道感染的治疗，如吡哌酸；第三代，为近年来合成的抗菌谱较广，抗菌活性高，含氟喹诺酮类衍生物，对多数革兰氏阴性杆菌有强大抗菌作用，细菌耐药性极少，口服吸收好，组织和体液中药物浓度高，不良反应轻微，在临床治疗中占有主导地位，如诺氟沙星、依诺沙星、培氟沙新、氧氟沙新、环丙沙星等。

1. 氧氟沙星

氧氟沙星又名氟嗪酸，为第三代喹诺酮类药物。

（1）药理作用

本品对葡萄球菌、链球菌、肺炎链球菌、淋球菌、大肠杆菌、枸橼酸杆菌、志贺杆菌、肺炎克雷白杆菌、肠杆菌属、沙雷杆菌属、变形杆菌、流感嗜血杆菌、不动杆菌、螺旋杆菌等有较好的抗菌作用。对部分厌氧菌、绿脓杆菌、沙眼衣原体、肺炎支原体有一定抗微生物活性。对革兰氏阴性杆菌（需氧菌）的抗菌活性高于诺氟沙星、依诺沙星、培氟沙星，较环丙沙星略差。

口服吸收好，体内分布广泛。口服400 mg。达峰时间为2～3小时，血峰浓度为5～6 mg/L，半衰期为5～7小时。主要经肾排泄，24小时给药量的70%～80%自尿中以药物原形排出。胆汁中药物浓度约为血浓度的7倍。

（2）临床应用

主要用于敏感菌所致的呼吸道、泌尿道、皮肤及软组织、胆道、耳鼻喉等感染的治疗。

口服，每日200～600 mg，分两次服用。可根据病情适当调整剂量。

（3）不良反应

①胃肠道反应：恶心、呕吐、腹胀、腹泻等。②神经系统反应：头痛、头晕、失眠等。③变态反应：皮疹、瘙痒等。

（4）注意事项

①肾功能障碍者慎用；②孕妇及哺乳妇女禁用。

2. 环丙沙星

环丙沙星为第三代喹诺酮类药物。

（1）药理作用

抗菌谱广，抗菌活性强于其他氟喹诺酮类。对革兰氏阴性肠杆菌科细菌有极强抗菌活性。对淋球菌、链球菌、军团菌、金黄色葡萄球菌、脆弱类杆菌亦有良好抗菌作用。

口服可吸收，生物利用度约为52%，体内分布广。服药后1.5小时血药浓度达峰值。半衰期为3～5小时。主要经肾排泄，部分由肠道随粪便排出。

（2）临床应用

适用于敏感菌所引起的呼吸道、泌尿道、消化道、胆道、皮肤与软组织、腹腔、耳鼻喉科感染及败血症等的治疗。①口服，成人每次250～500 mg，每日2次。②静脉滴注，每次100～200 mg，每日2次。预先用等渗氯化钠或葡萄糖注射液稀释，滴注时间不少于30分钟。

（3）不良反应

偶见恶心、呕吐、腹泻、腹痛、眩晕、头痛、皮疹等。症状轻微，停药后可消失。

（4）注意事项

①孕妇、哺乳期妇女及未成年者不宜使用；②避免与抗酸药物、氨茶碱等同服。

（三）硝基咪唑类

1. 甲硝唑

甲硝唑又名灭滴灵。

（1）药理作用

有较好的抗滴虫和抗阿米巴原虫作用；对革兰氏阳性、阴性厌氧菌及脆弱类杆菌有较强的杀灭作用，对需氧菌则无效。

口服吸收良好，给药后 1 ～ 2 小时血药浓度达峰值。本品体内分布广泛，可进入唾液、乳汁、肝脓疡的脓液中，亦可透过血脑屏障进入脑脊液中。半衰期约为 6 ～ 12 小时，主要经肾排泄，其 20% 以原药排出，少量由皮肤及粪便排出。

（2）临床应用

①抗阴道滴虫感染及治疗肠道、肠外阿米巴虫病；②治疗各种厌氧菌引起的局部或系统感染。如腹腔、消化道、女性生殖系、下呼吸道、皮肤及软组织、骨和关节感染及牙周炎等。

治疗厌氧菌感染，口服 0.2 ～ 0.4 g，每日 2 ～ 4 次，疗程 5 ～ 10 日，静脉滴注，首剂 15 mg/kg，维持量 7.5 mg/kg，每 8 ～ 12 小时滴注 1 次，每次 1 小时。

（3）不良反应

①消化道反应常见，有恶心、呕吐、厌食、腹痛等；②过敏反应，有荨麻疹、皮肤瘙痒；③神经系统症状，有眩晕、共济失调、多发性神经炎等；④可引起二重感染，如假膜性肠炎。

（4）注意事项

①本品偶尔可致严重不良反应，如严重过敏反应及精神症状，临床应注意观察：②可抑制酒精代谢，故用药期间戒酒。

2. 替硝唑

替硝唑为新一代 5– 硝基咪唑衍生物。

（1）药理作用

具有较强的抗原虫和抗厌氧菌作用。与甲硝唑相比，本品具有口服后血药浓度高，半衰期长（$t_{1/2}$12 ～ 14 小时），有效浓度持续时间长等优点。

（2）临床应用

①用于厌氧菌所致的各种感染，如腹腔、妇科、手术创口、皮肤软组织、肺、胸感染，牙周炎及败血症等；②阿米巴虫病、阴道滴虫病、贾弟虫病的治疗。

抗厌氧菌治疗：口服，每日 2 g，分 1 ～ 2 次服用。手术预防用药，术前 12 小时服 2 g，手术间或结束后输注 1.6 g。

（3）不良反应

与甲硝唑类似。

（4）注意事项

①孕妇及哺乳期妇女禁用；②有血液病史者及器质性神经系统疾病禁用；③服药期间禁酒。

第二节　促凝血药

促凝血药是能加速血液凝固或降低毛细血管通透性，使出血停止。促凝血药主要通过如下作用机制达到止血作用：①通过影响某些凝血因子，促进或恢复凝血过程而止血，如维生素 K、凝血质、酚磺乙胺（止血敏）。②通过抑制纤维蛋白溶解系统而止血，即称抗纤溶药，如氨基己酸、氨基苯酸、氨基环酸等。③能降低毛细血管通透性，增加毛细血管壁抵抗性。如肾上腺素腙（安络血）。④具有类凝血酶样作用及类凝血激酶样作用，促进凝血。如立止血（巴曲酶）。⑤物理化学的凝固促进剂：用于局部创面，能吸收血液而呈现止血作用。如明胶海绵、氧化纤维等。⑥其他止血药：云南白药等。

一、亚硫酸氢钠甲萘醌

亚硫酸氢钠甲萘醌又名维生素 K_3。天然维生素 K 存在于苜蓿、菠菜、西红柿和鱼糜等中，其中 K_1、K_2 为脂溶性，其吸收有赖于胆汁的正常分泌，维生素 K_3 及 K_4 均为人工合成品，为水溶性，其吸收可不依赖胆汁。亚硫酸氢钠甲萘醌系白色结晶性粉末，无臭或微臭，有引湿性，遇光易分解，易溶于水，几乎不溶于乙醇、乙醚等中，宜避光、干燥、凉处保存。

（一）药理作用

维生素 K 为肝脏合成凝血酶原（因子Ⅱ）的必需物质，还参与Ⅶ、Ⅸ、Ⅹ的合成，缺乏后可引起凝血因子合成障碍影响凝血过程而引起出血。此外还可通过阿片受体和内源性阿片样物介导而呈现镇痛受体作用。吸收后随 β－脂蛋白转运，在肝内被利用。用药数日后才能使凝血酶原恢复正常。

（二）临床应用

主要运用于阻塞性黄疸、胆瘘、慢性腹泻、广泛肠切除所致肠吸收功能不良、早产儿、新生儿低凝血酶原血症，香豆素类或水杨酸类过量以及其他原因所致凝血酶原过低等引起出血。亦可用于预防长期口服广谱抗生素类药物引起的维生素 K 缺乏症。对胆石症、胆道蛔虫病引起的胆绞痛有镇痛作用，大剂量可解救杀鼠药（敌鼠钠）中毒。

（1）止血：肌注，每次 2 ～ 4 mg，每日 4 ～ 8 mg。防止新生儿出血，可在产前一周经孕妇肌注，每日 2 ～ 4 mg。口服，每次 2 ～ 4 mg，每日 6 ～ 20 mg。

（2）胆绞痛：肌注，每次 8 ～ 16 mg。

（3）不良反应：①可致恶心、呕吐等胃肠反应。②较大剂量可致新生儿、早产儿溶血性贫血、高胆红素及黄疸。对患红细胞 6–磷酸脱氢酶缺乏症者，可诱发急性溶血性贫血。

（三）注意事项

①可致肝损害，肝功能不良患者可改用维生素抗 K_1，肝硬化或晚期肝病患者出血使用本品无效。②禁忌与下列注射液配伍，如硫喷妥钠、环磷酰胺、垂体后叶素、水解蛋白、盐酸万古霉素、青霉素 G 钠、异丙嗪、氯丙嗪等，也不宜与抗凝药并用。

二、氨基乙酸

氨基乙酸为白色或黄色结晶性粉末，能溶于水，其 3.52% 水溶液为等渗溶液。

（一）药理作用

能抑制纤维蛋白溶酶原的激活因子，使纤维蛋白溶酶原不能激活为纤维蛋白溶酶，从而抑制纤维蛋白的溶解。此外对纤维蛋白溶酶也有直接抑制作用。口服吸收完全，生物利用度为 80%。2 小时左右血药浓度达峰值，有效血浓度为 13 μg/mL，$t_{1/2}$ 为 103 分钟，大部分以原形经尿排泄。

（二）临床应用

运用于纤溶性出血，如脑、肺、子宫、前列腺、肾上腺、甲状腺等外伤或手术出血。对纤维蛋白溶酶活性增高所致的出血症有良好疗效。术中早期用药或术前用药，可减少手术中渗血，并减少输出量，亦用于肺出血、肝硬化出血及上消化道出血等。口服：成人每次 2 g，小儿 0.1 g/kg，每日 3 ～ 4 次，依病情服用 7 ～ 10 天或更久。静滴：初用量 4 ～ 8 g，以 5% ～ 10% 葡萄糖或生理盐水 100 mL 稀释，15 ～ 30 分钟内滴完，维持量为 1 小时 1 g，维持时间依病情而定，每日量不超过 20 g，可连用 3 ～ 4 天。

（三）不良反应

偶见腹泻、腹部不适、结膜充血、鼻塞、皮疹、低血压、呕吐、胃灼热感及尿多等反应。

（四）注意事项

①本品排泄较快，须持续给药，否则其血浆有效浓度迅速降低。②本品不能阻止小动脉出血，术中如有活动性动脉出血，仍须结扎止血。③本品从肾脏排泄，且能抑制尿激酶，可引起血凝块而形成尿路阻塞，故泌尿道手术后，血尿肾功能不全的患者慎用。④使用时剂量不宜过大，有血栓形成倾向或过去有栓塞性血管病者慎用。⑤静注或静滴，速度不宜太快，以防止发生低血压、心动过缓或其他心律失常。

三、酚磺乙胺

酚磺乙胺又名经苯磺乙胺，常称止血敏或止血定，为白色结晶粉末，无臭，味苦，有引湿性，遇光易变质。易溶于水，溶于乙醇，微溶于丙酮中，不溶于氯仿或乙醚。

（一）药理作用

能增加血液中血小板数量，增强其聚集性和粘附性，促进血小板释放凝血活性物质，缩短凝血时间，加速血块收缩。亦可增强毛细血管抵抗力，降低毛细血管通透性，减少血液渗出，呈现止血作用。口服易吸收，静注后 1 小时作用达高峰，作用维持 4 ～ 6 小时。

（二）临床应用

运用于预防和治疗外科手术出血过多，血小板减少性紫癜及其他原因引起的出血，如脑出血、胃肠道出血、泌尿道出血、眼底出血、牙龈出血、鼻出血等。通常可与其他类型止血药如氨甲苯酸、维生素 K 并用。

（1）预防手术出血：术前 15 ～ 20 分钟静注或肌注，每次 0.25 ～ 0.5 g，必要时 2 小时后再注射 0.25 g，每日 0.5 ～ 1.5 g。

（2）治疗出血：成人，口服每次 0.5 ～ 1 g；儿童，每次 10 mg/kg，每日 3 次。肌注或静注，也可与 5% 葡萄糖或生理盐水混合静滴，每次 0.25 ～ 0.75 g，每日 2 ～ 3 次。必要时可根据病情增加剂量。

（三）注意事项

有报道静脉注射可发生休克，

第三节　镇痛药物

口腔颌面部炎症、创伤、肿瘤及各种类型手术都会给患者带来不同程度的疼痛。药物治疗是对抗疼痛的基本方法。镇痛药是主要作用于中枢神经系统，选择性抑制痛觉的药物，如阿片受体激动药，主要包括阿片生物碱，半合成或合成的阿片类镇痛药，镇痛作用强，但易产生耐受性及成瘾。非麻醉性镇痛药，如非甾体抗炎药及其他抗炎镇痛药，其主要作用部位在外周，通过抑制局部前列腺素合成，提高痛阈起到镇痛作用，当然也不能排除中枢作用机制。

对顽固疼痛，世界卫生组织推荐用“三阶梯疗法”进行治疗。第一阶梯为非阿片类镇痛药，适用于轻度疼痛患者；第二阶梯为弱阿片类药物，适用于中度疼痛患者，必要时可联合使用非阿片类镇痛剂，第三阶梯为强阿片类药，适于剧烈疼痛者，必要时可联合使用弱阿片类药物。三阶梯疗法主要代表性药物分别为阿司匹林、可待因和吗啡。

使用镇痛药物时要密切观察病情，合理用药，减少不良反应。

一、镇痛药

（一）哌替啶

哌替啶又名度冷丁。

1. 药理作用

哌替啶是人工合成的强效镇痛药，可作用于中枢神经系统的阿片受体，是阿片受体的完全激动药，可选择性解除或缓解疼痛，是吗啡的合成代用品。其镇痛效力相当于吗啡的 1/10 ～ 1/8，肌注 50 mg，可提高痛阈达 50%，肌内注射后 10 分钟即可发挥镇痛作用，可持续 2 ～ 4 小时，同时伴有镇静作用，10% ～ 20% 患者可有欣快感。可抑制呼吸中枢，减低其对体内蓄积的二氧化碳的敏感性，这种抑制作用在肌内注射后 1 小时达高峰，2 小时后恢复。因能增强前庭器官敏感性，可引起眩晕、恶心和呕吐；可促使外周血管扩张，从而引起体位性低血压。对胃肠道、胆道、输尿管及支气管的平滑肌有兴奋作用；对胃肠道平滑肌作用较弱，故不易引起便秘；对内脏痛治疗效果显著。

该药口服、注射均易吸收，但口服时易引起胃肠道紊乱，皮下注射有一定刺激性，故常用肌内注射途径。吸收后 60% 药物与血浆蛋白结合，在肝内代谢，经尿排出游离型或代谢型产物，肝内代谢产物去甲哌替啶可引起中枢兴奋，大剂量时可引起惊厥。血浆半衰期为 3 小时，肝功能不良时，血浆半衰期可延长。

2. 临床应用

①镇痛：适用于各种剧烈疼痛的镇痛，如手术后、创伤后、烧伤疼痛、晚期癌肿疼痛等。治疗内脏绞痛时应配合应用阿托品等解痉药物。可用于严重的分娩疼痛，但在新生儿娩出前 2 ～ 4 小时禁用，以免抑制新生儿呼吸。②麻醉前用药：可起到镇静，缓解患者紧张焦虑作用，也有助于缩短麻醉诱导期，减少麻醉药物用量。③人工冬眠，与氯丙嗪、异丙嗪合用，组成人工冬眠合剂用于人工冬眠，但不宜用于呼吸功能不良者及 1 岁以下婴儿。④其他：在配合吸氧、强心药物治疗的情况下，可用于心源性哮喘及肺气肿。

口服：成人每次 50 ～ 100 mg，极量 150 mg，每日可用 3 次，每日极量 600 mg。小儿每次 0.5 ～ 1 mg/kg，每日可用 3 次。肌内注射：成人每次 25 ～ 100 mg，极量 150 mg，每日可用 3 次，每日极量 600 mg。两次用药间隔时间不得少于 4 小时。硬膜外注射：一次注射量 0.5 ～ 0.6 mg/kg，用生理盐水 6 ～ 10 mL 稀释，可起到 8 ～ 20 小时镇痛作用。

3. 不良反应

治疗剂量可发生轻度不良反应，如眩晕、定向力障碍、幻觉、震颤、口干、恶心、呕吐、心动过速及血压下降等。

剂量过大时可引起呼吸抑制、昏迷、瞳孔散大、谵妄、肌痉挛、惊厥乃至衰竭死亡。可用巴比妥类药物、地西泮等进行解救，对呼吸抑制者可用纳洛酮解救。

连续使用可成瘾，引起精神依赖性与生理依赖性，用药则欣快、松弛，以致患者渴望用药，为达目的不择手段。一般在断药后3小时可发生戒断症状，如肌肉抽动、肢体疼痛、激动不安、烦躁、恶心、呕吐、腹泻及食欲不振等，8～12小时达到高峰，4～5天消失。

4. 注意事项

①禁用于颅脑损伤、颅内系统性病变患者，有阻塞性肺部疾患，肺功能不良及支气管哮喘的患者。②不宜用于孕妇、哺乳期妇女及婴幼儿。③避免连续长期使用。④伴有剧烈疼痛但原因不明者慎用。⑤停用单胺氧化酶抑制剂2周以上方可应用本药，否则可能发生严重不良反应。

（二）阿法罗定

阿法罗定又名安依痛。

1. 药理作用

人工合成短效镇痛药，化学结构与哌替啶相似，亦为阿片受体激动剂。起效时间短但镇痛效力较哌替啶弱，皮下注射5分钟即有镇痛效果，可维持约2小时，静脉注射维持30分钟，抑制呼吸的不良反应较轻。

2. 临床应用

适用于短时止痛的临床情况，如创伤及小手术的疼痛及面痛、牙痛等。用于内脏镇痛时须配合应用阿托品。

皮下注射：每次10～20 mg，每日20～40 mg，极量为每次30 mg，每日60 mg。静脉注射每次20 mg。

3. 不良反应

类似哌替啶，但较弱。

4. 注意事项

因可引起新生儿窒息，分娩时慎用。连续应用可有成瘾性，故勿长期连续应用。

（三）布桂嗪

布桂嗪又名强痛定。

1. 药理作用

非麻醉性速效镇痛药，注射后10分钟、口服后10～30分钟起效，镇痛效力为吗啡的1/3，对皮肤、黏膜、运动器官疼痛有较好的抑制作用，但对内脏疼痛效果较差。

2. 临床应用

适用于创伤、手术后疼痛，三叉神经痛、肌肉关节疼痛、偏头痛、痛经及癌症疼痛。口服：成人每次30～60 mg，每日3～4次，小儿每次1 mg/kg。皮下注射：成人每次50 mg。

3. 不良反应

较少，可能有恶心、眩晕、困倦等，停药可消失。长期应用可能产生依赖性。

4. 注意事项

避免长期连续使用本药，一般情况下连用勿超过 2 日，断续应用勿超过一周。

二、抗炎镇痛药

前列腺素是由细胞膜合成的重要生物活性物质，由花生四烯酸在前列腺素合成酶作用下生成，为一组含 5 个碳环的长链不饱和脂肪酸，在发热、疼痛、炎症等病理过程中发挥重要作用。动物实验证实，注射前列腺素至脑室、丘脑下部可引起发热，发热的动物脑脊液中前列腺素样物质增加 2.5 ～ 4 倍。慢性炎症或损伤时，局部前列腺素及其他致痛物质如缓激肽等分泌增多。前列腺素可直接引起疼痛，并提高神经末梢对致痛物质的敏感性。前列腺素还可致炎，并增强缓激肽、组胺与 5- 羟色胺等的致炎效能。

非甾体抗炎镇痛药均抑制花生四烯酸环化，阻止前列腺素合成。在中枢通过阻断内热源对丘脑下部体温调节中枢的作用，降低其兴奋性，增强散热过程，起到解热作用。在损伤化学刺激区或炎症反应区，使前列腺素合成、释放减少，并阻断其疼痛增敏作用，使痛觉感受器对致痛物质的兴奋性降低，从而起到镇痛作用。对风湿及类风湿患者，还起到抗炎、抗风湿作用，但对风湿病程没有影响。

（一）布洛芬

布洛芬又名异丁苯丙酸。

1. 药理作用

本品为苯丙酸衍生物，可抑制前列腺素合成酶，减少前列腺素合成，被认为是最安全的非甾体类抗炎镇痛药，与阿司匹林比较，解热作用较优，镇痛作用相等或较优，抗炎作用相当。

口服吸收好，血药浓度 1 ～ 2 小时可达高峰，生物利用度 80%，吸收后 99% 与血浆蛋白结合，血浆半衰期 2 ～ 2.5 小时，可缓慢进入关节滑膜腔，并保持较高浓度。在肝脏代谢，主要经尿排出。

2. 临床应用

适于治疗风湿、类风湿关节炎、骨关节炎、强直性脊柱炎、牙痛、头痛、痛经、术后疼痛等，适于轻度至中度钝性疼痛的治疗。

成人每次 0.2 ～ 0.4 g，每日 3 次或 3 ～ 4 小时 1 次，餐中服用可减少胃肠道反应。抗风湿治疗时可每次 1.0 g，每日 5 ～ 8 g，一周后减至每日 3 g。儿童剂量 5 ～ 10 mg/kg，每日 3 ～ 4 次。其缓释剂型称为芬必得，每次 0.3 ～ 0.6 g，每日 2 次，每次可维持药效 12 小时。

3. 不良反应

胃肠道反应发生率约 30% ～ 40%，多为轻度消化不良及胃肠道刺激症状，较阿司匹林、消炎痛易耐受，中枢神经系统反应常见失眠、头痛、眩晕、耳鸣等。对造血系统，可使出血时间延长，引起血细胞减少症。可引起肾病综合征、肾衰竭，肝功能减退。可引起过敏反应如皮疹、瘙痒、哮喘等，与阿司匹林有交叉过敏，可引起中毒性弱视。对孕妇可引起产程延长及难产。

4. 注意事项

孕妇、哺乳妇女、哮喘患者禁用。高血压、肾功能不全、消化道溃疡病及凝血功能缺陷者慎用。与抗凝药合用时，可使其游离型血药浓度增加，应注意避免。

（二）吲哚美辛

吲哚美辛又名消炎痛。

1. 药理作用

人工合成吲哚衍生物，属强效前列腺素酶抑制剂，尚可抑制炎症病灶中粒细胞的移动，减少其释放溶酶体酶，减少细胞炎症反应。在非甾体类抗炎镇痛药中，镇痛作用较强的，50 mg 相当于阿司匹林 600 mg 的效力。抗炎作用比阿司匹林强，较氢化可的松抗炎作用大 2 倍。解热作用则接近阿司匹林。

口服吸收迅速，1 ～ 3 小时达血药浓度高峰，4 小时可吸收 90%，吸收后 90% 与血浆蛋白结合，血浆半衰期为 3 ～ 4.5 小时，但不同个体差异较大。50% 经肝代谢，60% 经肾排泄，48 小时内 50% 由尿中排出，其余通过胆汁、粪便排出。

2. 临床应用

适用于风湿性关节炎、强直脊柱炎、急性痛风关节炎、关节滑膜炎、关节囊炎、月经痛、偏头痛、胆绞痛，癌症发热以及其他不易控制的发热。因易发生严重不良反应，不能作为一般解热镇痛药使用。适于中度疼痛的控制。不宜首选作为抗风湿、类风湿治疗，只有在其他药物不能耐受或疗效差时使用。成人每次 25 mg，每日 2 ～ 3 次，餐中或餐后立即服，治疗风湿、类风湿时可每周递增 25 mg 至每日总量 100 ～ 150 mg。胶囊制剂可减少反应。市售栓剂每粒 100 mg，可每日 1 ～ 2 次，连用 10 日为 1 疗程。

3. 不良反应

35% ～ 60% 患者发生不良反应，20% 患者可能被迫停药。最常见为胃肠道反应，可引起恶心、呕吐、厌食、腹泻，诱发或加重消化道溃疡、出血、穿孔。25% ～ 60% 患者可有中枢神经系统症状，如头痛、嗜睡、眩晕、幻觉、抑郁、精神失常等。对泌尿系统可加重已有肾损害，引起血尿、尿痛、尿频、肾功能减退。

偶可引起肝功能损害，造成黄疸、转氨酶升高。可引起造血系统损害，造成粒细胞缺乏、血小板减少、再生障碍性贫血及凝血机制障碍等。可引起过敏反应，如血管神经性水肿、皮疹、哮喘等，与阿司匹林交叉过敏。

4. 注意事项

孕妇、哺乳期妇女、哮喘、上消化道溃疡、肾病、癫痫、精神患者禁用，幼儿及老年人慎用。

与羟苯磺胺合用应减少消炎痛剂量以免中毒。避免与氨苯蝶啶合用，以免引起肾损害。避免与抗凝药、阿司匹林同时使用。

（三）双氯芬酸钠

双氯芬酸钠又名扶他林，为苯乙酸类消炎镇痛药钠盐制剂，其钾盐制剂亦有市售商品供应（凯扶兰）。

1. 药理作用

通过抑制前列腺素、组胺及 5- 羟色胺合成起到抗炎镇痛作用。口服易吸收，1 ～ 4 小时达峰浓度。经肝代谢，主要经肾排出，少量经胆汁从粪便排出，因排泄快速，不产生蓄积。

2. 临床应用

适用于风湿性、类风湿性关节炎、骨关节炎治疗，创伤、手术后疼痛，神经痛及癌症疼痛的镇痛。有中等强度镇痛效果，其药效比吲哚美辛强约 2 倍。

口服：成人每次 25 ～ 50 mg，每日 3 次，可在饭前服以减少胃部刺激。肌内注射：每次 75 mg，每日 1 次，应做臀肌深部注射。栓剂：50 mg/ 次，每日 2 次。凝（乳）胶剂可外用涂敷患处。

3. 不良反应

多数患者耐受本品，偶可见恶心、上腹不适等消化道症状，眩晕、头痛等神经系统症状，血管神经性水肿、皮肤红斑等过敏反应。偶可致严重不良反应，如急性肾功能不全、暴发性肝炎、粒细胞缺乏及溶血性贫血等。

4. 注意事项

①胃肠道功能紊乱，消化道溃疡，肝肾功能不全，孕妇慎用。②与糖皮质激素合用可能增加不良反应，应避免与阿司匹林、非甾体抗炎药、抗凝血药、甲氨蝶呤等合用，以免药物相互作用，产生不良后果。

三、其他镇痛药物

（一）卡马西平

卡马西平又名酸胺咪嗪。

1. 药理作用

苯二氮䓬类衍生物，结构与抗抑郁药阿米替林类似，是电压依赖性钠通道阻滞剂，延长动作电位兴奋期，对大脑皮质运动区有选择性抑制作用，可抑制癫痫病灶高频放电的扩散，抑制、阻滞中枢神经突触传递，因而具有抗癫痫、镇痛、抗心律失常效力，另可刺激抗利尿激素释放，加强远端肾小管水分全吸收，具有抗利尿作用。

口服吸收缓慢且不完全，4～8小时达峰值，血浆半衰期14～29小时，75%～80%与血浆蛋白结合。在肝脏代谢，代谢物环氧化物具有抗惊厥活性。代谢物由肾脏排出。血药浓度超过10 mg/mL时出现中毒。

2. 临床应用

20世纪60年代用于临床，对癫痫病部分性发作疗效较好，对大发作亦有效，常用于妇女、儿童自发性或症状性癫痫的首次治疗；对躁狂及抑郁症有治疗作用。可对抗地高辛中毒所致心律失常，治疗神经源性尿崩症。对原发三叉神经痛、舌咽神经痛效果较好，用药后24小时起效，约80%病例有效。可配合神经阻滞进行治疗。疼痛缓解后可调至合适剂量维持。长期应用时25%失效，疗程应控制在2～3个月内。

作为镇痛剂使用可治疗三叉神经痛、舌咽神经痛、多发性硬化、急性特发性神经炎，预防偏头痛等。

成人每次0.1 g，饭后用，开始每日2次，以后可每日或每2日增量0.1 g至有效，一般每日0.4～0.8g，3～4次服完，一日极量1.2 g。

如因漏服补服时不得一次服双倍剂量。

3. 不良反应

约25%的患者发生不良反应，血药浓度超过6 μg/mL时可引起头晕、嗜睡、手指震颤，大剂量时可引起视力模糊、复视、共济失调、房室传导阻滞。胃肠道反应不常见，且较轻微，主要表现为恶心、呕吐、食欲不振、上腹部疼痛等。

长期用药可诱发中毒性肝炎、一过性粒细胞减少及血小板减少、再生障碍性贫血、甲状腺功能减退、皮疹、剥脱性皮炎等。

急性中毒时可致肌肉抽动、舞蹈样动作、共济失调、惊厥，反射消失、呼吸抑制、昏迷。

4. 注意事项

①用药应从小剂量开始，逐渐增量，大剂量时应监控血药浓度。②治疗期间定期做血、尿常规及肝功能检查。③妊娠头3个月、有房室传导阻滞或骨髓抑制史者禁用。④孕妇、哺乳妇女、老年人及心、肝、肾疾病患者慎用。⑤与口服抗凝血药，含雌激素避孕药、甲状腺素、奎尼丁、多西环素、环孢菌素、洋地黄素（地高辛除外）等合用时可使本品代谢加速，治疗失败。⑥与抗抑郁药、大环内酯抗生素、异烟肼、西咪替丁、丙氧芬等合用时，因本品代谢受到抑制，血药浓度升高，易引起中毒。⑦其他不宜合用的药物：对乙酰氨基酚、碳酸酐酶抑制药、氯磺西脲、脑垂体后叶素、氯贝丁酯、锂盐、甲硫达嗪、单胺氧化酶抑制药物等。

（二）苯妥英钠

苯妥英钠又名大仑丁。

1. 药理作用

本品为电压依赖性钠钙通道调节剂，影响神经细胞膜的阳离子通透性，减少钠离子被动内流速率及钾离子外流，抑制钙离子转运系统，减少钙离子内流，导致细胞膜稳定，神经细胞兴奋阈值提高，从而阻止病灶发放的冲动向外发放及传播。同时还增加脑中抑制性递质，降低兴奋性递质含量，加强了氨基丁胺介导的突触前、突触后抑制。对神经细胞膜稳定作用是其治疗癫痫、神经痛、心律失常的药理基础。

口服后约 30% ～ 97% 被肠道缓慢吸收。成人 4 ～ 6 小时，儿童 2 ～ 6 小时达峰值，由于个体差异，达峰时间可在 2 ～ 12 小时间波动。血浆半衰期 24 小时 ±6 小时。90% 与血浆蛋白结合，10% 以游离型存在，易于达到脑组织发挥药效。95% 在肝内代谢，经肝药酶作用而失活，代谢物与少量原型药主要经尿排出，5% 经唾液排出。

肌内注射易沉淀于局部，5 小时吸收，24 小时达峰，与口服相比无优点，静脉注射血浆半衰期 10 ～ 15 小时。

2. 临床应用

抗癫痫，适用于全身强直性发作，复杂部分性发作及单纯部分性发作。因起效慢，常用于预防癫痫复发及维持治疗，慢性癫痫病停止发作后须经 6 个月减量过程，服用 2 ～ 4 年。

作为镇痛剂治疗三叉神经痛，约 2/3 患者有效，服药后 1 ～ 2 天疼痛减轻，但长期服用仅 20% 患者有效，其疗效不如卡马西平、布洛芬。

成人每次 100 ～ 200 mg，每日 2 ～ 3 次，初始从 300 mg/d 开始，每 2 ～ 4 周增加 50 ～ 100 mg/d 剂量，维持量 300 ～ 400 mg/d。成人可将全日量睡前一次服或分两次服。

静注时，剂量为 10 ～ 15 mg/kg，静注速度不宜超过 50 mg/min。

3. 不良反应

长期服用者至少 15% 发生不良反应。最常见的为食欲下降，恶心呕吐，40% ～ 80% 可能发生牙龈增生，为纤维细胞增生所致，如在用药头6个月注意口腔卫生，血药浓度适当，可控制牙龈增生发生率在10% 以下。此外常见不良反应为头痛、困倦、幻觉、嗜睡及眩晕。

急性中毒时可出现前庭性眼征（眼球震颤、眩晕及复视）及体位障碍，重者惊厥、昏迷。眼球震颤是轻度中毒最早、最可靠的客观体征，增加药量时应注意观察。长期应用可能引起骨髓抑制，巨幼细胞贫血，过敏性药疹，剥脱性皮炎，假性淋巴瘤，偶见恶性淋巴瘤，肝、肾功能损害。慢性中毒可致小脑萎缩。

4. 注意事项

①婴幼儿及妊娠初期、哺乳期妇女慎用。②用药从小剂量开始，缓慢增量。因有效剂量与中毒剂量接近，甚至重叠，须监测血药浓度，使剂量个体化。③人群中 9% 个体有遗传性羟基化过程缺陷，对苯妥英钠不能耐受，应予注意。④用药过程中定时做血常规及肝功检查，静脉注射时应做心电图、血压监测。⑤Ⅱ－Ⅲ房室传导阻滞患者禁用。⑥同时服用维生素 B_6、维生素 B_{12}、叶酸可能减少并发症。⑦下列药物合用易致苯妥英钠

中毒：磺胺类、异烟肼、双香豆素，对氨水杨酸、环丝氯酸、冬眠灵；下列药物可降低苯妥英钠血液浓度：酰胺咪嗪、抗生素、奎尼丁等。

第四节　局部麻醉药

局部麻醉药是指作用于神经末梢或神经干即能暂时性制止或阻滞神经冲动的产生和传递，从而产生神经末梢所在区域感觉麻痹或神经干支配区感觉及运动麻痹而不对神经造成损伤的药物，随着其作用消失，外周神经功能也即刻恢复。

局部麻醉药结构上均由亲脂性芳香环、烷基中间链及亲水性胺基部分（叔胺基或仲胺基）构成，可分为酯类及酰胺类两大类。

局部麻醉药的作用机制与可逆性地封闭钠通路、抑制神经细胞膜除极化有关。在神经接受刺激时，神经细胞膜微孔开大对钠离子通透性增强，钠离子大量流入细胞内，出现除极化。局部麻醉药脂溶性芳香环部分可透入神经细胞膜，与膜形成可逆性的结合，堵塞微孔，影响钠离子流入细胞内，从而阻断除极，影响了冲动的产生与传导。

属酯类的局部麻醉药有普鲁卡因、丁卡因等，在体内部分为血浆中酯酶水解，部分在肝内代谢，可能形成半抗原，易引起过敏；酰胺类均在肝内降解，代谢产物无明显药理作用。药物在体内分布与器官组织的血液循环丰富程度有关，血液循环丰富的器官分布较多。代谢产物一般由肾脏排出。

在局部麻醉药中加入肾上腺素，可收缩局部血管，减少局部麻醉药吸收，从而减少不良反应、延长局麻作用时间，增加神经阻滞强度。但部分患者可能出现肾上腺素引起的不良反应，如头晕、心动过速、焦虑烦躁、肌肉震颤等，应注意与局麻药引起的毒性反应相鉴别。

按局部麻醉药的应用方式不同，局部麻醉可有以下五种类型：

表面麻醉：一般是将局部麻醉药涂布于黏膜表面，穿过黏膜麻醉神经末梢产生无痛状态。

浸润麻醉：注射局部麻醉药物于组织内，直接麻醉注射区域神经末梢。

传导麻醉：注射局部麻醉药于神经干附近，阻滞神经干传导功能，使其支配区组织达到麻醉效果。

硬膜外麻醉：注射局部麻醉药于硬膜外腔中，使其沿神经鞘扩散，穿过椎间孔阻断神经根传导功能。

蛛网膜下隙麻醉：又称腰麻，是将局部麻醉药物注射于腰椎蛛网膜下隙中，麻醉该区脊神经根。

局部麻醉药物过量中毒主要影响中枢神经系统和心血管系统，也可引起过敏、正铁血红蛋白血症等。

中枢神经系统中毒的表现轻时为镇静、头昏、痛阈提高，稍重表现为眩晕、抽搐、痉挛性惊厥，继而转入昏迷、呼吸衰竭。心血管系统的中毒可表现为心肌收缩力降低，传导速度下降、心搏微弱、心排出量降低、室性早搏增多，室颤，节前纤维麻痹，可致血管扩张血压剧降。心血管系统虚脱可致死亡。过敏反应轻者可表现为皮疹、血管神经性水肿、关节疼痛、重者可表现为支气管痉挛、血压下降甚至引起心脏骤停。正铁血红蛋白达 30% 以上时应按急诊处理，否则也可危及生命。

临床应用时应采取最低有效浓度、最小剂量和个体化原则，医师应熟悉所用局部麻醉药物的性能，可能发生的不良反应等必要知识。用药前注意询问病史、准备好抢救药品和抢救设施，缓慢注射，边注射边观察患者临床状况，一旦出现毒性反应预兆，及时停药，对危及循环呼吸系统的重症组织有效的抢救。

一、组织浸润及神经干阻滞局部麻醉药

（一）普鲁卡因

普鲁卡因又名奴弗卡因。

1. 药理作用

属对氨基甲酸酯类，临床应用其盐酸盐。在组织内扩散力差，有扩血管作用。注射后 1 ～ 3 分钟起麻醉作用，持续 30 ～ 60 分钟后麻醉效果迅速消失，属短效局麻药。不能穿透皮肤、黏膜，故无表面麻醉作用。注射剂量过大或短时间内经静脉大量注射药物，血液浓度 6 μg/mL 以上时，可引起中毒反应。偶有引起过敏反应者。

静脉滴注速率为 1 mg/（kg · min）时，其镇痛作用相当于 15 mg 吗啡的镇痛效应，对中枢系统有抑制作用，可做静脉复合或静吸复合全麻用药。药物进入人体后大部分被血浆胆碱酯酶水解生成双氨基苯甲酸和二乙基氨基乙醇，前者 80%，后者 30% 经肾排出；后者 70% 被肝脂酶水解。少量进入体内的普鲁卡因由肝脏代谢。代谢产物多由肾脏排出。浓度愈大，吸收愈快，但浓度超过 5% 时可引起局部神经损伤、神经炎、神经坏死。加入 1/20 万肾上腺素后，麻醉时间延长 20% 以上。

2. 临床应用

浸润麻醉：常用浓度 0.25% ～ 0.5%，成人一次剂量不超过 500 mg 为宜（加 1/20 万肾上腺素后用量可酌增），极限量 1.0 g。新生儿浓度宜用 0.125%，1 岁以下婴儿宜 0.25%，一次剂量不超过 5 mg/kg 为宜。

阻滞麻醉：常用浓度 1% ～ 2%，加入肾上腺素的浓度及剂量同浸润麻醉。

蛛网膜下隙麻醉：常用浓度 3% ～ 5%，宜与麻黄碱联合应用，以对抗其扩张外周血管、血压降低的作用。一次量不宜超过 150 mg。

静脉复合麻醉：在麻醉诱导后施行，以 1 mg/（kg・min）速率滴注安全有效。

3. 不良反应

注射速度过快、剂量过大或直接注入静脉时可引起中毒反应，轻者表现为耳鸣、目眩、头晕、烦躁，恶心、出汗、脉速而弱，血压正常或轻度下降。重者首先表现为兴奋、谵妄、眼球震颤、肌肉抽搐、惊厥，救治不及时可转为抑制、昏迷，可伴有房室及束支传导阻滞，周围血管扩张，心搏量减少，血压降低，发绀、呼吸困难。心血管系统及呼吸系统的衰竭可致患者死亡。

偶见过敏性皮炎、过敏性休克及正铁血红蛋白血症的报告。

4. 注意事项

①如患者有药物过敏史、过敏体质者可做普鲁卡因皮试，注射 0.25% 普鲁卡因 0.1 mL 于一侧前臂屈侧皮内形成皮丘，另一侧相应部位注射生理盐水对照，15 ～ 20 分钟观察结果。局部无红斑或硬结判为阴性，红斑或硬结 < 5 mm 可疑阳性，5 ～ 9 mm 为阳性，≥ 10 mm 为强阳性。皮试阴性并不能完全排除过敏的可能性，需要在用药时注意观察患者。可改为应用酰胺类的利多卡因。②一次应用肾上腺素量不宜超过 0.3 mg，高血压、心脏病、心功能不全时禁用肾上腺素。③其代谢产物对氨基苯甲酸对抗磺胺药的抗菌作用，故不宜与磺胺合用。代谢产物二乙氨基乙醇可增强洋地黄作用，已用足量洋地黄者忌用。④水溶液不稳定，曝光、久贮（3 ～ 6 个月）、受热易变黄、高压蒸汽消毒效能降低。

（二）利多卡因

利多卡因又名赛罗卡因。

1. 药理作用

利多卡因为酰胺类，水溶液稳定，可反复煮沸消毒或高压灭菌。与普鲁卡因相比较，其药效强度大 1 倍，属中效局部麻醉药。在均为 0.5% 溶液时其毒性与普鲁卡因相当，在均为 1.0% 溶液时，利多卡因大 0.4 倍，在均为 2.0% 溶液时，利多卡因大 1 倍。本品作用时间可长达 1.5 ～ 2 小时，如加肾上腺素后可延至 4 小时。穿透性及扩散性强，可穿透黏膜，注射于组织中扩散迅速，扩血管作用不明显。

对中枢神经系统有抑制作用，低浓度时使患者镇静、嗜睡、痛阈提高。血浓度 > 5 μg/mL 时可引起惊厥。静脉适量使用时，可降低心肌自律性，有抗室性心律失常作用。血药浓度增高时可使心脏传导速度减慢，引起房室传导阻滞，抑制心肌收缩力，使心排出量减少。

进入体内的药物经肝微粒体酶降解，再由酰胺酶水解。代谢物主要随尿排出，少量从胆汁排出。

2. 临床应用

表面麻醉溶液（幼儿 2%）用于口、咽、气管黏膜麻醉，起效时间 5 分钟，维持

15 ～ 30 分钟，一次量宜小于 200 mg。

浸润麻醉：常用浓度 0.5% ～ 1%，显效时间 1 ～ 3 分钟，维持 120 分钟，加肾上腺素后可至 400 分钟，因毒性较大，易于吸收，应慎用。一般不宜超过 5 mg/kg，极量 400 mg。

阻滞麻醉：常用浓度 1% ～ 2%，显效时间 5 分钟，维持 120 ～ 150 分钟，一次量不超过 400 mg。

硬膜外麻醉：常用浓度与剂量为 1%20 ～ 30 mL 或 2%10 ～ 15 mL，显效时间 8 ～ 16 分钟，维持时间 90 ～ 120 分钟。

抗心律失常：室性心动过速或频发室性早搏时 1 分钟内推注本品 1 mg/kg，继续以 0.1% 浓度滴注，每小时不宜超过 100 mg，一次总剂量一般不超过 4.5 mg/kg；小儿常用 0.25% ～ 0.5% 浓度，一次量不超过 4 ～ 4.5 mg/kg。

3. 不良反应

发生毒性反应的机会比普鲁卡因多，过敏反应的机会则小于普鲁卡因。静脉输入本品速度过快可能引起惊厥、中枢深度抑制，误入静脉注射大剂量可导致心脏骤停。

4. 注意事项

①因扩散性强，不宜用作蛛网膜下隙麻醉。②有心、肝功能严重不全，癫痫大发作史者慎用。③有室内传导阻滞、完全房室传导阻滞者慎用或不用。

（三）布比卡因

布比卡因又名丁哌卡因。

1. 药理作用

酰胺类局麻药，其盐酸水溶液稳定，耐高压蒸汽消毒。局麻时间比普鲁卡因长 8 ～ 10 倍，持续时间比利多卡因长 1 倍，为长效、强效局麻药，但显效时间略长，为 5 ～ 7 分钟。毒性为利多卡因的 3 ～ 4 倍。对感觉神经局麻效果好，但对运动神经纤维作用微弱。无血管扩张作用，不产生高铁血红蛋白，对心血管系统功能无影响，但剂量过大时可引起中枢神经系统与循环系统严重中毒反应。进入体内的药物 70% ～ 95% 与血浆蛋白结合，消除半衰期 8 小时。在肝脏代谢，经肾脏排出。

2. 临床作用

表面麻醉：常用 0.3% ～ 0.5% 软膏。浸润麻醉：常用浓度 0.125% ～ 0.25%，一次剂量 2 ～ 3mg/kg 为宜。阻滞麻醉：常用浓度 0.25% ～ 0.5%。显效时间 5 ～ 7 分钟，15 ～ 25 分钟达到最大效果，持续 5 ～ 6 小时。硬膜外阻滞麻醉：常用浓度 0.5% ～ 0.75%，显效时间 5 ～ 7 分钟，15 ～ 20 分钟达高峰，持续时间 3 ～ 5 小时。上述各种用药方式中，一次量均不宜超过 200 mg。

3. 不良反应

较少见，但过量或误入血管，由于其对钠通道阻滞时间长，可造成严重心律失常、室颤、循环衰竭乃至心搏停止，一旦发生心血管意外，特别是心搏停止时复苏困难。抢救时忌用利多卡因。故成人一次量或 4 小时内剂量最好控制在 150 mg 以内，并可加入肾上腺素，减慢吸收速度。

4. 注意事项

①肝、肾功能严重不良、低蛋白血症禁用，孕妇及儿童慎用。②勿直接注入血管。

（四）丙胺卡因

丙胺卡因又名波瑞罗卡因。

1. 药理作用

酰胺类局麻药，化学结构及药理性质均与利多卡因相似，其盐酸盐水溶液稳定，可高压灭菌。既作用于神经膜，又能作用于钠通道轴浆侧受体。与利多卡因相比，起效略慢，但持续时间略长，毒性小 1/3。为中效局麻药，麻醉效能为普鲁卡因的 3 倍，血浆蛋白结合率为 55%。

2. 临床应用

用于浸润麻醉、神经阻滞麻醉及硬膜外麻醉，尤适用于不能使用肾上腺素者。

浸润麻醉：浓度 0.5% ～ 1.0%，起效时间 1 ～ 2min，作用持续 1 ～ 1.5h。神经阻滞麻醉：浓度 1.0% ～ 4.0%，起效时间 5min，作用持续 2 ～ 3h。硬膜外麻醉：浓度 2.0% ～ 3.0%，起效时间 5 ～ 12min，作用持续 1.5 ～ 2 小时。上述各种麻醉方式一次最大量均为 600 mg。

3. 不良反应

代谢产物可与血红蛋白结合，使其转化为正铁血红蛋白，引起正铁血红蛋白血症。正铁血红蛋白含量达 3 ～ 5 g/dL 时，可引起乏力、头痛、眩晕、发绀、心动过速，对婴儿及心肺功能不全者可造成不良后果。发生正铁血红蛋白血症时可用亚甲蓝解救。

4. 注意事项

产妇、贫血、先天性正铁血红蛋白血症患者禁用；孕妇及婴儿和心肺疾患者慎用。

（五）阿替卡因

1. 药理作用

酰胺类局麻药，与利多卡因比，易于在组织内扩散，局麻效能强，起效快（起效时间约 4 分钟），持续时间长（局部浸润时麻醉效果持续约 2.4 小时），毒性比利多卡因低，过敏反应少见。适用于浸润麻醉。制剂中含微量肾上腺素（1/10 万）。

2. 临床应用

适于拔牙、牙髓及牙周治疗的浸润麻醉，市售制剂 4% 浓度，1.7 mL/ 支。一次注射量 0.8 ～ 1.7 mL，注射速度 1.7 mL/min 钟。成人一日最大剂量 7 mg/kg，儿童一日最大剂量 5 mg/kg。

3. 不良反应

因含有微量亚硫酸盐可能引起过敏性休克，因含肾上腺素可能引起头痛、眩晕、心动过速。

4. 注意事项

①凡 4 岁以下儿童、高血压、严重肝功能不全、心律失常患者、卟啉症（紫质症）及胆碱酯酶缺乏、甲状腺功能亢进，及窄角性青光眼患者禁用。②糖尿病及应用单胺氧化酶抑制剂者慎用。③勿注射过速，勿注入血管。

二、表面麻醉用药物

将局麻药涂布于黏膜或裸露创面产生局部无痛状态，称为表面麻醉。常用表面麻醉用药物有酯类的丁卡因、苯唑卡因等，酰胺类的利多卡因、地布卡因以及达克罗宁等。

（一）丁卡因

丁卡因又名地卡因。

1. 药理作用

对氨苯甲酸衍生物，属酯类局麻药。由于具有很好的脂溶性，穿透力强，吸收迅速，做表面麻醉效果好。其水溶液不稳定，贮存 6 个月以上或高压蒸汽消毒 2～3 次极易分解，冷藏保存期也不能超过一年。溶液变浑浊时即不能再使用。

与普鲁卡因相比，其作用强 5～16 倍，为长效局麻药，毒性也大 10～20 倍。有扩张血管的作用，对中枢神经系统及心脏有较强的抑制作用，中毒时可引起心泵衰竭，心搏停止。

进入体内后为血浆胆碱酯酶水解，代谢物由肾脏排出，极少量以原形从尿排出。

2. 临床应用

主要做黏膜表面麻醉使用，常用浓度 1%～2%，一次用量 40～60 mg，起效时间 1～3 分钟，维持 30～60 分钟，浓度为 0.25%～0.5% 时适用于眼科，一次最大量 40～60 mg。每 1 mL 药液中加入 0.1 μg 肾上腺素可延缓吸收。

硬膜外麻醉常用浓度 0.2%～0.3%，一次用量 40～60 mg，常与利多卡因混合应用。

3. 不良反应

发生一过性皮疹的机会高于普鲁卡因。经黏膜大量吸收或误入血管可致中毒，引起惊厥，心跳停止。

4. 注意事项

①先使用少量，观察 5 分钟，如无不良反应时再追加至预定剂量，但严格掌握不得超过一次最大剂量，并应严密观察患者。②避免浸润麻醉，禁忌静脉注射。③代谢产物

为对氨基苯甲酸，可降低磺胺类药物效能，应避免合用磺胺。

（二）达克罗宁

达克罗宁又名达可隆。

1. 药理作用

在芳香环上带有 4–C_4H_9O 基团，非酯类、非酰胺类局麻药，黏膜穿透力强，外用安全，可做表面麻醉使用。抑制触觉、压觉及痛觉，作用迅速、持久。但因对组织刺激性强，不适于注射。

2. 临床应用

黏膜麻醉用浓度 0.5% ～ 1%，皮肤止痛、止痒用 0.5% 乳膏或 1% 软膏，或 0.5% 溶液喷雾，一次量不超过 100 mg。应密闭、避光保存于 15℃～ 30℃环境中。

（三）苯佐卡因

1. 药理作用

酯类局麻药，因水中溶解极微，吸收少，可做皮肤黏膜表面使用，其作用机制为引起神经膜膨胀，改变膜结构，达到麻醉效果。局部麻醉作用比普鲁卡因弱，毒性为可卡因的 1/20 ～ 1/10。

2. 临床应用

5% ～ 10% 苯佐卡因软膏可用于小面积烧伤、皮肤擦伤，皮肤晒斑、瘙痒；20% 气雾液用于皮肤、黏膜；5% 或 20% 凝胶用于牙龈患处；栓剂（含苯佐卡因 0.2 ～ 0.3 g）可用于痔疮。

3. 不良反应

敏感者可发生全身中毒反应。3 岁以下小儿使用时可能发生正铁血红蛋白血症。与丁卡因交叉过敏，对普鲁卡因也可交叉过敏。

第十章　龋病

第一节　龋病病因

龋病是发生在牙体硬组织的慢性细菌性疾病，造成牙齿颜色、形态、质地的改变，影响牙齿的咀嚼、发音、语言、美容等功能。龋病发生的初期，牙体硬组织脱矿，引起釉质晶体结构的变化，透明度改变，釉质呈白垩色。龋损进一步发展，牙体组织中无机物溶解，有机物分解，牙体硬组织崩解，组织缺损形成龋洞。

牙体组织缺乏自身修复能力，龋洞未及时治疗，进一步发展可引起牙髓炎、根尖周炎、颌骨炎症等一系列并发症，也可引起全身的感染性疾病。因此，学习和掌握龋病的发病机制、临床诊断、治疗及有效预防方法，对维持口腔的生理功能及全身健康有着十分重要的意义。

龋病是以细菌为主的多因素综合作用的结果，主要致病因素包括细菌和牙菌斑生物膜、食物和蔗糖、宿主对龋病的敏感性等。

19世纪90年代著名的口腔微生物学家米勒（W.D.Miller）第一次提出龋病与细菌有关，即著名的化学细菌学说。该学说认为龋病发生是口腔细菌产酸引起牙体组织脱矿的结果。口腔微生物通过合成代谢酶，分解口腔中碳水化合物，形成有机酸，造成牙体硬组织脱钙。在蛋白水解酶的作用下，牙齿中的有机质分解，牙体组织崩解，形成龋洞。化学细菌学说的基本观点认为，龋病发生首先是牙体硬组织的脱矿溶解，再出现有机质的破坏崩解。米勒学说是现代龋病病因学研究的基础，阐明了口腔细菌利用碳水化合物产酸、溶解矿物质、分解蛋白质的生物化学过程。

米勒实验如下：

牙齿 + 面包（碳水化合物）+ 唾液——脱矿

牙齿 + 脂肪（肉类）+ 唾液——无脱矿

牙齿 + 面包（碳水化合物）+ 煮热唾液——无脱矿

米勒实验第一次清楚地说明，细菌是龋病发生的根本原因，细菌、食物、牙齿是龋病发生的共同因素。对细菌在口腔的存在形式没有说明，也未能分离出致龋菌。

20世纪40年代，戈特利布（Gottlieb）提出蛋白溶解学说。认为龋病的早期损害首先发生在有机物较多的牙体组织部位，如釉板、釉柱鞘、釉丛和牙本质小管，这些部位含有大量的有机物质。牙齿表面微生物产生的蛋白水解酶使有机质分解和液化，晶体分离，结构崩解，形成细菌侵入的通道。细菌再利用环境中的碳水化合物产生有机酸，溶解牙体硬组织。龋病是牙组织中有机质先发生溶解性破坏，再出现细菌产酸溶解无机物脱矿的结果。该学说未证实哪些细菌能产生蛋白水解酶，动物实验未能证明蛋白水解酶的致龋作用。

20世纪50年代，沙茨（Schatz）提出了蛋白溶解螯合学说。认为龋病的早期是从牙面上的细菌和酶对釉质基质的蛋白溶解作用开始，通过蛋白溶解释放出各种螯合物质包括酸根阴离子、氨基、氨基酸、肽和有机酸等，这些螯合剂通过配位键作用与牙体中的钙形成具有环状结构的可溶性螯合物，溶解牙体硬组织的羟磷灰石，形成龋样损害。螯合过程在酸性、中性及碱性环境下都可以发生，该学说未证实引起病变的螯合物和蛋白水解酶。蛋白溶解学说和蛋白溶解螯合学说的一个共同问题是在自然情况下，釉质的有机质含量低于1%，如此少的有机质要使90%以上的矿物质溶解而引起龋病，该学说缺乏实验性证据。

米勒化学细菌学说和沙茨蛋白溶解螯合学说的支持者们在随后的几十年里展开了激烈的争论，化学细菌学说在很长一段时间占据了主流地位。近60年来在龋病研究领域的相关基础和临床研究均主要围绕细菌产酸导致牙体硬组织脱矿而展开，龋病病因研究进入了“酸幕时代”时期。

随着近年来对牙菌斑生物膜致病机制的研究进展，特别是对牙周生物膜细菌引起的宿主固有免疫系统失衡，进而引起牙周病发生的分子机制的深入研究，人们重新认识到蛋白溶解过程在龋病的发生发展过程中的重要作用。目前认为，细菌酸性代谢产物或环境其他酸性物质引起釉质的溶解后，通过刺激牙本质小管，在牙本质层引起类似炎症的宿主反应过程，继而引起牙本质崩解。值得注意的是，牙本质蛋白的溶解和牙本质结构的崩解并不是由“蛋白溶解学说”或“蛋白溶解螯合学说”中所提到的细菌蛋白酶所造成，而是由宿主自身的内源性金属基质蛋白酶（MMPs），如胶原酶所引起。这种观点认为龋病是系统炎症性疾病，龋病和机体其他部位的慢性感染性疾病具有一定的相似性，即龋病是由外源性刺激因素，如细菌的各种致龋毒力因子诱导宿主固有免疫系统失衡，造成组织破坏，牙体硬组织崩解。

随着现代科学技术的发展，大量的新研究方法、新技术和新设备用于口腔医学基础研究，证实龋病确是一种慢性细菌性疾病，在龋病的发生过程中，细菌、牙菌斑生物膜、食物、宿主及时间都起了十分重要的作用，即四联因素学说。该学说认为，龋病的发生必须是细菌、食物、宿主三因素在一定的时间和适当的空间、部位内共同作用的结果，龋病的发生要求有敏感的宿主、致病的细菌、适宜的食物及足够的时间。由于龋病是发生在牙体硬组织上，从细菌在牙齿表面的黏附，形成牙菌斑，到出现临床可见的龋齿，一般需要 6 ～ 12 个月的时间。特殊龋除外，如放射治疗后的猛性龋。因此，时间因素在龋病病因中有着十分重要的意义，有足够的时间开展龋病的早期发现、早期治疗。四联因素学说对龋病的发生机制做了较全面的解释，被认为是龋病病因的现代学说，被全世界所公认。

一、细菌因素

龋病是一种细菌性疾病，细菌是龋病发生的最关键因素，大量的研究证明没有细菌就没有龋病。无菌动物实验发现，在无菌条件下饲养的动物不产生龋，使用抗生素能减少龋的发生。由龋损部位分离出的致病菌接种于动物，能引起动物龋或离体牙人工龋损。临床上也发现未萌出的牙不发生龋，一旦暴露在口腔中与细菌接触就可能发生龋。

口腔中的细菌约500种，与龋病发生关系密切的细菌必须具备较强的产酸力、耐酸力；能利用糖类产生细胞内外多糖；对牙齿表面有强的黏附能力；合成蛋白溶解酶等生物学特性，目前认为变异链球菌、乳酸杆菌、放线菌等与人龋病发生有着密切的关系。

细菌致龋的首要条件是必须定植在牙齿表面，克服机械、化学、物理、免疫的排异作用，细菌产生的有机酸需对抗口腔中强大的缓冲系统，常难以使牙体组织脱矿。只有在牙菌斑生物膜特定微环境条件下，细菌产生有机酸聚积，造成牙齿表面 pH 值下降，矿物质重新分布，出现牙体硬组织脱矿产生龋。因此，牙菌斑生物膜是龋病发生的重要因素。

二、牙菌斑生物膜

人类第一次借助显微镜观察到的细菌生物膜就是人牙菌斑生物膜。通过激光共聚焦显微镜（CSLM）结合各种荧光染色技术对牙菌斑生物膜进行了深入研究，证明牙菌斑生物膜是口腔微生物的天然物膜。口腔为其提供营养、氧、适宜的温度、湿度和 pH 值。牙菌斑生物膜是黏附在牙齿表面以微生物为主体的微生态环境，微生物在其中生长代谢、繁殖衰亡，细菌的代谢产物，如酸和脂多糖等，对牙齿和牙周组织产生破坏。牙菌斑生物膜主要由细菌和基质组成，基质中的有机质主要有不可溶性多糖、蛋白质、脂肪等，无机质包含钙、磷、氟等。

牙菌斑生物膜的基本结构包括基底层获得性膜、中间层和表层。唾液中的糖蛋白选择性地吸附在牙齿表面形成获得性膜，为细菌黏附与定植提供结合位点。细菌黏附定植到牙菌斑生物膜表面形成成熟的生物膜一般需要 5 ～ 7 d 时间。对牙菌斑生物膜的结构研究发现，菌斑成熟的重要标志是在牙菌斑生物膜的中间层形成丝状菌成束排列，球菌和短杆菌黏附其表面的栅栏状结构，在表层形成以丝状菌为中心，球菌或短杆菌黏附表面的谷穗状结构。

牙菌斑生物膜一经形成，紧密附着于牙齿表面，通过常用的口腔卫生措施如刷牙并不能有效消除。紧靠牙齿表面的牙菌斑生物膜的深层由于处于缺氧状态，非常有利于厌氧菌的生长代谢，细菌利用糖类进行无氧代谢，产生大量的有机酸，堆积在牙菌斑生物膜与牙齿表面之间的界面，使界面 pH 值下降，出现脱矿导致龋病。牙菌斑生物膜是龋病发生的必要条件，没有菌斑就没有龋病。动物实验和流行病学调查研究表明控制菌斑能有效地减少龋病发生。

关于牙菌斑生物膜的致龋机制有 3 种主流学说。

（一）非特异性菌斑学说

龋病不是口腔或牙菌斑生物膜中特殊微生物所致，而是牙菌斑生物膜中细菌共同作用的结果，细菌所产生的致病性产物超过了机体的防卫能力，导致龋病。

（二）特异性菌斑学说

龋病是由牙菌斑生物膜中的特殊细菌引起的，这些特殊细菌就是与龋病发生关系密切的致龋菌。研究已经证实，牙菌斑生物膜中与龋病发生关系密切的致龋菌都是口腔常驻微生物群，非致龋菌在条件适宜时也可以引起龋病。

（三）生态菌斑学说

牙菌斑生物膜致龋的最新学说，认为牙菌斑生物膜内微生物之间、微生物与宿主之间处于动态的生态平衡，不发生疾病；一旦条件改变，如摄入大量的糖类食物、口腔内局部条件的改变、机体的抵抗力下降等，正常口腔微生态失调，正常口腔或牙菌斑生物膜细菌的生理性组合变为病理性组合。一些常驻菌成为条件致病菌，产生大量的致病物质，如酸性代谢产物，导致其他非耐酸细菌生长被抑制，产酸耐酸菌过度生长，最终引起牙体硬组织脱矿，发生龋病。根据生态菌斑学说的基本观点，龋病有效防治的重点应该是设法将口腔细菌的病理性组合恢复为生理性的生态平衡。

三、食物因素

食物是细菌致龋的重要物质基础。食物尤其是碳水化合物通过细菌代谢作用于牙表面，引起龋病。

碳水化合物是诱导龋病最重要的食物，尤其是蔗糖。糖进入牙菌斑生物膜后，被细菌利用产生细胞外多糖，参与牙菌斑生物膜基质的构成，介导细菌对牙齿表面的黏附、定植。合成的细胞内多糖是细菌能量的储存形式，保持牙菌斑生物膜持续代谢。糖进入牙菌斑生物膜的外层，氧含量较高，糖进行有氧氧化，产生能量供细菌生长、代谢。牙菌斑生物膜的深层紧贴牙齿表面，由于缺氧或需氧菌的耗氧，进行糖无氧酵解，产生大量的有机酸，并堆积在牙齿与牙菌斑生物膜之间的界面内，不易被唾液稀释，菌斑 pH 值下降，脱矿致龋。

细菌产生的有机酸有乳酸、甲酸、丁酸、琥珀酸，其中乳酸量最多。糖的致龋作用与糖的种类、糖的化学结构与黏度、进糖时间与频率等有十分密切的关系。葡萄糖、麦芽糖、果糖、蔗糖可以使菌斑 pH 值下降到 4.0 或更低；乳糖、半乳糖使菌斑 pH 值下降到 5.0；糖醇类，如山梨醇、甘露醇不被细菌利用代谢产酸，不降低菌斑 pH 值。淀粉因相对分子质量大，不易扩散入生物膜结构中，不易被细菌利用。含蔗糖的淀粉食物则使菌斑 pH 下降更低，且持续更长的时间。糖的致龋性能大致可以排列为蔗糖 > 葡萄糖 > 麦芽糖、乳糖、果糖 > 山梨糖醇 > 木糖醇。蔗糖的致龋力与其分子结构中单糖部分共价键的高度水解性有关。

龋病“系统炎症性学说”认为，碳水化合物除了为产酸细菌提供代谢底物产酸以及介导细菌生物膜的黏附外，其致龋的另一重要机制是通过抑制下丘脑对腮腺内分泌系统的控制信号。腮腺除了具有外分泌功能（唾液的分泌）外，还具有内分泌功能，可控制牙本质小管内液体的流动方向。正常情况下，在下丘脑 – 腮腺系统的精密控制下，牙本质小管内液体由髓腔向釉质表面流动，有利于牙体硬组织营养成分的供给和牙齿表面堆积的酸性物质的清除。研究发现，高浓度碳水化合物可能通过升高血液中氧自由基的量，抑制下丘脑对腮腺内分泌功能的调节。腮腺内分泌功能的抑制将导致牙本质小管内液体流动停滞甚至逆转，进而使牙体组织更容易受到细菌产酸的破坏。由于牙本质小管液体的流动还与牙本质发育密切相关，对于牙本质尚未发育完成的年轻人群，高浓度碳水化合物对牙本质小管液体流动方向的影响还可能直接影响其牙本质的发育和矿化。该理论在一定程度上科学解释 10 岁以下年龄组常处于龋病高发年龄段这一流行病学调查结果。

食物中的营养成分有助于牙发育。牙齿萌出前，蛋白质能影响牙齿形态、矿化程度，提高牙齿自身的抗龋能力。纤维性食物如蔬菜、水果等不易黏附在牙齿表面，有一定的清洁作用，能减少龋病的发生。根据“系统炎症性学说”，龋病的发生与细菌代谢产物刺激产生的大量氧自由基与机体内源性抗氧自由基失衡，进而导致牙体组织的炎性破坏有关。因此，通过进食水果、蔬菜可获取外源性抗氧化剂中和氧自由基的促炎作用，对维持牙体硬组织的健康具有潜在作用。

四、宿主因素

不同个体对龋病的敏感性是不同的，宿主对龋的敏感性包括唾液成分、唾液流量、牙齿形态结构以及机体的全身状况等。

（一）牙齿

牙齿的形态、结构、排列和组成受到遗传、环境等因素的影响。牙体硬组织矿化程度、化学组成、微量元素等直接关系到牙齿的抗龋力。牙齿点隙窝沟是龋病的好发部位，牙齿排列不整齐、拥挤、重叠等易造成食物嵌塞，产生龋病。

（二）唾液

唾液在龋病发生中起着十分重要的作用。唾液是牙齿的外环境，影响牙发育。唾液又是口腔微生物的天然培养基，影响细菌的黏附、定植、牙菌斑生物膜的形成。唾液的质和量、缓冲能力、抗菌能力及免疫能力与龋病的发生有密切关系，唾液的物理、化学、生物特性的个体差异也是龋病发生个体差异的原因之一。

唾液钙、磷酸盐及钾、钠、氟等无机离子参与牙齿生物矿化，维持牙体硬组织的完整性，促进萌出后牙体硬组织的成熟，也可促进脱矿组织的再矿化。重碳酸盐是唾液重要的缓冲物质，能稀释和缓冲细菌产生的有机酸，有明显的抗龋效应。唾液缓冲能力的大小取决于重碳酸盐的浓度。

唾液蛋白质在龋病的发生中起重要的作用。唾液黏蛋白是特殊类型的糖蛋白，吸附在口腔黏膜表面形成一种保护膜，阻止有害物质侵入体内。黏蛋白能凝集细菌，减少对牙齿表面的黏附。唾液糖蛋白能选择性地吸附在牙齿表面形成获得性膜，为细菌黏附提供了有利条件，是牙菌斑生物膜形成的第一步，获得性膜又称为牙菌斑生物膜的基底层，也可以阻止细菌有机酸对牙齿的破坏。富脯蛋白、富酪蛋白、多肽等能与羟膦灰石结合，在维护牙完整性、获得性膜的形成、细菌的黏附定植中起重要的作用，唾液免疫球蛋白还能阻止细菌在牙齿表面的黏附。

（三）遗传因素

遗传因素对宿主龋易感性也具有一定的影响。早在20世纪30年代就有学者对龋病发生与宿主遗传因素的关联进行了调查研究分析。直到近年来随着全基因组关联分析（GWAS）在人类慢性疾病研究领域的盛行，学者们逐渐开始试图通过基因多形性分析定位与人类龋病发生相关的基因位点，已发现个别与唾液分泌、淋巴组织增生、釉质发育等相关基因位点的突变与宿主龋病易感性相关，由于龋病的发生还受到细菌生化反应及众多不可预知环境变量因素的影响，关于龋病全基因组关联分析研究的数量还较少，目前尚不能对宿主基因层面的遗传因素和龋病易感性的相关性做出明确的结论。作为困扰人类健康最重要的口腔慢性疾病，宿主与口腔微生物间的相互作用和进化关系，将导致宿主遗传因素在龋病的发生过程中起到重要的作用。

五、时间因素

龋病是发生在牙体硬组织的慢性破坏性疾病，在龋病发生的每一个阶段都需要一定的时间才能完成。从唾液糖蛋白选择性吸附在牙齿表面形成获得性膜、细菌黏附定植到牙菌斑生物膜的形成，从糖类食物进入口腔被细菌利用产生有机酸到牙齿脱矿等均需要时间。从牙菌斑生物膜的形成到龋病的发生一般需要6～12个月的时间。在此期间，对龋病的早期诊断、早期干预和预防能有效地降低龋病的发生。因此，时间因素在龋病发生、发展过程和龋病的预防工作领域具有十分重要的意义。

值得注意的是，四联因素必须在特定的环境中才易导致龋病，这个特定的环境往往是牙上的点隙裂沟和邻面触点龈方非自洁区。这些部位是龋病的好发区，而在光滑牙面上很难发生龋病。在龋病的好发区，牙菌斑生物膜容易长期停留，为细菌的生长繁殖、致病创造了条件。同时，这些好发区多为一个半封闭的生态环境，在这样一个环境内，营养物、细菌等容易进入，使环境内产生的有害物质不易被清除，好发区的氧化还原电势相对较低，有利于厌氧菌及兼性厌氧菌的生长和糖酵解产酸代谢的发生，细菌酸性代谢产物在牙菌斑生物膜内堆积，将抑制非耐酸细菌的生长，导致产酸耐酸菌的过度生长，最终导致牙菌斑生物膜生态失衡，形成龋病。

六、与龋病发生相关的其他环境因素

流行病学研究显示，环境因素，如宿主的行为习惯、饮食习惯等与龋病的发生显著相关。进一步研究发现，口腔卫生习惯与社会经济地位及受教育程度也密切相关，而刷牙的频率对于龋病的发生和发展程度有显著的影响。宿主居住环境的饮用水是否含氟对龋病的发生也有一定的影响。家庭成员的多少与龋病的发生也有密切关系，流行病学调查显示，来自具有较多家庭成员家庭的宿主往往具有较高的 DMFT 指数。

第二节　临床表现与分类

一、临床表现

龋病的破坏过程是牙体组织内脱矿与再矿化交替进行的过程，当脱矿速度大于再矿化，龋病发生。随着牙体组织的无机成分溶解脱矿，有机组织崩解，病损扩大，从釉质进展到牙本质。在这个病变过程中，牙体组织出现色、质、形的改变。

（一）牙齿光泽与颜色改变

龋病硬组织首先累及釉质，釉柱和柱间羟磷灰石微晶体脱矿溶解，牙体组织的折光率发生变化。病变区失去半透明而成为无光泽的白垩色；脱矿的釉质表层孔隙增大，易于吸附外来食物色素，患区即可能呈现棕色、褐色斑。龋坏牙本质也出现颜色改变，呈现灰白、黄褐甚至棕黑色。龋洞暴露时间愈长，进展愈慢，颜色愈深。外来色素、细菌代谢色素产物，牙本质蛋白质的分解变色物质，共同造成了龋坏区的变色。

（二）牙体组织缺损

龋病由于不断脱矿和溶解而逐步发展，随时间的推移，出现由表及里的组织缺损。

早期龋在釉质表现为微小表层损害，逐步沿釉柱方向推进，并在锐兹线上横向扩展，形成锥状病变区。由于釉柱排列的方向，在光滑牙面呈放射状，在点隙裂沟区呈聚合状，光滑牙面上锥形龋损的顶部位于深层，点隙裂沟内锥形龋损的顶部位于表层。

牙本质内矿物质含量较少，龋病侵入牙本质后，破坏速度加快，并易沿釉牙本质界及向深层扩展，牙本质发生龋损时，由于顺着釉牙本质界扩展，可以使部分釉质失去正常牙本质支持成为无基釉。无基釉性脆，咀嚼过程中不能承受咬合力时，会碎裂、破损，最终形成龋洞。

（三）牙齿光滑度和硬度改变

釉质、牙骨质或牙本质脱矿后都会出现硬度下降。临床上使用探针检查龋坏变色区有粗糙感，失去原有的光滑度。龋坏使牙体组织脱矿溶解后，硬度下降更为明显，呈质地软化的龋坏组织用手工器械即可除去。

（四）进行性破坏

牙齿一旦罹患龋病，就会不断地、逐渐地被破坏，由浅入深，由小而大，牙体组织被腐蚀，成为残冠、残根。牙体组织破坏的同时，牙髓组织受到侵犯，引起牙髓炎症，甚至牙髓坏死，引起根尖周病变。这一过程可能因机体反应的不同，持续时间的长短有所差异。牙体硬组织一旦出现缺损，若不经过治疗，或龋病发生部位的环境不变，病变过程将不断发展，难以自动停止，缺失的牙体硬组织不能自行修复愈合。

（五）好发部位

龋病的发生，必然首先要在坚硬的牙齿表面上出现一处因脱矿而破坏了完整性的突破点，这个突破点位于牙菌斑生物膜——牙齿表面的界面处。如果牙菌斑生物膜存在一个短时期就被清除，如咀嚼或刷洗，脱矿作用中断，已出现的脱矿区可由于口腔环境的再矿化作用得以修复。

牙齿表面一些细菌易于藏匿而不易被清除的隐蔽区就成为牙菌斑生物膜能长期存留而引起龋病的好发部位。临床上将这些部位称为牙齿表面滞留区，常见的有点隙裂沟的凹部、两牙邻接面触点的区域、颊（唇）面近牙龈的颈部。牙面自洁区指咀嚼运动中，借助于颊（唇）肌和舌部运动、纤维类食物的摩擦及唾液易于清洗的牙齿表面。在这些部位细菌不易定居，故不易形成牙菌斑生物膜，龋病也就不易发生。自洁区是牙尖、牙嵴、牙面轴角和光滑面部位。

1. 好发牙

由于不同牙的解剖形态及其生长部位的特点有别，龋病在不同牙的发生率也不同。流行病学调查资料表明，乳牙列中以下颌第二乳磨牙患龋最多，顺次为上颌第二乳磨牙、第一乳磨牙、乳上前牙，患龋最少的是乳下前牙。在恒牙列中，患龋最多的是下颌第一磨牙，顺次为下颌第二磨牙、上颌第一磨牙、上颌第二磨牙、前磨牙、第三磨牙、上前牙，最少为下前牙。

从不同牙的患龋率情况来看，牙面滞留区多的牙，如点隙沟最多的下颌第一磨牙和形态酷似它的第二乳磨牙，其患龋率最高；牙面滞留区最少的下前牙，龋病发生最少。下颌前牙舌侧因有下颌下腺和舌下腺在口底的开口，唾液的清洗作用使其不易患龋病。

2. 好发牙面

同一个牙上龋病发病最多的部位是咬合面，其次是邻面、颊（唇）面，最后是舌（腭）面。

面是点隙裂沟滞留区最多的牙面，其患龋也最多，特别是青少年。邻面触点区在接触紧密，龈乳突正常时，龋病不易发生。但随着年龄增长，触点磨损，牙龈乳突萎缩或牙周疾患导致邻面间隙暴露，形成的滞留区中食物碎屑和细菌均易于堆积隐藏，难于自洁，也不易人工刷洗，龋病发生频率增加。

唇颊面是牙齿的光滑面，有一定的自洁作用，也易于牙刷清洁，后牙的颊沟，近牙龈的颈部是滞留区，龋病易发生。在舌腭面既有舌部的摩擦清洁，滞留区又少，很少发生龋齿。在某些特殊情况下，如牙齿错位、扭转、阻生、排列拥挤时，可以在除邻面以外的其他牙面形成滞留区，牙菌斑生物膜长期存留，发生龋病。

3. 牙面的好发部位

第一和第二恒磨牙龋病最先发生的部位以中央点隙为最多，其次为殆面的远中沟、近中沟、颊沟和近中点隙。在点隙裂沟内，龋损最早发生于沟底部在沟的两侧壁，随着病变扩展，才在沟裂底部融合。在牙的邻接面上，龋损最早发生的部位在触点的龈方。该部位的菌斑极易长期存留，而不易被清除。

二、临床分类

根据龋病的临床损害模式，临床上，龋病可以根据破坏进展的速度，龋损发生在牙面的解剖学部位，以及龋损破坏的深度进行分类。

（一）按龋损破坏的进展速度分类

1. 急性龋

急性龋多见于儿童或青年人。病变进展速度较快，病变组织颜色较浅，呈浅棕色，质地较软而且湿润，很容易用挖器剔除，又称湿性龋。急性龋病变进展较快，修复性牙本质尚未形成，或者形成较少，容易波及牙髓组织，产生牙髓病变。

2. 猛性龋

猛性龋是一种特殊龋病，破坏速度快，多数牙在短期内同时患龋，常见于颌面部及颈部接受放射治疗的患者，又称放射性龋。一些有Sjogren综合征严重全身性疾病的患者中，由于唾液缺乏或未注意口腔卫生，亦可能发生猛性龋。

冰毒（甲基苯丙胺）吸食者口腔也常见猛性龋，俗称“冰毒嘴”，可能与冰毒在体内产生大量氧自由基，破坏下丘脑细胞线粒体功能，抑制下丘脑－腮腺内分泌系统对牙本质小管液体正常流动速度和方向的调控相关。

3. 慢性龋

慢性龋临床上多见，牙体组织破坏速度慢，龋坏组织染色深，呈黑褐色，病变组织较干硬，又称干性龋。

4. 静止龋

静止龋是由于在龋病发展过程中环境发生变化，隐蔽部位变得开放，原有致病条件发生了变化，龋病不再继续进行，但损害仍保持原状，处于停止状态。邻面龋损由于相邻牙被拔除，受损的表面容易清洁，牙齿容易受到唾液缓冲作用和冲洗力的影响，龋病病变进程自行停止，咬合面的龋损害，由于咀嚼作用，可能将龋病损害部分磨平，菌斑不易堆积，病变因而停止，成为静止龋。

（二）按龋损发生在牙面上的解剖部位分类

根据牙齿的解剖形态，龋病可以分为两类：一是窝沟龋，二是光滑面龋，包括邻面和近颈缘或近龈缘的牙面。

1. 窝沟龋

牙齿的咬合面窝沟是釉质的深盲道，不同个体牙面上窝沟的形态差异较大。形态学上窝沟可以分为很多类型：V 形，窝沟的顶部较宽，底部逐渐狭窄；U 形，从顶到底部窝沟的宽度相近；I 形，窝沟呈一非常狭窄的裂缝；IK 形，窝沟呈狭窄裂缝带底部宽的间隙。关于牙发育过程中窝沟的形成以及不同个体、不同牙齿，窝沟的形态差异是牙发育生物学研究的重要领域。

窝沟的形态和窝沟口牙斜面的夹角大小与龋病发病和进展速度密切相关。窝沟宽浅者较深窄者不易发生龋损，窝沟口斜面夹角小者比夹角大者易于产生龋损。在窝沟发生龋病时，损害从窝沟基底部位窝沟侧壁产生损害，最后扩散到基底，龋损沿着釉柱方向发展而加深，达到牙本质，沿釉牙本质界扩散。

窝沟龋损可呈锥形破坏，锥形的底部朝牙本质，尖向釉质表面，狭而深的窝沟处损害更为严重，龋病早期釉质表面没有明显破坏，这类龋损又称潜行性龋。

2. 平滑面龋

平滑面龋是发生在点隙窝沟的龋损，分为邻面龋和颈部龋。邻面龋是发生于近远中触点处的损害，颈部龋则发生于牙颊面或舌面，靠近釉牙骨质界处。釉质平滑面龋病损害呈三角形，其底朝釉质表面，尖向牙本质。当损害达到釉牙本质界时，损害沿釉牙本质界向侧方扩散，在正常釉质下方逐渐发生潜行性破坏。

3. 牙根面龋

由于牙颈部的暴露，龋病会在牙根面发生，可以从牙骨质或直接从牙本质表面形成牙根面龋。这种类型的龋病损害主要发生于牙龈退缩、根面外露的老年人牙列。由于牙骨质和牙本质的有机成分多于釉质，龋损的破坏速度快。现代人群中的根面龋，最常发生于牙根的颊面和舌面。

4. 线形釉质龋

线形釉质龋是一种非典型性龋病损害，常见于拉丁美洲和亚洲的儿童乳牙列。

这种损害主要发生于上颌前牙唇面的新生线处或更确切地说是新生带。新生带代表出生前和出生后形成的釉质的界限，是所有乳牙具有的组织学特征。乳上颌前牙釉质表面的新生带部位产生的龋病损害呈星月形，其后续牙对龋病的易感性也较强。

（三）按龋损破坏的深度分类

根据病变深度龋病可以分为浅龋、中龋和深龋。这种分类方法在临床上最为常用。

1. 浅龋

浅龋指牙冠部釉质龋和牙根部牙骨质龋。龋损涉及釉质或牙骨质浅层，患者一般无症状，釉质出现黄褐色、黑棕色改变，没有形态和质地的改变。

2. 中龋

龋病从釉质发展到了牙本质浅层，称为中龋。牙本质的成分中矿物质含量明显少于釉质，结构上也因牙本质小管的存在，易于被细菌侵入，龋病横向沿牙釉本质界迅速扩展，纵向顺牙本质小管深入，脱矿的牙本质变软变色，使龋坏部位上方形成无基釉。随着龋损不断扩展，无基釉不胜咀嚼负荷而折裂、崩塌，暴露出下方已龋坏的牙本质，形成龋洞。患中龋时，牙本质受到病损破坏，细菌及其代谢产物和口腔内各种刺激，均作用于牙本质－牙髓复合体，令暴露的牙本质部位产生死区和钙化区，相关的牙髓部位形成修复性牙本质，可起到一定减缓刺激及保护牙髓的作用。

3. 深龋

深龋系指牙本质深层龋。龋病在牙本质深层易于扩散而形成较深的开放龋洞。深龋牙本质暴露较多，深洞底仅余薄层牙本质，病变区已接近牙髓，外界刺激通过牙本质－牙髓复合体的传导和反应，可能出现牙髓组织的病变。

牙本质－牙髓复合体反应与龋病类型有关。急性深龋的修复性反应较少，脱矿性破坏区较宽，再矿化牙本质修复区很窄，微生物一般存在于外层的腐败区，牙髓组织有明显的反应，修复性牙本质缺乏。反之，慢性深龋的修复性反应强，脱矿破坏区较窄，再矿化牙本质修复区较宽，但微生物有可能存在脱矿区或再矿化区内，牙髓组织轻度病变，有修复性牙本质形成。

（四）按龋损发生与牙体修复治疗的关系分类

1. 原发龋

未经治疗的龋损称为原发龋。

2. 继发龋

龋病经充填治疗后，在充填区再度发生的龋损称为继发龋。常发生于充填物边缘或窝洞周围牙体组织上，也可因备洞时龋坏组织未除净，以后发展而成。继发龋又分为洞缘继发龋和洞壁继发龋，常需重新充填。

3. 余留龋

余留龋是手术者在治疗深龋时，为防止穿通牙髓，于洞底有意保留下来的少量软龋，经过药物特殊处理，龋坏不再发展，这和继发龋有所不同。

（五）其他龋病分类

临床上按照龋损破坏的牙面数可以分为①单面龋；②复面龋；③多面龋，系指一颗牙上有两个以上的牙面发生龋损，但不连接在一起；复杂龋指龋损累及 3 个及 3 个以上牙面。复面龋或复杂龋的各面损害可以相互连接，也可相互不连接。

第三节　龋病诊断

龋病是一种慢性进行性、破坏性疾病。从细菌开始在牙齿表面的黏附与定植，形成牙菌斑生物膜，到引起临床上肉眼可见的龋损发生，一般需要 6 ～ 12 个月左右的时间。对龋病的早期诊断、早期治疗、早期预防有着十分重要的意义，它能有效地阻止龋病的进一步发展。一般情况下，用常规检查器械即可做出正确诊断，对某些疑难病例，可以采用 X 线照片或其他的特殊检查方法。

一、常规诊断方法

（一）视诊

对患者主诉区龋病好发部位的牙齿进行仔细检查，注意点隙裂沟区有无变色发黑，周围有无呈白垩色或灰褐色釉质，有无龋洞形成；邻面边缘嵴区有无釉质下的墨渍变色，有无可见的龋洞。对牙冠颈缘区的观察应拉开颊部，充分暴露后牙颊面，以免漏诊。视诊应对龋损是否存在、损害涉及的范围程度，得出初步印象。

（二）探诊

运用尖锐探针对龋损部位及可疑部位进行检查。检查时应注意针尖部能否插入点隙裂沟及横向加力能否钩挂在点隙中。如龋洞已经形成，则应探查洞的深度及范围，软龋质的硬度和量的多少。怀疑邻面龋洞存在又无法通过视诊发现时，主要利用探针检查邻面是否有明显的洞边缘存在，有无钩挂探针的现象。

探诊也可用作机械刺激，探查龋洞壁及釉牙本质界和洞底，观察患者有无酸痛反应。深龋时，应用探针仔细检查龋洞底、髓角部位，有无明显探痛点及有无穿通髓腔，以判断牙髓状态及龋洞底与牙髓的关系。在进行深龋探查时，为了弄清病变范围，有时还必须做诊断性备洞。

（三）叩诊

无论是浅、中、深龋，叩诊都应呈阴性反应。就龋病本身而言，并不引起牙周组织和根尖周围组织的病变，故叩诊反应为阴性。若龋病牙出现叩痛，应考虑并发症出现。

二、特殊诊断方法

（一）温度诊法

龋病的温度诊法主要用冷诊检查。采用氯乙烷棉球或细冰棍置于被检牙面，反应敏锐且定位准确，效果较好；也可用酒精棉球或冷水刺激检查患牙。以刺激是否迅速引起尖锐疼痛，刺激去除后，疼痛是立即消失抑或是持续存在一段时间来判断病情。

热诊则可用烤热的牙胶条进行。温度诊应用恰当，对龋病的诊断，尤其是深龋很有帮助。采用冰水或冷水刺激时，应注意水的流动性影响龋损的定位，并与牙颈部其他原因所致牙本质暴露过敏相鉴别。

（二）牙线检查

邻面触点区的龋坏或较小龋洞，不易直接视诊，探针判定有时也有困难，可用牙线从牙相邻面间隙穿入，在横过邻面可疑区时，仔细做水平向拉锯式运动，以体会有无粗糙感，有无龋洞边缘挂线感；牙线从牙颈部间隙拉出后，观察有无发毛、断裂痕等予以判断。注意应与牙石做鉴别。

（三）X线检查

隐蔽的龋损，在不能直接视诊，探诊也有困难时，可通过X线片检查辅助诊断，如邻面龋、潜行龋和充填物底壁及周缘的继发龋。龋损区因脱矿而在牙体硬组织显示出透射度增大的阴影，确定诊断。临床上，邻面龋诊断很困难，必须通过拍片检查，如根尖片和咬翼片。

邻面龋应与牙颈部正常的三角形低密度区鉴别：龋损表现为形态不一、大小不定的低密度透射区；釉质向颈部移行逐渐变薄形成的三角形密度减低区形态较规则，相邻牙颈部的近、远中面对称出现。

继发龋应与窝洞底低密度的垫底材料相区别：后者边缘锐利，与正常组织分界明显。

此外，X 线片还可以判断深龋洞底与牙髓腔的关系：可根据二者是否接近、髓角是否由尖锐变得低平模糊、根尖周骨硬板是否消失及有无透射区，间接了解牙髓炎症程度，与深龋鉴别。应当注意：X 线片是立体物体的平面投影，存在影像重叠，变形失真。当早期龋损局限于釉质或范围很小时，照片难于表现，对龋髓关系的判断，必须结合临床检查。

（四）诊断性备洞

诊断性备洞是指在未麻醉的条件下，通过钻磨牙体，根据患者是否感到酸痛，来判断患牙是否有牙髓活力。诊断性备洞是判断牙髓活力最可靠的检查方法，但由于钻磨时要去除牙体组织或破坏修复体，该方法的使用只有在其他方法都不能判定牙髓状况时才考虑采用。

三、诊断新技术

龋病是牙体组织的慢性进行性细菌性疾病，可发生于牙的任何部位，主要特征是牙齿色、形、质的改变，这种典型的病理改变对龋病的临床诊断有重要参考价值。目前临床上主要靠临床检查和 X 线片检查来诊断龋病，但对隐匿区域发生的龋坏和早期龋的临床诊断比较困难。随着科学技术的高速发展，一些新的技术和方法被用于龋病的诊断，进而大大提高了龋病诊断的准确性和灵敏性。

（一）光导纤维透照技术

光导纤维透照技术（FOTI）是利用光导纤维透照系统对可疑龋坏组织进行诊断，其原理是基于龋坏组织对光的透照指数低于正常组织，因而显示为较周围正常组织色暗的影像。

FOTI 技术的具体使用方法是在检查前让患者漱口以清除牙面的食物残渣，如有大块牙石也应清除，然后将光导纤维探针放在所要检查的牙邻面触点以下，颊、舌侧均可，通过殆面利用口镜的反光作用来观察牙面的透射情况。起初，FOTI 技术诊断灵敏性不高的原因是通过光导纤维所发散出来的光束过于分散，所显示牙面的每个细节不那么清楚而导致漏诊。新近使用的光导纤维系统是采用装有石英光圈灯的光源和一个变阻器，前者可发散出一定强度的光，后者则可使光的强度达到最大。检查时需要口镜、光导纤维探针，探针的直径在 0.5mm 左右，以便能放入内宽外窄的牙间隙中并产生一道窄的透照光。

FOTI 技术诊断邻面牙本质龋具有重复性好，使用方便，无特殊技术要求，患者无不适感，对医患均无放射线污染、无重影、无伪影等优点，使之日益成为诊断邻面龋的好方法之一。FOTI 技术作为一项新的诊断邻面龋的技术，较 X 线片更为优越。随着研究的进一步深入，通过对光导纤维系统的改进，如光束强度、发散系数以及探针的大小，一定会日臻完善。

（二）电阻抗技术

点隙裂沟是龋病最好发的部位之一，一般来说，临床上依其色、形、质的改变，凭借肉眼和探针是可以诊断的，对咬合面点隙裂沟潜行性龋，仅靠肉眼和探针易漏诊，电阻抗技术主要用于在咬合面点隙裂沟龋的诊断，方法简单、灵敏、稳定。

电阻抗技术是利用电位差测定牙的电阻来诊断龋病的一种方法。该技术通过特制的探针测量牙的电阻，探针头可发出较小的电流，通过釉质、牙本质、髓腔后由手柄返回该仪器。研究表明，釉质的电阻最高，随着龋病的发展，电阻逐渐下降。操作者将探针尖放在所检查牙的某几个部位上，仪器上便可显示出数据来说明该部位是正常的或是脱矿以及脱矿程度，同时做出永久性的数据记录。

（三）超声波技术

超声波技术是用超声波照射到牙齿表面，通过测量回音的强弱来判断是否有龋病及其损害程度的一种方法，目前常用的超声波是中心频率为 18 MHz 的超声波。

假设完整釉质的含矿率为 100%，有一恒定的超声回音，脱矿釉质或釉牙本质界处的回音率则大不相同，它们回音率的大小与龋坏组织中含矿物质量的多少有着明显的关系。只要所含矿物质量有很小的变化，超声回音将有很大的改变，进一步的研究还在进行中，超声波对龋病的诊断，特别是早期龋病的发现上将有很大的推进作用。

（四）弹性模具分离技术

弹性模具分离技术是从暂时牙分离技术发展起来的一种新的龋病诊断技术。主要原理是利用物体的楔力将紧密接触的相邻牙暂时分开，以达到诊断牙邻面龋并加以治疗的一种方法。

弹性分离模具主要由一圆形的富有弹性的橡皮圈和一带有鸟嘴的钳子组成。使用时将橡皮圈安装在钳子上，轻而缓慢地打开钳子，这时圆形的橡皮圈变成长椭圆形，将其下半部分缓缓放进牙齿之间的接触区内，然后取出钳子，让橡皮圈留在牙间隙内；一周以后，两颗原来紧密接触的牙间将出现一个 0.5 ～ 1.0mm 大小的间隙，观察者即可从口内直接观察牙接触区域内的病变情况。观察或治疗完毕，取出模具，牙之间的间隙将在 48 h 内关闭。

弹性模具分离技术可用来诊断临床检查和 X 线片不能确诊的根部邻面龋；使预防性制剂直接作用于邻面；便于观察龋坏的发展和邻面龋的充填。该技术的优点是：能明确判断邻面有无龋坏；提供一个从颊舌向进入邻面龋坏组织的新途径；无放射线污染；患者可耐受，迅速，有效，耗费低；广泛用于成人、儿童的前、后牙邻面。对于邻面中龋洞形的制备，采用该方法后可不破坏边缘嵴，可避免充填物悬突的产生。该技术存在的主要问题是增加患者就诊次数；可出现咬合不适；如果弹性模具脱落，将导致诊断和治疗的失败；可能会给牙龈组织带来不必要的损伤等。

弹性模具分离技术给邻面龋的诊断和治疗带来了方便，它不但避免了 X 线片在诊断邻面龋时的重叠、伪影现象，减少了污染，而且使邻面龋的诊断更为直接、准确。

（五）染色技术

染色技术为使用染料对可疑龋坏组织染色，通过观察正常组织与病变组织不同的着色诊断龋病。通常用 1% 的碱性品红染色，有病变的组织着色从而可助鉴别。

临床上将龋坏组织分为不可再矿化层和可再矿化层，这两层的化学组成不同，可通过它们对染料的染色特性来诊断龋病的有无及程度。

（六）定量激光荧光法

定量激光荧光法（QLF）是对釉质脱矿的定量分析，成为一种探查早期龋的非创伤性的敏感方法。其原理是运用蓝绿范围的可见激光作为光源，激发牙产生激光，根据脱矿釉质与周围健康釉质荧光强度的差异来定量诊断早期龋。由氩离子激光器发出的蓝绿光激发荧光，用高透过的滤过镜观察釉质在黄色区域发出的荧光，可滤过牙的散射蓝光，脱矿的区域呈黑色。临床研究表明 QLF 能提高平滑面龋、沟裂龋早期诊断的准确性及敏感性，还能在一定时期内对龋损的氟化物治疗进行追踪观察以了解病变的再矿化情况。QLF 对龋病的早期诊断、早期预防及早期治疗都有积极的意义。随着研究的不断深入，人们在寻求便捷的光源、适合的荧光染色剂、准确可靠的数据分析方法。相关的新技术有染色增强激光荧光、定量光导荧光、光散射、激光共聚焦扫描微镜等。

（七）其他新兴技术

增加视野的方法，如白光内镜技术、光性龋病监测器、紫外光诱导的荧光技术、龋坏组织碳化等放大技术、不可见光影像技术、数字根尖摄影技术、数字咬翼摄影技术、放射屏幕影像技术等。

龋病诊断方法很多，传统的口镜探针检查法，X 线片检查法及各种新技术均有一定的价值，每种方法都有其优缺点，没有任何一种方法可以对所有牙位、牙面的龋坏做出明确诊断。FOTI 技术主要用于邻面龋的诊断，电阻抗技术多用于𬌗面沟裂龋的诊断，超声波技术主要用于早期龋的诊断，而弹性模具分离技术则主要用于邻接面隐匿龋的诊断等。因此尚需研究和开发新的龋诊断技术和诊断设备，使之趋于更加准确和完善。

四、鉴别诊断

点隙裂沟浅龋因其部位独特，较易判断。光滑面浅龋，在早期牙体缺损不明显阶段，只有光泽和色斑状改变，与非龋性牙体硬组织疾病有相似之处。

（一）釉质钙化不全

牙发育期间，釉质在钙化阶段受到某些因素干扰，造成釉质钙化不全，表现为釉质局部呈现不规则的不透明、白垩色斑块，无牙体硬组织缺损。

（二）釉质发育不全

牙发育过程中，釉质基质的形成阶段受到某些因素的影响造成釉质发育不全。表现为釉质表面有点状或带条状凹陷牙质缺损区，有白垩色、黄色或褐色的改变。

（三）氟斑牙

牙发育期间，摄取过多氟，造成慢性氟中毒，引起氟斑牙又称斑釉症。依据摄氟的浓度、时间，影响釉质发育的阶段和程度，以及个体差异，而显现不同程度的釉质钙化不良，甚至合并釉质发育不全。釉质表现白垩色横线或斑状，多数显现黄褐色变，重症合并有牙体硬组织的凹陷缺损。

以上 3 种牙体硬组织疾病与龋病的主要鉴别诊断要点如下：

1. 光泽度与光滑度

发育性釉质病虽有颜色改变，但一般仍有釉质光泽，且表面光滑坚硬。龋病系牙萌出后的脱矿病变，牙齿颜色出现白垩色、黄褐色，同时也失去釉质的光泽，探查有粗糙感。

2. 病损的易发部位

发育性疾病遵循牙发育矿化规律，从牙尖开始向颈部推进，随障碍出现时间不同，病变表现在不同的平面区带。龋病则在牙面上有其典型的好发部位，如点隙裂沟内、邻面区、唇（颊）舌（腭）面牙颈部，一般不发生在牙尖、牙嵴、光滑面的自洁区。

3. 病变牙对称性的差别

发育性疾病绝大多数是全身性因素的影响，在同一时期发育的牙胚，均受连累，表现出左右同名牙病变程度和部位的严格对称性。龋病有对称性发生趋势，只是基于左右同名牙解剖形态相同，好发部位近似，就个体而言，其病变程度和部位，并不同时出现严格的对称性。

4. 病变进展性的差别

发育性疾病是既成的发育障碍结果，牙齿萌出于口腔后，病变呈现静止状，不再继续进展，也不会消失。龋病则可持续发展，色泽由浅变深，质地由硬变软，牙体硬组织由完整到缺失，病损由小变大，由浅变深。若菌斑被除净，早期白斑状龋损也有可能因再矿化作用而消除。

中龋一般较易做出诊断，患者有对甜、酸类及过冷过热刺激出现酸痛感，刺激去除后痛感立即消失的症状；检查时患牙有中等深度的龋洞，探针检查洞壁有探痛，冷诊有敏感反应；必要时可照 X 线片予以确诊。中龋的症状源于龋洞内牙本质的暴露，与非龋性的牙本质暴露所表现的过敏症状是类似的。

牙本质过敏症是指由非龋性原因，引起牙本质暴露于口腔环境所表现的症状和体征。多见于咬合面和牙颈部，由于咀嚼或刷牙的磨耗，失去釉质，暴露出光滑平整的牙本质。病变区的颜色、光泽和硬度，均相似于正常牙本质。用探针检查牙本质暴露区，患者有明显的酸痛感，这与中龋的缺损成洞，颜色变深，质地软化病变，易于区别。

第四节　龋病治疗

一、非手术治疗

龋病是一种进行性疾病，在一般情况下，不经过治疗不会停止其破坏过程，而治疗不当也易再次发病。龋病引起的牙体组织破坏所致组织缺损，不可能自行修复，必须用人工材料修复替代。由于牙体组织与牙髓组织关系十分密切，治疗过程中，必须尽量减少损伤正常牙体组织，以保护牙髓－牙本质复合体。

龋病的治疗方法较多，不同程度的龋损，可以有所选择。早期釉质龋可采用非手术治疗以终止发展，或使龋损消失。出现牙体组织缺损的龋病，应采用手术治疗，即充填术治疗，是龋病治疗使用最多的方法。深龋近髓，应采取保护牙髓的措施，再进行牙体修复术。

龋病的非手术治疗是指用药物、渗透树脂或再矿化法进行的治疗，不采用牙钻或其他器械备洞。

（一）适应证

早期釉质龋，尚未形成龋洞者，损害表面不承受咀嚼压力。邻面龋病变深度至釉质或牙本质的外 1/3 范围内，尚未形成龋洞者。静止龋，致龋的环境已经消失，如咬合面磨损，已将点隙磨掉；邻面龋由于邻接牙已被拔除，龋损面容易清洁，不再有菌斑堆积。

对于龋病已经造成实质性损害，且已破坏牙体形态的完整，此种牙在口腔内保留的时间不长，如将在一年内被恒牙替换的乳牙。患者同意或拔除患牙或做非手术治疗，暂留待其自然脱落。

（二）常用方法

先用器械将损害面的菌斑去除，再用细砂石尖将病损牙面磨光，然后用药物处理牙齿表面。

1. 氟化物

75% 氟化钠甘油、8% 氟化亚锡液或单氟磷酸钠液等氟化物中的氟离子能取代羟磷灰石中的羟基形成氟磷灰石，促进釉质脱矿区再矿化，增加牙体组织的抗酸能力，阻止细菌生长、抑制细菌代谢产酸的作用，减少菌斑形成。因此，可以终止病变，恢复矿化。氟化物对软组织无腐蚀刺激，不使牙变色，使用安全有效。

2. 硝酸银

10% 的硝酸银液或硝酸铵银液均有很强的腐蚀、杀菌和收敛作用。使用时用丁香油或 10% 甲醛溶液作为原剂，生成黑色还原银，若用 2.5% 碘酊则生成灰白色碘化银。两者都有凝固蛋白质、杀灭细菌、渗透沉积并堵塞釉质孔隙和牙本质小管的作用，可封闭病变区，终止龋病发展。硝酸银对软组织有腐蚀凝固作用，并使牙体组织变黑，一般只用于乳牙或恒牙后牙，不得用于牙颈部病损。

釉质发育不良继发的大面积浅碟状龋可以适当磨除边缘脆弱釉质。光滑面浅龋也可视情况稍加磨除。

3. 渗透树脂

渗透树脂是具有较高渗透系数（PC）> 100 cm/s 的低黏度光固化树脂，这种树脂在较短的作用时间内可以迅速地渗透入脱矿釉质的微孔中，经过固化以后可以阻止病变进展，并有效地抵抗口腔环境的脱矿作用，增强树脂渗透病变区的强度。

通过低黏度光固化树脂取代邻面龋白垩色病变区的脱矿物质，并在病变体部形成屏障，从而终止病变进展，主要适用于邻面龋病变深度至釉质或牙本质的外 1/3 范围内，尚未形成龋洞者。

4. 再矿化治疗

对脱矿而硬度下降的早期釉质龋，用特配的再矿化液治疗使钙盐重新沉积，进行再矿化，恢复硬度，从而消除龋病。这是近年来治疗早期龋的新疗法，有一定的临床效果。

主要适用于位于光滑面（颊、舌、腭或邻面）的白垩斑。以青少年效果更佳，对龋病活跃的患者，也可做预防用。

再矿化液有单组分和复合组分两类。近期更趋向用复合组分，主要为氟盐、钙盐和磷酸盐类，以下介绍两种：

单组分：氟化钠 0.2 g；蒸馏水 1000mL。

复合组分：氯化钠 8.9 g；磷酸二氢钾 6.6 g；氯化钾 11.1 g；氟化钾 0.2 g；蒸馏水 1000mL。

用作含漱剂，每日含漱。用作局部涂擦，暴露釉质白斑区，清洗刮治干净、隔湿、干燥，用小棉球饱浸药液放置白斑处。药液对组织无损伤，患者也可自行使用。

二、充填修复治疗

龋病充填治疗又称手术治疗，主要步骤是制备洞形，去除病变组织，按一定要求将洞制作成合理的形状，再将修复材料填入洞内，恢复牙的功能与外形，其性质与一般外科手术相似，称为牙体外科。

（一）龋洞的分类

在临床中，根据龋病发生的部位和程度，将龋洞进行分类，常用的有根据部位的简单分类和广泛使用的 Black 分类法，随着牙体修复技术和材料的发展，出现了一些新的分类方法。

1. 根据部位分类

通常也把仅包括一个牙面的窝洞称为单面洞。如窝洞位于殆面者称为殆面洞，位于近中邻面者称为近中邻面洞，以此类推还有远中邻面洞、颊（舌）面洞等。若窝洞同时包括两个或两个以上牙面时，以所在牙面联合命名，如近中邻殆洞、远中邻殆洞、颊殆洞等，通常称为双面洞或复杂洞。为方便记录，通常使用英语字首简写，如 M（mesial）代表近中邻面，D（distal）代表远中邻面，O（occlusal）代表殆面，B（buccal）代表颊面，L（Lingual）代表舌面，La（Labial）代表唇面。复杂洞记录时可将颊殆洞写作 BO，近远中邻殆洞写作 MOD，依此类推。

2.Black 分类法

Black 分类法是根据龋洞发生的部位和破坏，将制备的窝洞进行分类，这种分类法在临床上广泛使用。

Ⅰ类洞：发生在所有牙齿表面发育点隙裂沟的龋损所备成的窝洞称为Ⅰ类洞，包括磨牙和前磨牙咬合面的点隙裂沟洞，下磨牙颊面和上磨牙腭面的沟、切牙舌面窝内的洞。

Ⅱ类洞：发生在后牙邻面的龋损所备的窝洞称为Ⅱ类洞。包括磨牙和前磨牙的邻殆面洞、邻颊面洞、邻舌面洞和邻殆邻洞。如邻面龋损破坏到咬合面，也属于Ⅱ类洞。

Ⅲ类洞：前牙邻面未累及切角的龋损所备成的窝洞。包括切牙和尖牙的邻殆面洞、邻舌面洞和邻唇面洞。如果病变扩大到舌面或唇面，也属于此类洞。

Ⅳ类洞：前牙邻面累及切角的龋损所备成的窝洞称为Ⅳ类洞。

Ⅴ类洞：所有牙的颊（唇）舌面颈 1/3 处的龋损所备成的窝洞。包括前牙和后牙颊舌面的颈 1/3 洞，但未累及该面的点隙裂沟者，统称Ⅴ类洞。

由于龋损部位的多样化，Black 分类法已不能满足临床的需要，有学者将前牙切嵴上或后牙牙尖上发生的龋洞制备的窝洞又列为一类，称为“Ⅵ类洞”。也有人将前磨牙和磨牙的近中面——殆面——远中面洞叫作“Ⅵ类洞”。

3. 根据龋病发生的部位和程度分类

随着黏接修复技术和含氟材料再矿化应用的发展，现代龋病治疗提倡最大限度保留牙体硬组织，根据龋病发生的部位和程度，将龋洞分为以下类型：

（1）龋洞发生的 3 个部位

部位 1：后牙殆面或其他光滑牙面点隙裂沟龋洞。

部位 2：邻面触点以下龋洞。

部位 3：牙冠颈部 1/3 龋洞或者牙龈退缩后根面暴露发生的龋洞。

（2）龋洞的 4 种程度

程度 1：龋坏仅少量侵及牙本质浅层，但不可通过再矿化治疗恢复。

程度 2：龋坏侵及牙本质中层，洞形预备后余留釉质完整并有牙本质支持，承受正常咬合力时不会折裂，剩余牙体硬组织有足够的强度支持充填修复体。

程度 3：龋坏扩大并超过了牙本质中层，余留牙体硬组织支持力减弱，在正常𬌗力时可能导致牙尖或牙嵴折裂，洞形预备需要扩大使修复体能为余留牙体硬组织提供足够的支持和保护。

程度 4：龋坏已造成大量的牙体硬组织缺损。

这种洞形分类方法弥补了 Black 分类法的不足，如发生在邻面仅侵及牙本质浅层的龋洞（部位 1，程度 1，简写为 1–1）。

（二）洞形的基本结构

为了使充填修复术达到恢复牙齿外形和生理性功能，使充填修复体承受咀嚼压力并不脱落，必须将病变的龋洞制备成一定形状结构。

1. 洞壁

经过制备具特定形状的洞形，由洞内壁所构成。内壁又分为侧壁和髓壁。侧壁与牙齿表面相垂直的洞壁，平而直。在冠部由釉质壁和牙本质壁所组成，在根部由牙骨质壁和牙本质壁所组成。髓壁为位于洞底，被覆于牙髓，与侧壁相垂直的洞壁。洞壁可以按其内壁相邻近的牙面命名，如一个𬌗面洞具有 4 个侧壁：颊壁、近中壁、舌壁、远中壁。位于洞底的为髓壁，位于轴面洞底的为轴壁，牙轴面洞近牙颈的侧壁称为颈壁。

2. 洞角

内壁与内壁相交处，形成洞角。两个内壁相交成为线角，3 个内壁相交成为点角，线角与点角都位于牙本质。

3. 洞缘角

洞侧壁与牙齿表面的交接线为洞缘角，又称洞面角。

4. 线角

是依其相交接的两个内壁而定。点角依其相交接的 3 个内壁而定。以邻𬌗面洞的轴面洞为例，有颊轴线角、舌轴线角、龈轴线角。还有颊龈轴点角和舌龈轴点角。在洞底轴髓壁和𬌗髓壁的交接处，称轴髓线角。

（三）抗力形

抗力形是使充填修复体和余留牙能够承受咬合力而不会破裂的特定形状，充填修复体承受咬合力后与余留牙体组织之间内应力的展现。如果应力集中，反复作用而达到相当程度时，充填修复材料或者牙体组织可能破裂会导致充填失败。抗力形的设计，应使应力得以均匀地分布于充填修复体和牙体组织上，减少应力的集中。抗力形的基本结构包括：

1. 洞形深度

洞形达到一定深度时，充填修复体才能获得一定的厚度和强度，使充填体稳固在洞内。洞底必须建立在牙本质上，才能保证一定的深度，同时牙本质具有弹性可更好地传递应力。若将洞底建立在釉质上，深度不够，受力后充填修复体可能脆裂。

洞的深度随充填修复材料强度的改进，已有减少，后牙洞深以达到釉牙本质界下 0.2 ～ 0.5mm 为宜。前牙受力小，牙体组织薄，可达到釉牙本质界的牙本质面。龋坏超过上述深度，制洞后以垫底材料恢复时，至少应留出上述深度的洞形，以容纳足够厚度的充填材料。

2. 箱状结构

箱状洞形的特征是，洞底平壁直，侧壁与洞底相垂直，各侧壁之间相互平行。箱状洞形不产生如龋损圆弧状洞底的应力集中，平坦的洞底与殆力方向垂直，内应力能均匀分布。箱状洞形充填修复体的厚度基本一致，不会出现圆弧洞形逐渐减薄的边缘，薄缘常因强度不足，受力后易折断。厚度均匀一致的充填修复体，可以更好地显现材料抗压性能。箱状洞形锋锐的点、线角，受力时会出现应力集中，洞底与侧壁的交角应明确而圆钝，使应力不集中，减少破裂。

3. 梯形结构

双面洞的洞底应形成阶梯以均匀分担咬合力，梯形结构的组成包括龈壁、轴壁、髓壁、近 / 远中侧壁。其中龈壁与髓壁平行，轴壁与近、远中侧壁平行，各壁交接呈直角，点、线角圆钝，特别是洞底轴壁与髓壁相交的轴髓线角，不应锋锐。梯形设计可均匀分布殆力，主要由龈壁和髓壁承担。

牙体硬组织的抗力设计：①去除无基釉：无基釉是缺乏牙本质支撑的釉质，侧壁的釉质壁，位于洞缘，如失去下方牙本质，承力后易出现崩裂，使充填修复体和牙齿的交接缘产生裂缝，导致充填失败。龋洞缘已有的无基釉应去除净，在洞形制备过程中也应避免产生新的无基釉。应运用牙体解剖组织学的知识，掌握牙齿各部位釉柱排列的方向，制备釉质壁时，与其方向顺应。②去除脆弱牙体组织：应尽量保留承力区的牙尖和牙嵴。组织被磨除得越多，余留的牙体组织越少，承担咬合力的能力越低。龋坏过大，受到损伤而变得脆弱的牙尖和牙嵴，应修整以降低高度，减轻殆力负担，防止破裂和折断。③洞缘外形线要求为圆钝曲线，也含有使应力沿弧形向牙体分散均匀传递的作用。转折处若成锐角，则使向牙体的应力在锐角处集中，长期作用，牙体组织易于破裂。

抗力形的设计应结合充填修复体是否承受殆力和承力的大小来考虑，如殆面洞、邻殆洞的抗力形制备应严格按要求进行，颊、唇面的Ⅴ类洞对抗力形要求不高。

（四）固位形

固位形使充填修复体能保留于洞内，承受力后不移位、不脱落的特定形状，在充填修复材料与牙体硬组织间，不具有黏接性时，充填修复体留在洞内主要靠密合的摩擦力和洞口小于洞底的机械榫合力。

1. 侧壁固位

侧壁固位是相互平行并具一定深度的侧壁，借助于洞壁和充填修复体的密合摩擦，有着固位作用。从固位的角度考虑，洞底也与抗力形一样要求建立在牙本质，其弹性有利于固着充填修复体。盒状洞形的结构，包含相互平行并具一定深度的侧壁，可以避免洞底呈弧形时充填修复体在受力后出现的滑动松脱。可见盒状洞形既满足了抗力形的要求，也为固位形所需要。

2. 倒凹固位

倒凹固位：倒凹是在侧髓线角区平洞底向侧壁做出的凹入小区，可使洞的底部有突出的部位，充填修复体获得洞底部略大于洞口部的形状而能固位。倒凹固位形可以防止充填修复体从与洞底呈垂直方向脱出。

倒凹可制备在牙尖的下方，牙尖为厚实坚固的部位，但其下方深层，正是牙髓髓角所在，故应留意洞的深度。洞底在釉牙本质界 0.5mm 以内者，可直接制备：洞底超过规定深度后，最好先垫铺基底再制备倒凹。

3. 鸠尾固位

鸠尾固位是用于复面洞的一种固位形，形似鸠的尾部，由鸠尾峡部和鸠尾所构成。借助于峡部缩窄的锁扣作用，可以防止充填修复体与洞底呈水平方向的脱出。后牙邻面龋累及咬合面边缘嵴，可在𬌗面制备鸠尾固位形，成为邻𬌗面洞。

鸠尾固位形的大小，与原发龋范围相适应，不宜过大或过小，深度应按规定要求，特别在峡部必须具有一定深度。鸠尾峡的宽度设计很重要，过宽固位不良，过窄充填修复体易在峡部折断，后牙一般为颊舌牙尖间距的 1/3 ～ 1/2，约有 2 ～ 3mm 宽。峡部的位置应在洞底轴髓线角的靠中线侧，不应与其相重叠。鸠尾的宽度必须大于小峡部才能起到水平固位作用。

4. 梯形固位

梯形固位为复面洞所采用的固位形。邻𬌗面洞的邻面洞设计为颈侧大于𬌗侧的梯形，可防止充填修复体与梯形底呈垂直方向脱出。梯形洞的大小依据龋损的范围再进行预防性扩展而确定。侧壁应扩大到接触区外的自洁区，并向中线倾斜，形成颈侧大于𬌗侧的外形。梯形洞的底为龈壁，宜平行于龈缘，龈壁与侧壁连接角处应圆钝。梯形洞的深度，距釉牙本质界下 0.2 ～ 0.5mm，同常规要求，龋损过深应于轴壁垫底。梯形洞的两侧壁在𬌗面边缘嵴中间部分与洞形的𬌗面部相连接。梯形固位还可用于邻颊（唇）面洞、邻舌（腭）面洞、磨牙的颊𬌗面洞和舌𬌗面洞的轴面部分。

洞的梯形固位：固位形的设计与洞形涉及的牙面数有关。单面洞的充填修复体可能从一个方向脱出，即从与洞底呈垂直方向脱出。复面洞的充填修复体则可能从洞底呈垂直向或水平向的两个方向脱出。包括邻面的三面洞充填修复体可从一个垂直方向脱出，如近中𬌗远中面洞充填修复体；也可能从垂直向或水平向两个方位脱出，如越过邻颊轴角的邻𬌗颊面洞充填修复体。在设计固位形时，应针对具体情况有所选择。

（五）洞形设计与制备

洞的外形设计根据病变的范围来决定，基本原则是去除龋坏组织，保留更多的健康牙体组织，洞的外形可以根据龋损的大小、累及的牙面设计，有时因预防和临床操作需要，洞的外形须扩展到健康的牙齿表面。洞的外形制备时应尽量保留牙尖、牙嵴，包括边缘嵴、横嵴、斜嵴、三角嵴等牙的自洁部位。

洞的外形线呈圆钝的曲线，圆钝的转角要尽量减少应力的集中。

1. 洞形制备的基本原则

在龋病治疗过程中，洞形制备（简称备洞）是非常重要的，直接关系到治疗的成败。洞形制备的基本原则如下：

（1）局部与全身的关系

充分认识备洞是在生活的器官——牙上进行手术，与全身有密切的联系，即使无髓或死髓牙也是如此。如同外科性手术治疗，必须遵循一般的手术原则。切割或磨除牙体硬组织时，切割或磨除过程产生的机械、压力和热刺激，均可对牙体硬组织、牙髓甚至身体造成不良影响。这些影响，有的使牙或机体产生立即的反应，有的则产生延缓的反应。因此，主张在备洞时采用间断操作，必要时应用麻醉术辅助进行。

（2）尽量去除病变组织

备洞时将所有病变组织去除干净，对治疗效果非常重要。如果遗留一点病变组织，将会继续发生龋病病变，而且这种继续发展的病变位于充填修复体下面，不易被察觉，危害更大。病变组织指的是坏死崩溃的和感染的牙体组织，不包括脱矿而无感染的牙本质，后者可以适当保留。

（3）保护牙髓和牙周组织

备洞时术者应充分了解牙体硬组织、牙周组织的结构、性质、形态；组织的厚度、硬度、髓腔的形态、髓角的位置和高低；不同年龄时期产生的牙体生理性变化，如磨损、牙髓、继发性牙本质形成、修复性牙本质的形成、髓腔形态的变化、牙髓组织的增龄性变化等特点。注意保护牙髓和牙周组织，不能对它们造成意外的损伤。

（4）尽量保留健康牙体组织

在切割磨钻病变组织时，必须尽可能保留更多的健康组织，这对维持牙齿的坚硬度，恢复牙的功能有很重要的关系。牙体组织一经破坏，不易恢复原来的性能。

洞形制作时，还应该注意患者的全身健康和精神状态，对患某些慢性病，如结核病、心血管疾病、神经衰弱等患者或女性患者、儿童及老年患者，手术时间不宜过长，动作更要敏捷轻柔。由于备洞是一种手术，所以现代口腔医学非常重视治疗环境的优化和手术器械的改进。

2. 洞形制备

（1）打开洞口查清病变

这一点非常重要，只有查清病变情况才能拟订良好的治疗方案。龋洞洞口开放者，比较容易查清；龋洞洞口小或位于较隐蔽的牙面，则必须将洞口扩开，否则无法查清病变范围、洞的深浅等情况，位于𬌗面的点隙裂沟龋就属于这种情况。

临床上经常见邻面龋洞，如靠近龋洞的邻面边缘嵴和洞的颊、舌侧均完整，就必须将𬌗面邻近龋洞的边缘嵴钻掉一部分，才能使洞敞开，以便进一步查清病变范围和深度，以及有无髓腔穿通情况。从𬌗面去除一部分边缘嵴，然后进入洞内比从颊面或舌面进入的效果好，这样可以保留更多的健康牙体组织。

后牙邻面牙颈部的洞，可以从颊面（下后牙）或腭侧（上后牙）进入洞内，不从咬合面进入。

前牙邻面洞从何方进入，可以根据洞靠近何方来定，靠近颊面者从颊方进入，靠近舌面者从舌方进入。

（2）去除龋坏组织

只有将龋坏的组织去除干净才能查清病变范围和深度。原则上已经龋坏软化的牙本质应彻底去除，以免引起继发龋。侧壁的龋坏，应全部切削净，直至形成由健康釉质和牙本质组成的平直侧壁。髓壁和轴壁的龋坏组织，在中龋洞内，也应彻底去净，建立健康牙本质的洞底。

深龋洞内，在不穿通牙髓的前提下应将软龋去净，但若彻底去净有可能导致牙髓暴露时，应保留极近髓角或髓室区的少许软龋，并按余留龋先进行治疗（如抗生素、非腐蚀性消毒药等）几天后再继续治疗。通常用挖器剔挖病变组织最好，在剔挖病变组织时，应当注意将着力点从洞周围往中央剔挖，不能将着力点放在洞底中央。一般情况下，洞底中央是薄弱的部分，稍不注意就会将髓腔穿破，而且这里也容易将剔挖时所施的压力传递到髓腔，刺激牙髓组织，产生疼痛。

当不易判断龋坏组织是否去除干净时，可以用1%碱性品红染色洞底。若还留有感染的病变组织，被染成红色，再用挖器去除，不能去尽，可用大一点的球形钻针在慢速转动下将病变组织轻轻钻掉。

牙本质龋去净的临床判断，可以根据洞内牙本质的硬度和颜色变化来确定。龋坏牙本质一般呈深褐色、质软、探针易刺入，去除净后，洞内牙本质应接近正常色泽，质地坚硬。慢性龋进展慢、修复性牙本质形成作用较强，龋坏的前锋区可以因细菌代谢产物作用而脱矿变色，随着再矿化修复，牙体硬组织重新变硬，这种再矿化的牙本质通常较正常牙本质颜色深。因此，慢性龋可允许洞底牙本质颜色略深，只要硬度已近正常，牙钻磨削时，牙本质呈粉状，可不必除去。

（3）制备洞的外形

查清龋洞内的病变情况和去净坏变组织，根据龋洞的形状设计制备洞的外形。将一切病变部分和可疑病变部分包括进去，一些邻近的可被探针插入的点隙沟虽未产生病变也应包括进去。保留牙体组织，特别是边缘嵴和牙尖，可保证牙的坚牢性，不致在修复后承受咀嚼压力时将牙体咬破。

外形的边缘必须建立在牙刷易清洁和唾液易于冲洗的表面。如邻面洞的颊侧和舌侧边缘必须设计在触点（面）以外的牙面上。在殆面，不能把洞的边缘放在点隙裂沟内。外形必须建立在有健康牙本质支撑的部位上，特别是承受咀嚼压力的部位。外形必须是圆缓的曲线，不能有狭窄的区域，否则不易充填或修复，即使充填或修复了，修复物也容易折裂。

（4）制备抗力形和固位形

抗力形是指将洞形制备成可以承受咀嚼压力的形状，使充填修复材料或牙体硬组织不会在咀嚼食物时发生破裂、脱位或变形。固位形则是指这种形状可将充填修复体稳固地保留在洞内不致脱落。

制备抗力形时，应注意：洞底壁直，各壁互相平行，洞口略向外张开。箱状洞形中，洞底周围的线角要清楚，略微圆钝。洞底线角尖锐的修复物的锋锐边缘在咀嚼压力下会像刀刃一样切割洞壁，使洞壁破裂。

去尽洞口的无基釉，以免洞口的釉质在承受咀嚼压力时破裂，产生缝隙，产生继发龋。邻殆洞或邻舌（颊）洞，应在邻面洞与舌面洞或面洞交界处的洞底作梯形结构，这样可以保护牙髓，也对承受咀嚼压力有帮助。制备梯形时要使梯两侧的髓壁和轴壁互相垂直，线角要圆钝。

邻殆洞邻面部分的洞壁，在后牙（前磨牙和磨牙）上应制备垂直于牙的长轴，也就是与轴壁互相交成直角，切忌作为斜向龈方的斜面。

邻殆洞或邻舌洞的鸠尾峡应做在殆面洞或舌面洞的上方，不能做在邻面洞内，否则充填修复体容易崩裂。制备鸠尾固位形时鸠尾和邻面洞相连接的鸠尾峡应当比鸠尾窄一些，这样才能起到固位的作用。鸠尾峡不宜过宽也不宜过窄，对于准备用银汞合金充填的洞，应有鸠尾峡所在的颊、舌尖距离的1/3，对于用复合树脂充填的洞则只要1/4就行了。

保留尽可能多的健康牙体组织，注意对殆牙的牙尖高度和锋锐度。如果殆牙尖高而锋锐，则在咀嚼食物时易将修复牙上的修复体咬碎咬破。因此，在备洞时应将对殆牙上过高过尖的牙尖磨短磨圆一些，但不要破坏正常咬合关系。

制备固位形时，应注意洞必须具有一定深度，浅洞的固位力很小，稍一承受咀嚼压力，充填修复体就会脱落出来，或者松动。但也不能认为洞越深越好，洞太深会破坏更多的牙体组织并刺激牙髓，同时也减弱洞的抗力形。过去主张洞的深度应在中央窝下方釉牙本质界下 1mm 左右。临床上，洞的深度还要取决于原有病变的深度。

洞形备好后，用倒锥形钻针在近牙尖部的底端，向外轻轻钻一倒凹，将来填进去的修复物硬固后，就像倒钩一样把修复体固定在洞内，一个𬌗面洞一般只需做 4 个倒凹。

倒凹一般做在牙尖的下面，牙尖的硬组织较厚，应当注意越是靠髓角很近的部位，倒凹做在牙尖下釉牙本质界下面不要太深。较深的洞，可以不做倒凹，靠洞的深度来固位。采用黏接性强修复材料修复时，也可以不做倒凹固位形。此外，用暂时性修复材料封洞时，也不必制作倒凹固位形。

洞壁与充填修复材料的密合也是一种固位形。在洞形制备上必须将洞壁制备得平滑，不要有过于狭窄的部分。洞周围与牙长轴平行的壁（对Ⅰ、Ⅱ类洞而言），要互相平行，这对修复材料与洞壁的密合也有帮助，不能将洞制备成底小口大的形状。

特殊情况下，为解决预备洞形时的困难，需要将洞壁扩大，以利于工具的使用、医生技术操作上的方便，这种洞形的改变称为便利形。上、下颌前磨牙及磨牙邻接面的窝洞，充填修复操作困难，为了便利操作，可将窝洞扩展至咬合面。洞形制作最初阶段首先将无基釉去除，以便于观察龋坏范围，确定洞缘最后位置等，也属于便利形范畴。

3. 清理洞形完成备洞

按照洞形设计原则，从生物学观点出发，对经过上述步骤制备的洞形，做全面复查，看洞形是否达到设计要求，有无制备的失误，以减少失败，提高成功率。

将洞清洗干净，用锐探针从洞缘到洞底做探查，检查龋坏组织是否去净；可疑深窝沟是否已扩展而消除；外形线是否位于自洁区；盒状洞形是否标准，固位形是否合理；髓壁是否完整，有无小的穿髓孔；无基釉和脆弱牙尖是否已修整。龋洞经洞形制备后成为可以修复治疗的窝洞。窝洞的基本特征是没有龋坏组织，有一定的抗力形和固位形结构，修复治疗后既恢复牙的外形又能承担一定的咬合力量。

根据患者对冷水喷洗时的敏感反应，探针检查洞壁洞底时的酸痛程度，结合制洞磨削过程的疼痛感，判断牙髓的状态，为已选定的治疗方法做最后的审定。经过洞的清洗、检查，一切合乎要求，制洞过程即告完成，进入进一步的治疗。

（六）各类洞形的制备要点

1. Ⅰ类洞

Ⅰ类洞多系单面洞，上磨牙腭沟和下磨牙颊沟内的龋洞，须制备成包括𬌗面在内的双面洞。在制备后牙𬌗面的Ⅰ类洞时，如果𬌗面具有两个点隙或沟发生龋病，相距较远，中间有较厚的健康牙体硬组织，宜备成两个小洞形；如两个龋洞相距较近，可将两个洞合并制备。

颊面洞未累及𬌗面时，可以制备成颊面单面洞。不承受咀嚼压力，对抗力形的要求不高，以固位形为主，应做倒凹。一般把倒凹做在𬌗壁和颈壁的中央。如果颊沟内的病变已累及咬合面，须制成双面洞，𬌗补面洞做成鸠尾形，洞底髓壁和轴壁交界处，做成梯形。上颌磨牙远中舌沟内的龋洞一般多已累及𬌗面，也应将它做成双面洞，将𬌗面部分做成鸠尾形。

在制备下颌第一前磨牙𬌗面的Ⅰ类洞时，由于此牙面向舌侧倾斜。洞底不能制成水平，必须与𬌗面一致，向舌侧倾斜，否则容易钻穿髓腔。

制备上颌前牙腭面龋洞时，洞底不能做平，同时切壁和颈壁都应做成与腭面部呈垂直的形状，洞的外形呈圆形。

2. Ⅱ类洞

Ⅱ类洞一般均制备成双面洞。制备此类洞时，如靠近龋坏面上的边缘嵴尚好，则宜先用球钻将边缘嵴磨到牙本质，用裂钻往病变区钻，向颊侧和舌侧扩大，使病变范围暴露清楚，再用挖器挖尽病变组织；再根据邻面破坏大小和范围设计𬌗面的鸠尾形使鸠尾部的大小与局部保持平衡。如果邻面病变已经累及𬌗面，则用裂钻将洞口稍加扩大，再用挖器去除病变组织。病变组织去除干净后，就着手设计洞形并制备洞。

邻面洞应当将颊侧壁和舌侧或腭侧壁做成向牙间隙开扩的形状，两壁的洞缘角应在邻面的敞开部位，但不能扩到颊面或舌面上。

𬌗面破坏的龋洞，按Ⅰ类洞制备法将𬌗面洞备好，向邻面扩展。注意不要伤害髓角，去尽病变组织，修整洞形。应特别注意邻面洞的颊、舌或腭侧壁和龈壁。

对病变位于触点龈方的邻面洞，触点未被破坏，可将鸠尾制作在颊面或腭面。鸠尾不能做得过大，以免影响固位。备洞时，若有足够的空间容纳器械进入，则可将洞做成单面洞。

当后牙的两个邻面均患龋病，牙体硬组织破坏较大，可制备邻𬌗邻洞。这一类洞也属于Ⅱ类洞。制备方法与上述双面Ⅱ类洞相似，只是要在𬌗面做一个共同的鸠尾。应特别注意保留更多的健康牙体硬组织。Ⅱ类洞修复时多采用银汞合金，该材料抗压强度高，抗张强度低，牙体硬组织自身的抗压强度较好，抗剪切度较低。为了抗衡负荷，Ⅱ类洞设计制作时必须以承受压力为主，尽量减少张力和剪切力。

3. Ⅲ类洞

Ⅲ类洞制备时，前牙邻面洞备洞时一般都要把洞扩大到舌面，如果龋洞靠近唇面，洞舌侧的边缘嵴很厚实，则可将洞扩展到唇面，但不能太大。邻面龋未破坏接触点，不宜因备洞破坏邻面接触点的完整性。

Ⅲ类洞的修复以美观为主，洞形承受的负荷也不大，洞缘的无基釉可以适当保留。所保留的无基釉是全厚层釉质，无龋坏，未变色，无断纹隐裂，不直接承受压力，其下方的龋坏牙本质可以去除。

备洞时先将洞的舌或腭侧壁用球形钻或裂钻钻掉，然后用裂钻往切嵴和牙颈方向扩展一点，使洞充分暴露；用挖器将坏变组织去除干净，再根据龋洞大小，在舌或腭面设计与之相应的鸠尾固位形。可用倒锥钻自邻面洞的轴壁下牙釉本质界平齐往舌或腭面扩展，在舌或腭面备好鸠尾，仔细在舌或腭面与邻面之间做一梯形，注意将梯的角做圆钝。可以先在舌或腭面制备鸠尾固位形，再向邻面扩展。舌或腭面鸠尾固位形备好后，用球形钻轻轻将邻面洞内的坏变组织去尽，用裂钻将唇、舌和龈壁修整好。

龋病损害在邻面完全敞开，器械容易进入，则将洞做成单面洞。

Ⅲ类洞的倒凹固位形一般做在靠近切嵴和龈壁与颊侧壁、舌或腭侧壁交界的点角底部。当洞同时涉及邻舌或腭面，应注意使鸠尾部的洞底与牙原来的舌或腭面平行。

4. Ⅳ类洞

Ⅳ类洞系开放性的洞，不易制备固位形和抗力形，去尽坏变组织后，在近切嵴处和龈壁上制作针道，安放金属固位丝或固位钉，行高黏性复合树脂修复。

5. Ⅴ类洞

Ⅴ类洞是牙冠颊或舌面近牙颈 1/3 区的洞形，多为单面洞。该类洞不直接承受咀嚼压力，对抗力形的要求不高，洞形制备以洞的外形和固位形为主。一般多将Ⅴ类洞做成肾形或半圆形，洞的龈壁凸向龈方，切壁平直，但均要做光滑，与洞底垂直，洞底略呈凸的弧面，要有一定深度，用小倒锥钻或球形钻在靠近洞底面的切壁（或𬌗壁）和龈壁上做倒凹固位形。

（七）洞形隔湿、消毒、干燥

洞形制备完成，为了使修复材料与牙体组织紧密贴合，减少继发龋发生，需对窝洞进行隔湿、消毒、干燥处理，力求达到更好的修复效果。

1. 手术区的隔离

在备洞后，准备修复前，应当隔离手术区并消毒洞。所谓隔离手术区就是将准备修复的牙隔离起来，不要让唾液或其他液体进入洞内，以免污染洞壁和患牙，影响修复效果或修复材料的性质。最好是备洞前就隔离手术区，但应具备相应的操作条件。

（1）简易隔离法

用消毒棉卷放在即将修复牙齿的颊侧和舌侧，上颌牙放在唇侧、颊侧。下颌牙可以用棉卷压器将棉卷压住，以免舌或颊部肌肉活动时将棉卷挤开。用小的消毒棉球或气枪干燥洞内。在使用综合治疗台治疗时，可将吸唾管置于口底，将积于口底的唾液或冲洗药液吸走。现代治疗用手术椅上装有吸唾管，每次使用时，均应更换经过消毒的吸唾管，以免交叉感染。

（2）吸唾器

利用抽气或水流产生的负压，吸出口腔内唾液。吸唾器套上吸唾弯管后放入患者下颌舌侧口底部。弯管最好采用一次性使用的塑料制品。吸唾器常配合橡皮障或棉卷隔湿使用，还可配合颊面隔湿片使用。隔湿片为医用硬泡沫塑料制成，状如圆角的三角形，患者张口时放入颊面的上下前庭穹隆，配合使用，可收到简单实用的效果。

（3）橡皮障隔离法

该方法的隔湿效果较好，能有效地将手术区与口腔环境隔离起来，达到干燥、视野清晰、防止唾液侵入的目的，并能防止器械的吸入。

2. 窝洞消毒

窝洞消毒目的是去除或杀灭残留在洞壁或牙本质小管内的细菌，减少继发龋的发生，由于洞底多位于牙本质中层或深层，对消毒药物的要求较高。消毒药物要具有一定的消毒杀菌能力，对牙髓的刺激性要小；能渗透到牙本质小管内，不引起牙体组织着色。

在备洞时就应当把感染的牙体组织去除干净，以后再经适当的冲洗，洞内的细菌就基本上被清除干净了。许多窝洞消毒药物，如酚类、硝酸银等均对牙髓有刺激性，故不主张使用药物消毒。准备修复前，对洞进行消毒还是必要的。但是应注意选用消毒力较强而刺激性较小，且不使牙变色的药物，特别是深龋洞的消毒。

常用的洞消毒药有氢氧化钙糊剂或液，50% 苯酚甘油溶液，20% 麝香草酚酒精溶液，樟脑酚（含樟脑 6.0 g、苯酚 3.0 g、95% 酒精 1.0mL），丁香酚（商品），还可用 75% 酒精。

3. 干燥窝洞

窝洞在充填修复前的最后一个环节是干燥洞形，这是为了使充填修复材料或其他衬底材料能充分接触牙体，不被水分隔阻而出现空隙，也避免因洞内壁的水分而影响材料性能。窝洞的干燥对充填修复的质量十分重要。使用的工具为牙科综合治疗台上接有压缩空气的气吹或是接橡皮球的手用气吹。

（八）窝洞垫底

垫底是采用绝缘的无刺激性材料，铺垫于洞底，保护牙髓，避免充填材料的物理或化学因素刺激。

垫底多用于超过常规深度、近髓的窝洞。去净牙本质软龋后，洞底不平者，应用材料垫平。洞虽不深，但选用的充填修复材料对牙髓有刺激性，所以要求有作衬底以阻隔刺激。经过牙髓治疗的无髓牙，充填修复材料前，应以垫底方法做出基底，以使洞形更符合生物力学要求，同时也可节约修复材料。

垫底所用材料要求对牙髓无刺激性，最好具有安抚镇痛、促进修复性牙本质生成的作用，应有一定的机械强度以间接承受𬌗力，并具有良好的绝缘性，不传导温度和电流。

1. 单层垫底

单层垫底用于窝洞虽超过常规深度，但不太近髓时。后牙多选用磷酸锌黏固粉或聚丙烯酸锌黏固粉。前牙用复合树脂充填窝洞时，材料对牙髓有一定刺激性，多用氢氧化钙黏固粉垫底。

2. 双层垫底

双层垫底用于洞深近髓的情况，磷酸锌黏固粉本身对牙髓也有轻度刺激，在其下先铺垫薄层具护髓性的材料。氧化锌丁香油黏固粉或氢氧化钙黏固粉这类材料却又因密度偏低，不宜在后牙承力洞形单独使用。因此，采用双层垫底方式。丙烯酸锌黏固粉强度好，不刺激牙髓可用于深洞垫底而不必再做双层基，但不具促进修复性牙本质生成的性能，尚不能代替护髓剂氢氧化钙黏固粉。

垫底的部位，在殆面洞为髓壁，在轴面洞为轴壁，不应置于侧壁和龈壁的釉质壁部分，以免垫底材料溶于唾液后产生边缘缝隙，日久出现继发龋。

洞漆和洞衬剂涂布于切削后新鲜暴露的牙体组织表面，封闭牙本质小管，阻止充填修复材料中的有害物质，如银汞合金中的金属离子、磷酸锌黏固粉的磷酸，向深层牙本质渗透，还可以增强充填体与洞壁间的密合性，防止两者界面因出现缝隙发生微渗漏。所有材料为溶于有机溶剂氯仿或乙醇的天然树脂，如松香，或合成树脂如硝酸纤维素，呈清漆状。洞漆可涂于釉质壁和牙本质壁，厚度约 5 ～ 10 μm。洞衬剂加有具有疗效的物质如氧化锌、氢氧化钙或单氟磷酸钠等，稠于洞漆，通常用于牙本质壁，厚度可达 25μm。

第十一章　儿童常见口腔疾病

第一节　儿童常见牙周问题

一、儿童牙周组织正常结构

牙周组织是包绕牙齿周围的组织，包括牙周膜、牙槽骨和牙龈。从功能上讲，牙周组织又称为牙齿支持组织。牙周病是指发生于牙周组织的疾病的总称，主要为牙龈病和牙周炎。

目前有证据表明，牙周病可以在儿童时期产生并随年龄增长进入破坏期。近年来，成人牙周病的认识已进入分子生物学水平，现代学者对牙周疾病的预防、预测、危险因子和易感人群的研究也越来越深入。儿童青少年牙龈、牙周病的研究有利于牙周病的早期诊断和治疗，牙周病的预测和早期控制。

牙周病的病因比较复杂，是由多因素造成的，有局部因素和全身因素。局部因素相当重要，其中，牙菌斑和菌斑微生物是疾病的始动因子，而其他因素，如口腔的自洁和清洁作用，软垢和牙结石、创伤性咬合、食物嵌塞、口腔不良习惯及机体的防御能力等可影响牙周疾病的发生发展，是疾病的促进因子。

儿童牙周组织疾病的临床表现与成人之表现不一，有其特点。这与两者间组织结构的差异以及儿童在生长发育过程中出现的变化有关。儿童时期由于颌骨的生长发育，乳牙的萌出和脱落，年轻恒牙的萌出，牙周组织随年龄增长而不断发生变化。

（一）牙龈

牙龈是覆盖在牙槽突边缘区和牙颈周围的口腔黏膜，呈浅粉红色，由上皮层和固有层组成，无黏膜下层，其固有层与下面牙槽突的骨膜融合，因此不能活动。牙龈包括游离龈、附着龈和牙龈乳头。口腔前庭和下颌舌侧的牙龈与牙槽黏膜连续，有明显界限，上颌腭侧牙龈与硬腭黏膜连续，无明显界限。

1. 乳牙列牙龈特点

牙龈上皮薄，角化程度差，血管丰富。固有层组织疏松，结缔组织乳头扁平。儿童牙龈比成人娇嫩，质地松软，颜色粉红。牙龈颜色与上皮厚度、血管数量、组织色素和人种有关。牙齿刚萌出时，牙龈较红，随萌出渐成为粉红色。如果儿童肤色较深，可见黑色素沉积，出现黑色斑点。

游离龈比成人稍显肥厚，边缘圆钝，龈沟平均深度 0.5 ～ 1.0 mm，较恒牙为深。边缘龈质地较松软，当牙齿萌出时常导致牙龈局部充血、水肿，龈缘厚而圆钝，类似卷曲状。

附着龈比成人窄，其宽度随年龄增长而增加。儿童附着龈上的点彩不明显。3 岁以前附着龈点彩不明显，随年龄增长而出现，10 岁后可呈现带状橘皮样点彩。点彩消失可能是早期炎症的表现。

关于附着龈宽度，6 ～ 12 岁儿童前牙的附着龈宽度随年龄增长而增加。上颌尖牙唇侧最窄，侧切牙唇侧最宽。年轻恒牙萌出的位置也影响附着龈的宽度。唇侧萌出，宽度下降；舌侧萌出，宽度增宽。正畸治疗时牙齿唇侧移动，附着龈宽度变窄，临床冠增加。舌侧移动，附着龈宽度增宽，临床冠短。

乳牙牙龈乳头扁平。儿童的乳磨牙因牙冠形态的特点，使牙齿邻面接触区呈面状接触，且接触面较宽而低，故乳磨牙的牙龈乳头较短而圆。又因乳磨牙牙冠颈部收缩，颈嵴突出，使接触区下方的牙龈凹陷更为明显，且凹陷区的牙龈缺乏角化上皮，故乳磨牙的牙龈乳头容易受到刺激和影响而发生炎症。儿童乳前牙多有间隙，牙冠之间接触不明显或缺乏接触，两邻牙间的牙龈多不形成谷状凹陷，因此此处牙龈角化比较好，不易发生炎症。但是，当乳前牙未出现间隙时，邻面仍有接触，其龈乳头形态与乳磨牙相同。

2. 混合牙列牙龈特点

恒牙萌出时，牙龈卷曲、圆钝、颜色发红，牙龈与牙冠连接疏松，龈沟深。磨牙的远中可有龈瓣覆盖，随着恒牙萌出而退缩至牙颈部。

3. 恒牙列牙龈特点

恒牙牙龈与成人相似，牙龈呈粉红色，边缘贝壳状，与牙齿连接紧密。龈沟深度 2 ～ 3 mm。牙龈乳头比乳牙高，呈三角形，充满牙间隙。两牙之间的牙间隙内牙龈角化不全出现龈谷，是牙周病始发部位。

（二）牙周膜

牙周膜是位于牙根和牙槽骨之间环绕牙根的致密结缔组织，由细胞、纤维、血管、淋巴、神经和基质等组成。儿童牙齿的牙周膜间隙较宽，纤维束疏松，单位面积的纤维含量较少，细胞含量较多，血管、淋巴管丰富，故儿童牙周组织活力较强。

（三）牙槽骨

牙槽骨是上、下颌骨支持和包围牙根的突起部分，故这部分又称牙槽突。牙槽突容纳牙根的部位为牙槽窝，牙冠顶端游离部分为牙槽嵴。在解剖上牙槽骨包括固有牙槽骨、致密牙槽骨和松质骨三个部分，在结构上和其他骨骼基本一致。

乳牙牙槽骨硬骨板薄而欠致密，根部有时看不清楚。钙化度低，骨髓腔大，骨小梁较少，随咀嚼及生长逐渐增加。乳牙列牙槽嵴顶较平，牙槽骨内有正在发育的恒牙胚。恒牙完全萌出后牙槽骨逐渐达到最大高度。牙槽骨进一步钙化，血管减少，纤维增加。恒牙列牙周组织近似成人。

牙槽骨是人体骨骼中变动最大的骨质，它的生长发育依赖牙齿的功能性刺激。当牙齿萌出并获得咬合功能后，牙槽骨则发育成熟；当牙齿脱落，缺乏咬合功能刺激时，牙槽骨则萎缩变平。它不但随着牙齿的生长发育、脱落替换和咀嚼压力而变动，而且也随着牙齿的移动而不断改建。为此，临床利用这一特性，对错䝙畸形牙齿进行矫治。通过矫治器，加一定强度压力于牙齿上，并经一定时间后，受压侧的骨质被吸收，牙齿位置移动，牵引侧骨质增生，补偿了牙齿移动后留下的空隙。儿童和青少年骨质再建能力和代谢活力强，是错䝙畸形矫治的最佳时期。

二、牙龈着色

正常牙龈为粉红色。但少数人，如肤色黝黑，或黑人的附着龈上可有色素沉着，表现为灰黑色或棕褐色色素斑，色泽均匀，形状不定，可呈带状、斑片或点状；色素斑表面平伏不高起；其形状、面积和表面多年不发生变化。牙龈着色多数情况是生理性的，但是也有病理性色素沉积现象。如使用含重金属的药物、吸入铅、汞后沉积在牙龈黏膜上等。铅中毒者常有龈缘的蓝黑色或蓝红色铅线。汞、砷等也可在游离龈、牙乳头和附着龈处出现黑色斑块。因此应认真询问病史，必要时查血铅浓度，如为病理性沉积应及时治疗。

三、牙龈炎

儿童牙龈病是指龈缘和龈乳头部位发生的炎症，只有当这些部位出现明显充血、水肿变形、触及容易出血时才称之为牙龈炎。由于儿童的牙龈上皮较薄，角化较差，在受到损伤或细菌感染后易发生炎症。目前，儿童牙龈炎的发病率较高，主要包括萌出性龈炎、不洁性龈炎、牙列拥挤性龈炎以及各种增生性龈炎。

（一）萌出性龈炎

萌出性龈炎是牙齿在萌出过程中发生的牙龈炎症，多在乳牙或第一恒磨牙萌出时出现。

1. 病因

①牙齿在萌出过程中，一部分牙龈覆盖牙面，这部分牙龈在咀嚼或摩擦时易受损伤而产生炎症。

②牙齿未完全萌出时，牙冠与牙龈之间容易堆积软垢、食物残渣等而造成感染；如第一、二恒磨牙萌出时牙龈感染可引发冠周炎和冠周脓肿。

③牙齿萌出时，牙龈部位有一种异样感，儿童喜用手指、玩具等去触磨，触磨时擦伤牙龈易发生炎症；牙齿萌出时有不适，患儿不敢刷牙，导致菌斑积聚发生牙龈感染。

2. 临床表现

牙冠的牙龈或覆盖牙面的牙龈出现充血、水肿或肥厚，一般无明显自觉症状，当牙齿萌出及龈缘形成之后，咀嚼功能成为生理性刺激，炎症可自行消退。

有一种现象是，在牙齿突破口腔黏膜前，在牙冠的牙面上仍有龈组织覆盖，覆盖的牙龈瓣及其周围软组织发生炎症，此种炎症称为“冠周炎”。儿童的“冠周炎”多见于恒磨牙的萌出。它的发生也多因牙龈瓣下方积存食物残渣或机体抵抗力下降所致。有的炎症可能出现牙龈瓣的水肿、充血、疼痛，有的炎症可能出现化脓，有的甚至引起面部肿胀、体温升高。

3. 诊断要点

①乳牙或第一恒磨牙正在萌出之中。

②覆盖牙面的牙龈或龈瓣局部出现炎症。

4. 治疗

①轻微的炎症不用处理，保持口腔清洁，待牙齿自行萌出，炎症不再复发。

②“冠周炎”的治疗：局部冲洗和用药极为有效，如 3% 双氧水和生理盐水冲洗，局部涂碘甘油等。若将食物残屑和炎性渗出物冲洗掉，则减少感染原因，有利于炎症的控制。炎症消退后，必要时可行龈瓣切除术，使牙冠外露。

③伴发脓肿、淋巴结肿大时可配合口服抗生素。

（二）不洁性龈炎

不洁性龈炎是因小儿缺乏口腔卫生习惯，由口腔不洁引起的牙龈炎。

1. 病因

多见于 3 ～ 5 岁儿童，多未能掌握正确刷牙方法，口腔卫生较差，软垢堆积，食物残渣附着，刺激牙龈，发生炎症。

2. 临床表现

龈缘和龈乳头红肿变形，并易出血，很少疼痛，以乳前牙和乳磨牙的唇颊侧牙龈炎症表现明显。乳牙邻面龋病破坏成洞后，常常引起食物嵌塞而发生龈乳头炎，龈乳头充血、水肿、易出血，当龋病治疗后，炎症随即消除。炎症多为慢性，有时出现急性症状，严重时可以破坏。

3. 诊断要点

根据儿童口腔不洁、软垢堆积的状况，及牙龈缘或龈乳头的炎症表现即可诊断。

4. 治疗

不洁性龈炎的治疗原则：局部去除菌斑，控制感染。

①及时局部清洁、冲洗、上药，控制牙龈炎症，效果良好。

②儿童 3 岁以后即可动手学习刷牙，在儿童学习刷牙时，家长应亲自带领或督促，鼓励他们从小学会刷牙，养成良好的口腔清洁习惯。

③保持口腔清洁，预后良好。若继续忽视口腔卫生，炎症可以复发，若延误治疗或受全身因素影响，牙龈炎可移行为牙周炎。

（三）青春期龈炎

青春发育期龈炎是发生在青少年时期的牙龈炎。

1. 病因

小学的高年级和中学的低年级学生容易发生。青春期或青春前期内分泌的改变，特别是性激素的变化是本病的病因。女性稍多于男性，女性易发生于月经初潮期。除内分泌的改变外，牙龈组织对局部刺激的感受性亢进，轻微的刺激往往可加剧炎症的反应。

2. 临床表现

这类牙龈炎的特点是常见口腔卫生良好，而牙龈有出血、增生的倾向。可发生于局部或全口牙龈，常见于前牙唇侧的龈乳头和龈缘，牙龈充血、水肿、深红、光亮、点彩消失、龈乳头肥大呈球形凸起，组织松软，而易出血。若患者怕触及牙龈出血而不愿刷牙，即可因口腔卫生不良而加重炎症。

龈炎的程度随着年龄的增长逐渐减轻。一般青春期过后，肿大的牙龈可停止发展或好转，但如果局部刺激因素未彻底去除，则不易完全消退。

3. 诊断要点

根据发病年龄，局部有刺激因素，以及牙齿呈轻重不等的充血、水肿、质地松软，容易出血等，即可诊断。

4. 治疗

①首先应去除一切局部刺激因素，洁治，去除软垢，并保持良好的口腔卫生，建立饭后漱口、睡前刷牙习惯。对于接受正畸治疗的青少年，事先应治愈原有的龈缘炎，掌握正确的菌斑控制方法。矫治器的设计和制作应有利于菌斑控制，避免刺激牙周组织，在整个矫治过程中应定期做牙周检查和治疗。

②局部用药：3%过氧化氢液冲洗，上碘合剂，或甲硝唑、螺旋霉素等药膜，含漱剂漱口等。

③进行牙龈按摩，每日 2 ～ 3 次，可促使症状缓解。

5. 预后

病程短且牙龈肿大不明显者，经基础治疗后一般可痊愈。病程长且过度肥大增生者常须手术切除。但若局部和全身因素依然存在时，术后仍易复发。

治疗后应定期复查，并做必要的维护治疗。指导患者正确刷牙和控制菌斑的方法，养成良好的口腔卫生习惯，以防止复发。

（四）药物性牙增生

药物性牙龈增生是指服用某些药物而引起的牙龈纤维增生和体积增大。

1. 病因

长期服用抗癫痫药苯妥英钠（大仑丁）可使原来已有炎症的牙龈发生纤维性增生。苯妥英钠又名二苯基乙丙酰脲钠或大仑丁，长期服用该类药物后，可使牙龈纤维组织增生，龈组织体积增大。长期服用该类药物者，在 1 ～ 6 月后发生牙龈增生的可达 50%，以青少年最为严重，停药后即可不再增生。药物性牙龈增生患者的成纤维细胞对苯妥英钠的敏感性增高，易产生增殖性变化，这可能是本病的基本背景。

局部刺激因素虽不是药物性牙龈增生的原发因素，但菌斑、牙石、食物嵌塞等引起的龈炎能加速病情的发展。

2. 临床表现

①有服用苯妥英钠类的抗癫痫药物的历史，苯妥英钠所致的牙龈增生一般开始于服药后 1 ～ 6 个月时。

②药物性牙龈增生常发生于全口牙龈，但以上、下颌前牙区较重。它只发生于有牙区，拔牙后，增生的牙龈组织可自行消退。

③整个牙龈，包括龈缘、龈乳头至附着龈的唇（颊）、舌（腭）侧呈弥漫性增生变厚，以龈乳头区最为突出，呈小球状突起于牙龈表面，组织坚韧，呈淡红色，不易出血。

④增生的牙龈表面呈颗粒状或小叶状，增生的牙龈乳头在牙面相接触处出现裂沟。口腔卫生不良者则可引起继发感染，继发感染之后则使增生牙龈表面颗粒消失，这时，牙龈可呈暗红色或深红色，易出血。

⑤牙龈增生的程度与服药的年龄时期有关。若在恒牙萌出前就开始服用此类药物，增生的牙龈组织可使恒牙萌出受阻；若在恒牙萌出后服用药物，增生的牙龈组织可将牙冠部分覆盖，严重者可将牙齿包埋起来，以致使患儿感觉语言和饮食障碍。前牙区因牙龈组织增生，上、下唇不能闭合以致牙龈组织暴露而受到干燥空气的刺激，更加速了增生。

⑥牙龈增生严重时还可使牙齿发生移位、扭转，以至于牙列不齐。

3. 诊断与鉴别诊断

（1）诊断

仔细询问全身病史，根据牙龈实质性增生的特点以及长期服用苯妥英钠药物的病史，诊断本病并不困难。

（2）鉴别诊断

①遗传性牙龈纤维瘤病

此病无长期服药史，但可有家族史，牙龈增生范围广泛，程度重。

②增生性龈炎

一般炎症较明显，好发于前牙的唇侧，增生程度较轻，覆盖牙冠一般不超过 1/3，有明显的局部刺激因素，无长期服药史。

4. 治疗

①在内科医生的协助下，根据癫痫病病情控制用药、停药、更换或交替用药。

②去除局部刺激因素做洁治术以消除菌斑、牙石，并消除其他一切刺激因素。一些轻的病例经处理后，牙龈增生可明显好转或痊愈。

③对于一些牙龈有明显炎症的患者，可先用 3% 过氧化氢溶液冲洗龈袋，在袋内放入药膜或碘制剂，并给予抗菌含漱剂，待炎症减轻后再做进一步治疗。

④对于一些牙龈增生严重的病例，虽经以上治疗，也不能完全消退。在全身情况好，病情稳定时可进行龈切除术。术后若不停药和保持口腔卫生，仍易复发。

⑤督促患者切实认真地做好菌斑控制，以减轻服药期间的牙龈增生程度，并可减少手术后的复发。

四、牙周炎

牙周炎是指涉及整个牙周支持组织的慢性炎症，它是在牙龈炎的基础上，炎症进一步向深层牙周组织（牙周膜、牙槽骨和牙骨质）扩展而形成的。一般认为儿童易患牙龈炎，但很少患牙周炎。虽然牙龈炎症较重，软垢菌斑很多，但很少发生牙槽骨丧失、附着丧失，对牙周组织破坏较小。有人认为，儿童可能有防御因素，或许是免疫因子阻止牙龈炎发展成为牙周炎，这方面还需要进一步研究。儿童牙龈慢性炎症没有及时治疗，炎症侵及牙周膜及深层牙周组织就会发展成牙周炎。

另外，软垢、牙石、食物嵌塞及不良修复体、正畸矫治器等局部刺激因素也可加重牙龈炎症使牙槽骨破坏。乳牙列由于牙槽骨丧失引起牙齿早失往往有全身性疾病，如低磷酸酯酶血症、掌 - 跖角化牙周破坏综合征等。

（一）侵袭性牙周炎

侵袭性牙周炎（AgP）以往称早发性牙周炎（EOP），主要包括以往分类中的青少年牙周炎、快速进展性牙周炎及青春前期牙周炎等一组疾病。

一般认为侵袭性牙周炎为多因素疾病，某些具有特殊致病毒力的细菌感染是必要的致病因子，而宿主对细菌缺乏防御能力以致不能阻止炎症组织的破坏，则是易感因素。两方面相互作用，使该型牙周炎发生早，且破坏迅速，从而决定了其特殊的临床表现。

1. 病因

病因尚不完全明了，但大量研究已表明某些特定微生物的感染和机体免疫功能的缺陷与该病的发生有密切关系。研究发现伴放线杆菌（Aa）是 AgP 的主要致病菌。有大量研究证明，本病患者多有白细胞功能缺陷，且这种缺陷带有家族性，患者的同胞中有的也可患 AgP，或虽未患牙周炎，却也有白细胞功能缺陷。本病也可能有遗传背景，有研究表明 FcrR Ⅱ基因多态性、维生素 D 受体基因多态性等可能为本病的易感因素。另外，不同种族对本病的易感性也有差异。

2. 临床表现

本病可分为局限型和广泛型。前者病变局限于第一磨牙和切牙。后者病损则易波及口内大多数牙齿。一般认为患者早期多为局限型，而随着年龄和患病时间的增加、病变发展而成为广泛型。

局限型侵袭性牙周炎的临床表现主要包括：

（1）年龄、性别

本病主要发生于青春期至 25 岁以前的年轻人，有些患者早在 11 ～ 13 岁即开始发病，但因早期无症状，就诊时常已 20 岁左右。也可发生于 35 ～ 40 岁左右的成年人，女性多于男性，但也有报道无性别差异。

（2）牙龈炎症和口腔卫生情况

患者的牙周破坏程度与口腔卫生情况不成比例，即患者的口腔卫生较好，牙龈炎症较轻，但已有深牙周袋和骨吸收。

（3）好发牙位

局限型侵袭性牙周炎的典型特征为局限于第一恒磨牙或切牙的邻面有附着丧失，至少波及两个恒牙，其中一个为第一磨牙。其他患牙（非第一磨牙和切牙）不超过两个。且发病多为左右对称。早期的患者不一定波及所有的切牙和第一磨牙。

（4）早期牙齿松动移位

在牙龈炎症不明显的情况下，切牙和第一磨牙可出现松动，咀嚼无力，同时伴有牙齿移位，多见于上前牙向前方呈扇形散开排列，后牙移位较轻，易造成食物嵌塞。

（5）牙周袋和牙槽骨变化

该型牙周炎所形成的牙周袋窄而深，X 线片显示第一磨牙近远中牙槽骨多为垂直型吸收或与水平型吸收并存而呈弧形，前牙牙槽骨则多为水平型吸收。

（6）病程进展快

有人统计，本病的发展速度比慢性牙周炎快 3 ～ 4 倍，患者常在 20 ～ 30 岁即须拔牙或牙齿自行脱落。

（7）家族聚集倾向

家族中常有多人患本病，患者同胞有 55% 患病机会，以母系遗传为多。有人认为可能与白细胞功能缺陷有关，也可能是 X 连锁性遗传或常染色体显性遗传等。

3. 诊断

根据以上临床特点和发病年龄可做出诊断。本病尤应抓住早期诊断这一环节，因初起时无明显症状，待就诊时多已为晚期。如果年轻患者的牙石等刺激物不多，炎症不明显，但发现有少数牙松动、移位或邻面深袋，局部刺激因子与病变程度不一致，则应引起重视。重点检查切牙及第一磨牙邻面，并拍摄 X 线片，有助于发现早期病变。有条件时，可做微生物学检查发现伴放线杆菌，或检查白细胞有无趋化和吞噬功能的异常。若为阳性，对诊断本病十分有利。早期诊断及治疗对保留患牙极为重要。对于 AgP 患者的同胞进行牙周检查，有助于早期发现其他病例。在患者症状尚不明显时，早期诊治，往往可取得较好疗效。

4. 治疗

本病的治疗特别强调早期、彻底的治疗，主要是彻底消除感染。其措施如下：

（1）基础治疗

龈上洁治术、龈下刮治及根面平整术、咬合调整等方法去除局部因素。

（2）药物治疗

全身服用抗生素可作为本病的辅助治疗，首选药物为四环素，但由于其不良作用较大，已较少使用。目前国外常使用的合成长效四环素“米诺环素”和“多西环素”，已成为药物治疗牙周病尤其是侵袭性牙周炎的主要趋势。该药除普通的广谱抗菌作用外，还有阻止胶原破坏、抑制骨吸收及促进细胞附着和克隆化等作用，有利于牙周组织的再生。此外还可同时使用甲硝唑、螺旋霉素等药物。

如果发现有免疫功能异常者，可酌情给予免疫调节剂，并可结合中医辨证施治，增强机体抗病力。国内有些学者报道，用六味地黄丸为基础的固齿丸（膏），在牙周基础治疗后服用数月，可明显减少复发率，且服药后患者的白细胞趋化和吞噬功能以及免疫功能也有所改善。

（3）采取适当手术

根据病情，可酌情行牙周手术、松牙固定术等。

（4）维护治疗

由于本病治疗后较易复发，且患者年龄较轻，因此更应加强维护期的复查和治疗，一般每 2 ～ 3 个月 1 次，至少持续 2 ～ 3 年，以后仍须每年复查，以便及时发现病变并予以治疗。

（二）急性创伤性牙周炎

1. 病因

混合牙列期恒切牙萌出时牙冠向远中倾斜，其中间产生间隙，此间隙随侧切牙和尖牙的萌出而关闭。个别家长和医务人员不了解此生理现象，擅自用橡皮圈直接套在牙齿上进行矫治。橡皮圈滑入牙龈内，留在根尖区，不及时取出，可以引起急性创伤性牙周炎。

2. 临床表现

病变仅局限于两中切牙，呈急性炎症过程。牙龈红肿，常伴有凸向根尖方向的弧形线条，此线条在黏膜表面呈弧形切迹状，为橡皮圈切割牙龈所致。牙周袋深，可伴有溢脓。患牙松动，甚至伸长。X 线根尖片显示两中切牙根尖靠拢（正常为平行状），两牙冠向远中倾斜。中切牙牙槽骨广泛吸收。

3. 治疗

①首先要去除埋入牙龈中的橡皮圈，才能控制牙周破坏。陷入较深时，可行牙龈翻瓣术。

②术后固定患牙很重要，可以应用全列𬌗垫，应用正畸贴片固定法效果也较好。

③抗菌消炎，局部涂 1% 碘酊或 2% 碘甘油，有全身症状时可服用抗生素等消炎药物，如阿莫西林等。

4. 预后

牙槽骨吸收，与病程长短有关。若及时治疗，可保留患牙。一般认为恒牙牙根未完全形成，牙松动伸长，多数情况下无法保留患牙。

（三）反映全身疾病的牙周病

儿童出现早期的附着丧失往往是全身系统疾病的一个表现。牙周炎可以发生于有免疫系统缺陷如白细胞黏附障碍或中性白细胞减少症的儿童，这些儿童对感染易感。早期附着丧失也可出现在附着器官发育缺陷疾病如低磷酸酯酶血症患者中，牙周缺陷和牙龈病损也可以由于肿瘤细胞浸润产生，如白血病患者。

1. 糖尿病

糖尿病增加了牙周炎发生的危险性并可能导致牙周炎早发，这可能是免疫功能受损造成的。1% ～ 15% 的胰岛素依赖型糖尿病患儿患有牙周炎。糖尿病控制不好会增加牙周炎发生的风险；不治疗牙周炎也会影响糖尿病的病情控制。有效预防，早期诊断和治疗牙周炎对糖尿病患者的全身健康很重要。

2.Down's 综合征

Down's 综合征也称为先天愚型，是由于存在 3 条 21 号染色体导致的智障性疾病。患者易患牙周炎。大多数在 30 岁之前即可患牙周炎，最早可发生于乳牙列。这些患者菌斑较多，牙周破坏的严重程度超过单纯局部因素引起的牙周炎。Down's 综合征患者常有不同程度的免疫缺陷，尤其是中性白细胞功能缺陷与牙周炎易感性有关。由于系带附着过高造成的下前牙牙龈退缩在 Down's 综合征患者中也较常见。

3. 低磷酸酯酶血症

低磷酸酯酶血症是一种由于碱性磷酸酶不足或缺陷导致的遗传性疾病。轻型表现为乳牙早失，重型表现为严重的骨骼发育异常，造成新生儿死亡。一般而言，症状出现得越早，疾病越严重。在轻型患者，乳牙早失可能是最早出现和唯一的临床指征。牙齿早失的原因为牙骨质发育缺陷导致牙齿与骨的连接削弱。牙齿受累和形成顺序有关，也就是说越早形成的牙齿越易受累而且症状越重。此病目前没有治疗方法，但是恒牙预后较好。典型的表现为乳切牙在4岁以前就过早脱落，其他乳牙受累程度不同，恒牙表现正常。此病可以通过血清中碱性磷酸酶水平降低进行诊断。

4. 掌跖角化牙周破坏综合征

掌跖角化牙周破坏综合征是罕见的，首发于乳牙列或混合牙列，以严重的牙周炎为症状的遗传性疾病，可以通过临床检查明确诊断。临床表现为手掌、足皮肤过度角化，口内牙周炎表现为严重的炎症感染和快速的牙槽骨丧失。治疗方法包括彻底的局部牙周治疗以控制菌斑。有报道称全身应用抗生素治疗有一定疗效。

5. 白血病

白血病是儿童时期常见的癌症，急性淋巴细胞白血病最常见，预后最好。急性髓细胞白血病占儿童白血病的20%，长期存活率较低。急性髓细胞白血病由于肿瘤细胞的浸润使牙龈肿大，病变呈紫红色，有时侵犯骨组织。除了牙龈表现，患者可能发烧、不适，牙龈出血或其他部位出血和骨及关节痛。急性髓细胞白血病可由血细胞计数诊断。贫血、不正常的白细胞和分类计数、血小板减少也经常出现。

6. 艾滋病

艾滋病的全称为获得性免疫缺陷综合征，人在受到人类免疫缺陷病毒感染后，血清可以呈现对HIV的抗体阳性，但临床上尚无症状，此阶段为HIV携带者，从感染到发病的潜伏期可持续数年乃至10年。约有30%的艾滋病病人首先在口腔出现症状，其中不少病损位于牙周组织。

目前认为与HIV有关的牙周病损有三种：线形牙龈红斑、坏死性溃疡性牙龈炎和坏死性溃疡性牙周炎。

第二节　儿童牙齿发育异常

一、牙齿数目异常

牙齿数目异常是指牙齿数目的增加或减少，包括先天缺牙和多生牙。牙齿数目异常在乳牙列很少发生，恒牙列则较常见。

（一）先天缺牙

先天缺牙分为个别缺牙、部分缺牙和全口缺牙。根据其严重程度又可称为缺牙症、少牙症和无牙症。个别缺牙和部分缺牙比全口缺牙多见。缺牙症为缺少一至数个牙齿；少牙症为许多牙齿未形成，且通常伴随全身系统异常；无牙症指全口无牙。

1. 个别牙缺失

个别牙缺失是先天缺失一个或多个牙。

（1）病因

个别牙缺失的病因不明，可能与牙板生成不足或牙胚增殖受抑制有关。一般认为，先天缺牙多数因遗传因素所致，具有常染色体显性、隐性和多基因遗传等特性。也有学者认为是先天缺牙胚胎早期受有害物质影响的结果，例如，在牙胚发育早期受到 X 线照射影响可引起局部牙齿缺失。

（2）临床表现

先天缺牙可发生在乳牙列，也可发生在恒牙列，恒牙较乳牙多见，且明显存在种族差异。爱斯基摩人、印第安人、东方人发生率较高，黑种人发生率较低，男女比例为 2 ∶ 3。恒牙列中任何一颗牙都有先天缺失的可能，除第三磨牙外最常缺失的牙齿是下颌第二双尖牙、上颌侧切牙和上颌第二双尖牙。最少见的缺失牙位是第一磨牙，其次是第二磨牙。缺磨牙的患者多伴有其他牙齿的缺失，单纯缺磨牙者少。牙齿缺失可以发生在单侧，也可发生在双侧，缺失牙位多呈对称性分布。有临床分析表明，双侧均有缺失者占 83.61%。缺牙数目以 2 颗最常见，其次是 1 颗牙，缺牙 5 颗以上的较少见。

乳牙列的牙缺失情况较少，可见于下颌乳切牙、上颌乳切牙和乳尖牙。乳牙列与恒牙列的牙数异常有一定关系，乳牙列缺牙者，恒牙列缺牙的概率较高。

先天缺牙的诊断较为容易。通过临床检查牙齿数目、牙体解剖形态、缺牙位置、间隙情况以及有无拔牙史可大致判断，但须经根尖片或口腔全景片确诊。

此外，先天性缺牙须通过 X 片和骨内埋伏阻生的牙齿鉴别，以免误诊误治。

（3）治疗

先天缺牙的治疗需要综合考虑几点：乳牙还是恒牙缺失，缺牙年龄，缺牙部位，口腔牙列发育情况等。治疗原则是恢复咀嚼功能，保持良好的咬合关系。

缺牙数目较少时对咀嚼功能、牙列形态和美观的影响不大，可以不处理。缺牙数目较多时，可做活动性义齿修复体，恢复咀嚼功能，促进颌面骨骼和肌肉的发育。但修复体必须随儿童颌骨的生长发育而不断更换。一般每半至一年更换一次义齿，以免妨碍患儿颌骨的发育。当上颌侧切牙先天缺失时，可用间隙保持器维持间隙，成年后行修复治疗，也可将恒尖牙近中移动到侧切牙位置，对尖牙牙冠进行改形替代侧切牙。

恒牙先天缺失时，乳牙的保存或拔除须考虑牙列的间隙及乳牙牙根情况。当恒牙列较拥挤时，缺继承恒牙的乳牙可以拔除，为拥挤的恒牙提供间隙。当恒牙排列较稀疏有间隙时，则可保留滞留的乳牙，以维持完整的牙列和咀嚼功能。乳牙保留时间长短，个体间差异较大，待滞留乳牙脱落后再进行修复治疗。

2. 外胚叶发育不全

（1）病因

本病为遗传性疾病，遗传方式尚未完全明了，多数病例是伴 X 染色体隐性遗传，也可为常染色体显性或隐性遗传。全口无牙畸形可能为常染色体隐性遗传。

由于外胚叶及其附属器的先天发育异常，部分汗腺或全部汗腺缺失，以及由于外胚叶的牙板未发育或发育不足，缺乏牙齿的始基，不能诱导间叶成牙本质细胞的发生，而导致部分或全口无牙畸形。临床上分为无汗型和有汗型两种类型。

（2）临床表现

无汗型外胚叶发育不全主要表现为全身汗腺缺如或减少，患儿不出汗或很少出汗，因而怕热，不耐高温；明显的稀毛症，头发、眉毛、汗毛缺乏或稀少；由于缺少毛囊和皮脂腺，患儿皮肤干燥粗糙；指甲发育不良；骨骼发育不良，身材矮小；鞍鼻，唇突出；牙齿全部缺失或仅有 1 ～ 2 个畸形小牙。

有汗型外胚叶发育不全又称毛发 – 指甲 – 牙齿综合征，除患儿汗腺发育正常外，其他表现与无汗型外胚叶发育不全相似。口腔表现为牙齿先天缺失，缺失牙数不等，或形态发育异常，前牙多呈锥形牙，或釉质发育不良，釉质薄，横纹明显或出现小陷窝。

（3）治疗

为了恢复咀嚼功能，促进颜面骨骼和肌肉的发育，可做活动性义齿修复体，修复体需要随患儿口腔颌面部的发育而不断更换。

（二）多生牙

多生牙又称额外牙，是指超过正常牙数以外的牙齿。恒牙列比乳牙列更易发生多生牙。

1. 病因

多生牙的病因仍然不清楚。对多生牙形成的原因有多种解释：一种解释可能是牙源性上皮活性亢进的结果，即在形成恒牙的牙蕾之后，牙板过度增殖，又发生第三次牙蕾，或是牙板断裂时，脱落的上皮细胞过度增殖，或是恒牙胚分裂而发生的。另一种解释是多生牙与发育缺陷或遗传有关系，因多数多生牙患儿可以找到遗传或家族性因素。还有学者认为，多生牙是一种返祖现象。

此外，有些综合征也可伴有多生牙，常见综合征包括：

①颅骨锁骨发育不全：颌骨内常有多个埋藏的多生牙。

② Gardner 综合征：又称骨瘤肠息肉综合征，除骨瘤、肠息肉、皮肤多发性表皮样囊肿或皮脂腺囊肿外，颌骨内也可有多个埋藏多生牙。

③口面指综合征：多生牙发病率也较高。

2. 临床表现

多生牙在牙列中可多生一个或几个牙，多见于混合牙列，其次是恒牙列和乳牙列，发生率在 1% ～ 3% 之间。多生牙可位于颌骨的任何部位，以上颌中切牙之间最多见，男性多于女性，有萌出于口腔内的，也有阻生于颌骨内的。据统计，大约有 1/4 的多生牙埋藏在颌骨内萌不出来，最常见的是多生牙冠和根倒置在颌骨内。牙弓外、唇颊侧、舌腭侧均可发生，有的甚至位于鼻腔、上颌窦或软腭内。

多生牙的形态变化很大，多数呈较小的圆锥形、圆柱形、三棱柱形，其次为数尖融合形、结节形，也有与正常牙形态相似的。

多生牙对牙列发育的影响主要表现在对恒牙的发育和萌出方面，例如引起恒牙迟萌或阻萌，出现牙间缝隙、邻牙扭转、牙齿移位。有的还与正常牙融合，或形成含牙囊肿，有的甚至引起邻牙根吸收。萌出于鼻腔、上颌窦或软腭内的多生牙也可出现相应部位的症状。

多生牙的诊断可通过检查口腔内牙齿数目、形态来明确。为确定多生牙的数目和在颌骨内的位置，应摄 X 线片，必要时还须摄取全口曲面断层 X 线片或 CT 片。

3. 治疗。

萌出的多生牙应及时拔除，以有利邻近恒牙的顺利萌出并减少恒牙的错位。对埋藏多生牙，如果不产生任何病理变化，可以不处理。在拔除多生牙时，术前须确定多生牙的数目和在颌骨内的位置，术中勿损伤正常恒牙牙根。当多生牙近似正常牙，或牙根有足够长度时，如果因多生牙的存在造成正常切牙的牙根吸收，或弯曲畸形，可拔除正常切牙而保留多生牙来代替正常切牙。

二、牙齿形态异常

牙齿形态异常可因遗传所致，也可能是牙齿发育时期的环境影响的结果，例如机械压力，也可造成牙齿形态的变异。

临床常见的牙齿形态异常有畸形牙尖、畸形牙窝、过大牙、过小牙、双牙畸形、弯曲牙、牙髓腔异常和先天性梅毒等。

（一）畸形中央尖

畸形中央尖是前磨牙面中央窝处或接近中央窝的颊尖三角嵴上出现的锥形牙尖，它可能细而高，也可能相对圆钝。畸形中央尖主要发生在有蒙古血统的人种，下颌前磨牙比上颌前磨牙多见，可以发生在一个或多个前磨牙上。因此，发现一颗牙齿有畸形中央尖时，应仔细检查其他前磨牙。

1. 临床表现

中央尖的高低不等（1 ～ 3 mm），畸形中央尖内可能有髓角突入，也可能只是牙本质突入。基底部直径约 2 mm，而游离端尖细，或为圆钝，或为结节状。此尖磨损或折断后，可见底部的环状痕迹，颜色较深的中心为突入尖内的髓角或形成的继发性牙本质。细而高的尖在咬合时容易折断，暴露髓角后引起牙髓感染。

临床常见没有明显龋坏的前磨牙出现牙髓或根尖周病变，或牙根尖部位出现脓肿、窦道时，则应考虑到畸形中央尖的可能。仔细检查可以发现有畸形中央尖折断的痕迹。临床上也见到一些畸形中央尖呈圆钝状，在𬌗接触后逐渐磨损，继发修复性牙本质形成。牙尖虽然磨平，但是牙髓保持正常，牙根发育正常。

2. 治疗

①低而圆钝的中央尖可不做处理，让其自行磨损。

②如果 X 线片未见有髓角伸入尖内，可采用分次磨除法或修复法。分次磨除法即每次磨除厚度不超过 0.5 mm，磨去后涂以 77% 氟化钠甘油，间隔 4 ～ 6 周 1 次，直到完全磨去。逐渐磨除有利于刺激修复性牙本质形成，避免牙髓暴露。但髓角高的中央尖则有露髓的危险，不宜采用此法。

③ X 线片示有髓角突入者，可在局部麻醉后一次磨去中央尖，形成一定深度的洞形，用氢氧化钙制剂做间接盖髓或直接盖髓术，然后修复。此法比较可靠，能使牙髓保存活力，牙根继续发育。

④牙根尚未发育完成而牙髓已经感染坏死或伴有尖周病变者，则应进行根尖诱导成形术，诱导牙根继续发育完成。

⑤刚萌出的尚未建𬌗的中央尖，还可采用黏结修复加固法，防止其早期折断感染，通过自然磨损，促使形成修复性牙本质。

⑥牙根过短且尖周病变范围过大的患牙，可予以拔除。

（二）畸形舌窝及畸形舌尖

畸形舌尖为切牙的牙齿发育畸形，是牙齿发育时期成釉期出现皱褶，向内陷入牙乳头中形成的窝状畸形中的一种，即在舌窝内陷的同时，舌隆突呈圆锥形突起而形成的畸形牙尖，这类窝状畸形称畸形舌窝，又称牙内陷。临床根据舌窝深浅程度和舌窝形态变异，又分为畸形舌沟、畸形舌尖和牙中牙。

畸形舌尖可发生于恒牙，也可发生于乳牙。恒牙多见上颌侧切牙，其次是上颌中切牙，偶见尖牙；乳牙多见于上颌乳中切牙，其次是乳侧切牙。牙中牙只发生于恒牙。

1. 临床表现

畸形舌尖有的完全无害，有的高达咬合面妨碍咬合，有的尖内有髓角突入，折断后易使牙髓感染。有的畸形舌尖伴有畸形舌窝。

畸形舌窝是内陷较轻的一种，牙齿形态无明显变异，只是舌窝较深。有的舌窝内覆盖一层釉质，并与牙表面的釉质相连，开口通向口腔，容易滞留食物和堆积菌斑而患龋病；有的由于窝内缺乏釉质覆盖，只有一层薄的牙本质与髓室相隔，患龋后进展较快，并易引起牙髓、尖周病变。

畸形舌沟是釉质内陷的裂沟，裂沟可越过舌隆突，将其一分为二，并可继续延伸至牙颈部或根中部，长者甚至可达根尖部。如果裂沟达根尖部，感染即可由此通过而引起牙周或尖周炎症。

牙中牙是釉质内陷较严重的一种，由于内陷深入的部位有釉质和牙本质，在X线片上可以看到牙冠中央内陷的囊腔，好似包含在牙中的一个小牙，故称牙中牙。此类畸形也易发生牙髓、尖周炎症。

2. 治疗

乳中切牙畸形舌尖如果较圆钝不妨碍咬合可以不处理。如果舌尖较高妨碍咬合，早期可在局麻下去除舌尖，做间接盖髓或直接盖髓术。如果牙尖已折断，根据牙髓感染程度，选择切髓术或根管治疗术。年轻恒牙的畸形舌尖，如果牙髓感染坏死，须选择根尖诱导成形术。

畸形舌窝的牙齿，早期应进行窝沟封闭或预防性修复，以预防龋病发生。如果窝沟口处已经出现脱钙，或呈墨浸状时，须及时修复治疗，以防牙髓炎和尖周炎的发生。

畸形舌沟引起牙周炎时，须行牙周治疗。如畸形舌沟深达根尖并发牙周炎者，则考虑拔除。

（三）过大牙

过大牙是指体积明显大于正常牙的牙齿。

1. 病因

过大牙有个别过大牙和普遍性过大牙之分。个别牙过大的病因尚不清楚。普遍性牙过大多见于脑垂体功能亢进的巨人症。环境因素与遗传因素共同决定牙的大小。

2. 临床表现

过大牙的形态与正常牙相似，而体积明显大于正常牙。个别牙过大多见于上颌中切牙和下颌第三磨牙。普遍性牙过大表现为全口所有牙齿都较正常的牙齿大。融合牙的牙冠宽大，但不能称为过大牙。

3. 治疗

个别牙过大对身体健康无任何影响，可不做处理，或可进行适当调磨。调磨应不引起牙髓敏感为原则。部分过大牙引起牙列异常时可按正畸治疗原则处理。

（四）过小牙

过小牙是指体积明显小于正常的牙齿。过小牙的形态常呈圆锥形，又称锥形牙。过小牙或锥形牙统称牙过小畸形。

1. 病因

牙过小有个别牙过小和普遍性牙过小之分，其病因多与遗传有关。普遍性牙过小多见于脑垂体功能低下的侏儒症，临床比较罕见。有的牙过小与缺牙症同时存在，或伴随一些结构异常与萌出异常，有的是综合征的一种表现。绝大多数外胚叶发育不全的遗传病都会累及牙齿，例如无汗型或少汗型外胚叶发育不全，除无汗、缺汗等外，还出现部分或全部无牙、牙齿过小并呈锥形等异常现象。

2. 临床表现

过小牙的体积较正常牙显著过小，邻牙之间有间隙，但钙化正常。个别牙过小多见于上颌侧切牙和上颌第三磨牙。多生牙常呈锥形小牙。如果为综合征的表现之一，除某些牙齿过小之外，还有口腔或全身的其他异常现象。

3. 治疗

牙过小影响美观，往往伴有牙列稀疏，可行修复或正畸治疗。儿童时期可做树脂冠修复外形，成年后行烤瓷修复。

（五）融合牙

融合牙是由两个正常牙胚的牙釉质或牙本质融合在一起而成。X 线片显示融合的位置仅限于冠部和根部，二者有各自独立的髓腔以及根管。牙齿融合几乎只发生在前牙，而且具有家族遗传倾向。乳牙融合时，对应的某一颗恒牙先天缺失的概率增加。

1. 临床表现

根据融合时间的早晚，可以形成冠根完全融合，也可以形成冠部融合而根部分离，或冠部分离而根部融合。临床上多是冠部融合。根管可以是一个，也可以是两个。乳牙融合牙比恒牙多，乳牙多见于下颌乳切牙和乳切牙或乳尖牙融合，恒牙多见于多生牙和正常牙融合。

乳牙融合牙常并发继承恒牙先天缺失。融合牙的近中远中径均明显小于非融合的两个同名牙近中远中径之和。如果融合牙下方有继承恒牙，继承恒牙萌出间隙就不足，尤其当双侧出现融合牙时，其牙列长度和宽度均小于正常者。所以在乳、恒牙替换时，应予以观察并做好预防性矫治。

2. 治疗

融合牙对身体无任何影响，可不做处理。但由于形态异常，或融合处呈沟状、嵴状，或在切缘处有不同程度的局限性分离，有碍美观，并容易患龋，应早做窝沟封闭或光固化树脂修复。

（六）结合牙

结合牙是两个或两个以上基本发育完成的牙齿由于牙齿拥挤或创伤，使两个牙根靠拢，由增生的牙骨质将其结合在一起而成，可发生在牙齿萌出前或萌出后。任何两个相邻的牙都可能发生结合，通常为两个牙的结合，也有 3 个牙的结合。结合牙的牙本质是完全分开的，与融合牙不同。

结合牙易造成菌斑滞留，引起龋病或牙周组织炎症，必要时可考虑切割分离并拔除非功能牙。

三、牙齿结构异常

牙齿结构异常通常指的是在牙齿发育期间，在牙基质形成或钙化时，受到各种障碍造成牙齿发育的不正常，并在牙体组织留下永久性的缺陷或痕迹。

临床常见的牙齿结构异常有釉质发育不全、牙本质发育不全、氟牙症和四环素变色牙等。

（一）釉质发育不全

釉质发育不全是釉质在发育过程中，受到某些局部性或者全身性因素的影响而出现的釉质结构异常，可能造成釉质表面的缺陷，釉质发育不全。

1. 病因

釉质发育不全的病因和发病机制尚未完全明了，但通过动物实验或临床调查，普遍认为与下列因素有关：

（1）营养缺乏

特别是钙、磷及维生素 A、C、D 缺乏，可能导致釉质发育不全。实验证明，维生素 A 缺乏时，成釉细胞不能分化成高柱状，而呈萎缩、扁平状，不能形成正常釉质。严重的维生素 C 缺乏时，牙本质发育停止，成釉细胞萎缩。佝偻病患儿的釉质发育不全与维生素 D 缺乏有关。甲状旁腺素缺乏和维生素 D 缺乏引起的低钙血症也可出现釉质发育不全。

（2）全身疾病

凡能引起釉基质分泌和成熟障碍的全身任何变化，都有可能造成牙齿釉质发育不全。婴幼儿期正是恒牙基质形成和钙化的关键时期，轻度的全身障碍也可能会使其受到影响。如小儿麻疹、猩红热、肝炎、半乳糖血症、甲状腺功能减退、苯酮尿、病毒感染以及慢性氟中毒等可引起釉质发育不全。

釉质发育不全是牙齿发育期间儿童机体障碍引起的，是既往牙齿发育状态的记录，而不是当前儿童身体状况的反映。根据发生釉质发育不全的牙位，可以推断全身性疾病及牙齿发育障碍所发生的时间。例如 11、1 的切缘和第一恒磨牙的牙尖处出现釉质缺损，表示发育障碍发生在 1 岁以内；如果 12、22 切缘也累及，表示发育障碍发生在或延续到 2 岁；如果前牙无影响，只在前磨牙和第二恒磨牙出现釉质发育不全，则表示发育障碍发生在 3 岁以后。

（3）口腔局部因素

主要为乳牙的感染或外伤，可以直接影响其下方正在发育的恒牙胚。如乳磨牙根尖周围的感染侵犯正在发育的恒牙双尖牙牙胚，可造成各恒牙双尖的釉质发育不全。

（4）遗传因素

釉质发育不全也可能通过遗传基因造成。有文献报道，一家族中，几代成员连续出现釉质发育不全患者，而用全身或局部因素均不能解释，故认为是一种通过遗传基因影响造成的。遗传性釉质发育不全可累及乳牙列和恒牙列，可以单独出现，也可作为综合征的一个表征出现。出现釉质发育不全的综合征有耳－眼－齿－指发育异常综合征、局限性真皮发育不全综合征、大疱性表皮松解症和 Rieger 综合征等。

2. 临床表现

由于牙齿发育时期不同，受到阻碍的严重程度不同，影响时间的长短不一样，临床表现也各不一样，在釉质基质形成时受到障碍，就会出现釉质实质性缺损，牙齿表面有带状或窝状的凹陷。儿童牙受损时间越早，恒牙釉质发育不全的机会就越大。

釉质发育不全的主要表现为牙齿变色和釉质缺损。牙齿变色指的是变色的釉质颜色为白垩色或黄褐色。缺损指的是釉质出现实质性缺损，缺损的牙面出现横形或成簇排列的深浅不同的小窝，或宽窄不同的横沟或纵沟，较大范围的釉质缺损，甚至无釉质形成，严重时牙冠形态改变或缩小。在乳牙根尖周感染造成继承恒牙釉质发育不全时，有的因釉质大部分缺损而出现牙冠形态改变现象。

根据釉质发育不全的程度，可以分为钙化不良和发育不良两种类型。类型不同，其异常表现也不完全相同。

釉质钙化不良是釉基质已形成，只是在钙化时受到障碍，使釉质出现硬度和颜色的改变，无实质缺损。釉质发育不良是釉基质形成时，成釉细胞遭到破坏，釉质可以不形成或形成不良，出现釉质实质性缺损。如果釉质发育不良和钙化不良同时存在，则统称为釉质发育不全。

绝大多数釉质缺损都有釉质颜色的改变，而釉质的变色并不一定出现釉质缺损。釉质发育不全的牙面可以是光滑的，也可以与釉质缺损伴随出现。如果是全身性因素造成的釉质发育不全，常常出现于同一时期发育的牙齿，且左右对称。

釉质发育不全的同时，牙本质也可发育不良，只是牙本质不暴露在外表，故临床意义较小。只有遗传性釉质发育不良是限于外胚叶成釉期功能发生异常，不影响中胚叶部分，故牙本质不会累及。

临床上习惯按病损程度分为以下几类：

（1）轻症

釉质表面形态基本正常，仅部分有色泽和透明度的改变，釉质呈不透明白垩状，或呈黄褐色。釉质表面横纹明显，探之粗糙，可出现浅的凹陷或小沟。釉质钙化不良多属此类轻症。

（2）重症

牙面有实质性缺损，可见牙釉面有棕褐色深染的窝状或带状缺损，带沟宽窄不一，也可有数条平行的横沟。更严重时牙齿表面呈蜂窝状，甚至完全无釉质被覆。前牙切缘变薄，后脸面牙尖向中央聚拢或消失，釉质呈多个不规则的结节和凹陷，如桑葚状。

乳牙的釉质发育不全和恒牙一样多见，只是乳牙不像恒牙那样严重，且常见的是乳磨牙釉质发育不全。因为乳牙的釉质钙化开始于出生前，出生后的最轻的釉质发育不全可见于乳牙的新生线。

3. 治疗

根据临床症状轻重不同，处理方法也不同：

①仅有釉质颜色改变、钙化不良或只有很表浅的小陷窝，可涂氟化物等防龋制剂预防龋齿。

②釉质缺损严重者，可做光敏树脂或树脂冠修复。

③对家长宣教：釉质发育不全是既往牙齿发育状态的记录，并不是现在的健康或营养状况，所以就诊时的患儿再补充钙和维生素已无意义。

（二）牙本质发育不全

牙本质发育不全是一种牙本质发育异常的常染色体显性遗传疾病，无性连锁，可在一家族中连续几代出现，男女均可罹患，包括伴有全身性成骨不全的牙本质发育不全和遗传性乳光牙本质。有同样遗传性质的牙本质发育不全分为 3 型：

①Ⅰ型：伴有全身骨骼发育不全的牙本质发育不全症。本症是一种全身性的结缔组织遗传性疾病，病变累及骨骼、牙本质、巩膜、耳、皮肤、血管等组织。

②Ⅱ型：即遗传性乳光牙本质，无全身性骨骼发育不良，在其家族成员中也检查不出骨发育不良的特征。

③Ⅲ型：是被称为“壳状牙”的牙本质发育不全，牙齿呈空壳状的牙齿发育畸形，又名隔离群遗传性乳光牙本质。

1. 临床表现

牙本质发育不全的牙齿变化主要表现在牙本质，而釉质基本正常。乳、恒牙皆可受累，但乳牙列病损更为严重。Ⅰ型和Ⅱ型均有类似的牙齿改变。

Ⅰ型牙本质发育不全伴有骨生成不良，除牙齿变化外，主要表现是骨骼发育不全。骨质疏松，脆而易断，可反复发生骨折；由于骨骼不能有效地支持体重，致使骨骼变形，例如上、下肢长骨弯曲，脊柱后侧凸等。而且，绝大多数患者巩膜呈蓝色，角膜菲薄，一般 33 岁以后，因耳骨退化而出现传导性耳聋。

Ⅱ型，即遗传性乳光牙本质不伴有骨生成不良，其临床特征是：

①全口牙齿呈半透明的灰蓝色、棕黄或棕红色，或呈半透明的琥珀色，牙冠多呈钝圆球形，故又称“乳光牙”或“遗传性乳光牙本质”。

②全口牙齿磨损明显，牙齿釉质正常或发育不全，切缘或𬌗面釉质易因咀嚼而碎裂或剥离，釉质剥脱后牙本质外露，暴露的牙本质极易产生严重磨损，有的患儿的牙齿可

磨损到牙槽嵴水平。由于全口牙齿磨损严重，而造成患儿面部垂直距离降低。

③牙髓腔早年宽大，而后由于牙本质堆积使其狭窄或完全闭塞。牙髓腔变化几乎遍及全部牙齿。

④ X 线片显示患牙牙根纤细、牙冠呈球状。髓腔变小甚至闭锁，根管细小，呈丝带状。偶尔能够见到乳牙根尖周非炎症性透射影像，原因不明。乳牙常常有不同类型的根折，尤其是年龄稍大的患儿。

⑤有家族遗传史，可追溯到家族遗传谱图。

Ⅲ型牙本质发育不全的牙齿变化特征为空壳状牙和多发性露髓。牙本质菲薄，牙根发育不足，髓室和根管较大，容易因牙本质磨损而露髓并继发感染，尤其是乳牙常因感染等而早失。X 线片显示在釉质和牙骨质处有一层很薄的牙本质，状如空壳。患牙的形态、颜色与Ⅰ、Ⅱ型牙本质发育不全相似。

2. 治疗

乳、恒牙列的牙本质发育不全治疗都很困难。乳牙可放置预成冠，而在恒牙列，磨牙可用铸造全冠，前磨牙和前牙可用金属烤瓷冠。这些治疗是为了防止牙齿大量磨耗，使其恢复功能和美观。已经磨耗严重的牙列，有人建议用全牙列殆垫修复以恢复殆间高度和咀嚼功能，然后进行修复治疗。

对于单纯根尖病变的牙齿，也可尝试扩通根管，进行根管治疗。如果牙齿既有根尖病变又有根折时，就应拔除患牙。由于牙本质较脆，拔牙通常比较困难。患牙也能观察到龋齿的发生，但病变进展缓慢，这与患牙磨耗较快有关。

（三）先天性梅毒牙

先天性梅毒牙是在胚胎发育后期和出生后第一年内，牙胚受梅毒螺旋体侵害而造成的牙釉质和牙本质发育不全。

1. 病因

母体的梅毒螺旋体导致胎儿发生梅毒感染，影响了发育期的牙胚，引起牙齿发育障碍。

2. 临床表现

有 10% ～ 30% 的先天性梅毒患儿有牙齿表征，包括半圆形切牙或桶状牙，桑葚状磨牙或蕾状磨牙等。主要发生在上中切牙和第一恒磨牙，有时也可见于上尖牙和下切牙，这与牙胚组织损害发生的时期有关。

半月形切牙的切缘窄小，切缘中央有半月形凹陷，似新月状；桶状牙的切缘比牙颈部窄小，切角圆钝，牙冠形态如木桶状。

桑葚状磨牙牙冠表面粗糙，牙尖皱缩，颌面呈多数颗粒状结节和坑窝凹陷，形似桑葚；蕾状磨牙牙冠短小，表面光滑，牙尖向中央聚拢，颌面缩窄，无颗粒状结节和坑窝凹陷，形似花蕾。这些都是先天性梅毒牙的特征。但是类似梅毒牙的牙齿畸形也偶见于非先天性梅毒患者，如佝偻病和外伤性病变，因而不能完全依靠牙齿畸形做出诊断。

先天性梅毒牙的诊断要点是：双亲中有梅毒史；患者本人梅毒血清试验阳性；恒中切牙、第一恒磨牙形态结构异常；有的有听力和视力障碍等。

3. 治疗

最根本的治疗和预防是妊娠期对母体行抗梅毒治疗，妊娠 4 个月内用抗生素治疗，基本上可预防婴儿先天性梅毒的发生。

形态结构异常的梅毒牙可用复合树脂、树脂冠修复，第一磨牙可做高嵌体或金属冠修复。

（四）氟牙症

氟牙症又称斑釉或氟斑牙，是一种特殊类型和原因明确的釉质发育不全，也是地方性慢性氟中毒的症状之一。

1. 病因

氟牙症是在牙齿发育钙化期间摄入过多的氟损害了牙胚的成釉细胞，使釉质的形成和矿化发生障碍，导致釉质发育不全。如果儿童在 7 岁以前长期生活在高氟区，有可能发生氟牙症；7 岁以后，釉质已经发育完成，就不会出现氟牙症。

饮水为人体摄入氟的主要来源，如果当地水源的含氟量超过 1 mg/L 时，就有可能出现氟牙症。含氟量越高，饮用时间越长，危害也越明显。当饮水含氟量超过 3 mg/L 时，氟牙症的发生率即达 100%。但由于氟只在牙齿发育期中造成损害，而充分的维生素 A、D 和均衡的钙、磷供给也可减少氟的危害程度，因此虽在同一水源的地区，个体间也存在差异。除饮水以外，环境中含氟量超过 1.06 mg/L 时也易患氟化症，如生活在产煤区的人，可因煤燃烧过程中可释放大量氟元素而对牙齿的矿化产生不良影响。氟牙症实质上是地方性氟中毒的一种最敏感、最易被发现的疾病，在我国有一定的地域性。

2. 临床表现

氟牙症好发于上下前牙的唇面，严重时全口牙均可发生。主要发生于恒牙，乳牙很少见。因乳牙的釉质形成和钙化主要在胎儿期和哺乳期，胎盘对氟有屏障作用，胚胎期只有极少量的氟能通过胎盘进入胎儿体内；母亲乳汁中的氟含量较稳定，并不因母亲摄氟量高而增高。

多数牙齿表面呈现白垩色、黄褐色斑块或条纹，严重者不仅牙面呈广泛的黄褐色，而且出现点状、带状或窝状的实质缺损，有的甚至使牙冠形态发生变异。临床上常按其轻、重而分为白垩（轻症）、变色（中度症）和缺损（重症）三个类型。

白垩型在多数牙齿表面有白垩状斑块，但仍保持硬而有光泽，无实质缺损。

变色型在多数牙表面有由白垩到黄褐或棕色的斑块，以上颌前牙最为明显，但牙面仍光滑坚硬，无实质缺损。

缺损型多数牙甚至全口牙出现黄褐或深褐色斑块，同时有点状、线状或窝状凹陷缺损，牙面失去光泽，凹陷内均有较深的染色。

有实质缺损的患牙易过度磨损而并发龋病。

重的氟中毒时，除牙齿变化以外，患者常有特种关节炎、关节强直、骨硬化症、关节病变、贫血等。严重者因脊柱硬化、折断而危及生命。

3. 治疗

①改善当地不利条件，降低氟的摄入量。如选择新的含氟量适宜的水源，除去水源中过量的氟，调查其他影响氟摄入量过高的因素并加以改进等。

②轻症的氟牙症一般无须治疗。

③严重的氟牙症目前尚缺乏满意的治疗方法。有碍美观者可进行脱色漂白，或应用贴面、光固化树脂覆盖以及全冠修复等。

（五）牙髓腔异常（牛牙样牙）

牙髓腔异常的牙齿是指牙体长而牙根短小，髓室纵径长，根分叉移向根尖处的牙齿，此种牙形似有蹄类牙，故称为牛牙样牙。根据牙体和髓室延长的程度将牛牙样牙分为三度，即比正常牙的髓室稍长的为低度牛牙样牙，分叉接近根尖的为高度牛牙样牙，处于这两者之间的为中度牛牙样牙。

1. 病因

出现牛牙样牙的病因尚不清楚。因人的牙齿牙冠部短，牙根部长，牙髓腔较小，牙骨质与釉质交界处出现明显的颈部，多根牙从根分叉到颈部交界的距离小于从殆面到颈部的距离。而牛牙样牙则恰好相反，故有人推测可能是一种原始型。也有人推测可能与遗传有关，例如口面指综合征Ⅱ型、无汗型外胚叶发育异常等都有可能出现牛牙样牙。

2. 临床表现

牛牙样牙的特征是牙体长牙根短，根分叉到颈部交界的距离大于殆面到牙颈部的距离，髓室底的位置比正常牙齿明显移向根尖处。

乳、恒牙列均可发生，并以恒牙列为多。恒牙列中多见于下颌第二磨牙，乳牙列中多见于下颌第二乳磨牙。

3. 治疗

髓腔异常牙齿对身体健康无明显影响，可不作处理。在须做根管治疗时，由于髓室底位置低，根管口定位较困难，在有条件的情况下，可利用显微镜探寻根管口进行治疗。

第十二章　老年人口腔疾病的治疗设计

第一节　老年患者治疗的总体设计

一、老年患者口腔治疗的总体原则

老年患者的口腔治疗应达到下列目标：①预防和治疗口腔疾病。②恢复或者维持口腔功能和生活质量。③预防由口腔疾病或状况引起的全身并发症。

在制订治疗计划时，应综合考虑患者的口腔问题、全身病史、口腔护理能力、生活自理能力以及家庭和社会支持体系等因素。总体而言，应遵循下列几个原则。

（一）制定切实可行的治疗目标

在老年患者的口腔治疗中，口腔医生面临的首要问题就是如何确定一个合理的临床治疗目标。一个合理的治疗计划不仅应满足患者口腔治疗的需要，还要兼顾患者的健康状况、生活自理能力、自主就医能力和经济能力。此外，还要考虑患者，特别是有认知功能障碍和其他精神疾患的患者在治疗中能否配合，以及这些患者的预期寿命等。因此，一个在技术层面上最完美的治疗计划并不一定是最适合患者的计划。单纯从口腔治疗的角度去考虑问题往往不能获得患者及其家人的认同，难以取得良好的治疗效果。根据患者的实际情况制定切合实际的治疗目标，是获得良好治疗效果的关键。

（二）多学科协作治疗

由于老年患者口腔问题常并发有复杂的全身疾病，因此在老年口腔门诊中应遵循循证医学原则，采用多学科协作的方式来开展治疗。如全身疾病和口腔疾病较复杂、认知功能受损的老年患者，口腔医生在诊疗时要与内科、神经科以及其他科室医生共同讨论患者全身疾病情况、用药情况和预后，评估患者口腔治疗的风险和耐受性。对于高风险的患者，应及时调整治疗计划来改善临床治疗效果。

此外，对于残障患者，特别是有严重认知功能障碍的患者，口腔医生应与患者家属和其他护理人员协作，提供必要的口腔护理培训以提高他们为患者提供家庭口腔护理的技能，同时提高他们配合口腔治疗计划实施的能力及观察疾病发展和转归的能力。对于脑卒中患者，口腔医生还应与康复医师合作制订帮助患者维护口腔卫生的方案，改善患者口腔卫生状况和生存质量。

（三）无伤害原则

全身状况较为复杂、同时使用多种药物的老年残疾患者属于高危人群，不恰当的治疗很可能会引发严重的问题。口腔治疗的一个很重要的原则就是口腔治疗不应该危害到患者的全身健康。

为了达到这个目标，全面评估风险是关键。全面的口腔治疗风险评估应该包括三方面：

（1）口腔局部因素，如需要拔除牙齿的难易程度，位置是否靠近上颌窦，手术的大小等。

（2）全身情况及功能状况。对于有严重的、未控制的充血性心衰、糖尿病、出血性疾病、脑卒中和终末期肾病等患者应暂缓非急症治疗。

（3）药物的影响。很多药物，如阿司匹林、氯吡格雷、华法林等抗凝剂可显著增加拔牙和牙周治疗出血的风险；用于治疗骨质疏松和肿瘤骨转移的双膦酸盐可导致无菌性颌骨坏死，增加外科治疗的风险。

除了治疗前的风险评估，另一个增加治疗安全性的重要措施是对患者可能出现的问题和并发症进行预估。口腔医生要熟悉在口腔治疗中常见并发症（如低血糖、急性充血性心衰等）的体征和症状，同时制定相应急救措施，诊室应常备必要的急救药品、氧气和其他急救器材。

（四）根据患者身体和认知情况以及支持水平制订个性化治疗方案

认知功能和生活自理能力与口腔健康密切相关，对于身体残疾或者有精神障碍、生活无法自理的患者，可根据他们的功能状态分为完全自理、可自理但须监督、部分自理须帮助、完全不自理四类，并根据患者口腔患龋率的特点、学习能力以及配合能力来制订个性化的家庭护理方案和口腔疾病防治方案。以龋病预防为例，对于有残疾的老年人，其龋病预防方案应由个性化的口腔卫生维护和氟化物防龋两部分组成，其核心在于通过个性化的口腔卫生教育和功能训练来改善患者的口腔卫生，从而降低龋病发生率。对于能完全自主维护口腔卫生或可自理但须监督的轻度残疾患者，龋病的预防主要着重于通过康复训练维持患者的口腔自我保健功能，并为有需要的患者家属提供必要的支持，从而提高患者的口腔卫生状况，减少龋病等疾病的发生。对于不能完全自理的和完全不能自理的中重度残疾患者，则侧重于为患者家属提供培训，通过提高他们为病患提供口腔保健的能力来达到提高患者口腔卫生状况，减少患龋率和预防其他口腔疾病的目的。

二、制订分阶段的治疗计划

在全面掌握患者的信息后，就要为患者制订全面、恰当的治疗计划。将治疗分步骤、分阶段进行，有助于口腔医生制订治疗计划、评估预后，同时也有助于患者更好地理解治疗内容和过程。

（一）治疗和控制全身疾病阶段

在制订口腔治疗计划前，口腔医生必须掌握患者全身疾病史及进展情况，这可能需要与其他专科医师沟通，了解患者身体状况、病情对口腔治疗，特别是外科治疗的耐受情况。安装人工心脏瓣膜的患者，术前应给予抗生素以预防菌血症。严重焦虑、老年痴呆及有其他精神疾患无法较好配合治疗的患者可给予地西泮类口服镇静剂以缓解压力和恐惧。此外，还应注意抗凝剂或双膦酸盐等药物带来的不良反应。

（二）急症处理阶段

急症处理是指治疗患者目前有急性症状的疾病。这个阶段要注意患者提出的问题，即主诉。一般的主诉包括：疼痛、肿胀、感染、牙齿外伤、义齿丢失或义齿损坏。可能的急症处理包括，拔除引起疼痛或感染但已不可以保留的牙齿，开髓或根管治疗因牙髓炎或根尖周炎的疼痛牙齿，牙周洁治配合抗生素治疗急性牙周感染，制作临时义齿或修理损坏的义齿。口腔医生也可以使用药物来控制疼痛和感染。需要注意的是，急症处理应该在制订全面治疗计划前就开始。

（三）疾病控制阶段

疾病控制阶段的目标是控制引起口腔疾病的危险因素，治疗有症状的口腔疾病和感染，恢复咬合功能，满足患者的美观需求，终止口腔疾病导致的全身损害。在疾病控制阶段，首先根据患者罹患龋病和牙周病的风险和目前的功能状况提供口腔卫生指导，制定个性化口腔疾病预防措施以预防或延缓疾病进展。以龋病预防为例，由于老年患者全身情况、口腔状况和功能状况不尽相同，龋病患病的风险也不同，应详细评估老年患者患龋病的风险，如活动龋的数量、菌斑指数、唾液分泌量、义齿使用情况、药物不良反应、日常功能和口腔护理能力等，然后根据龋病的风险将患者分级，并制订相应的防龋方案。

在疾病控制阶段，除了制订和实施预防方案外，还应拔除没有治疗价值的患牙，有效治疗龋病、牙髓病和根尖周病，对于有需要的患者，还应进行牙周刮治和根面平整术以控制牙周病。

（四）完善治疗阶段

完善治疗阶段的目标是尽可能恢复患者的口腔健康，包括改善美观和恢复功能，一般有以下几个步骤，但不是每个患者都会经历所有治疗。

（1）进一步牙周治疗，包括牙周手术。

（2）口腔手术，包括拔除妨碍义齿修复的牙，以及修复前的牙槽手术。

（3）非急症的牙齿根管治疗。

（4）单个牙冠修复。

（5）可摘义齿、固定义齿或种植义齿修复缺失牙。

三、慢性疾病老年患者的治疗计划

（一）高血压老年患者的治疗计划

为老年高血压患者制订治疗计划时，有两个关键性问题需要回答：第一，对于这些患者来说，口腔治疗如拔牙、牙周手术、种植手术，甚至普通的牙体治疗是否安全？第二，在什么情况下应该推迟口腔治疗？总的来说，口腔治疗对于老年高血压患者来说是非常安全的。但高龄、未控制的高血压（≥ 180/110mmHg）及心脑血管并发症会增加治疗过程中出现心血管意外的风险，因此，应该采取措施来规避风险，减少医疗差错，避免医疗纠纷。

研究显示，收缩压每升高 20mmHg，舒张压每升高 10mmHg，患者出现缺血性心脏病和脑卒中等心血管意外并导致死亡的风险增加 1 倍。为了避免心血管并发症的发生，老年高血压患者口腔治疗的时机、治疗方式和强度应根据患者血压水平进行调整。

（1）收缩压 / 舒张压 < 160/100mmHg，口腔常规治疗和口腔急症治疗均无禁忌。

（2）收缩压 / 舒张压 ≥ 160/100mmHg，在口腔常规治疗和口腔急症治疗时，休息 5 ～ 10 分钟后再次测量血压。①如血压 < 160/100mmHg 则开始治疗；②如血压 ≥ 160/100mmHg，应先行控制血压再择期进行口腔常规治疗；③如收缩压在 160 ～ 180mmHg 或舒张压在 100 ～ 109mmHg，因口腔疼痛、感染或其他情况可造成血压升高，可在监测血压的同时行口腔急症治疗，每隔 10 ～ 15 分钟监测患者血压；④如收缩压 > 180mmHg 或舒张压 > 109mmHg，请心内科会诊，控制血压后行口腔急症治疗；⑤对于 2 级及以上高血压患者（收缩压 ≥ 160mmHg 或舒张压 ≥ 100mmHg），口腔治疗过程中应监测血压。如血压 > 179/109mmHg，则应终止治疗，待血压控制平稳后再择期完成治疗。

（二）心脏病老年患者的治疗计划

正确评估和规避治疗中可能出现的严重并发症是心脏病老年患者口腔治疗的关键。心脏病老年患者在进行口腔治疗时，其风险评估主要考虑三方面：

第一，心脏病带来的风险。不稳定型冠脉综合征患者，急性心肌梗死发生 7 天内或心肌梗死发生在 7 ～ 30 天内伴有心肌缺血症状的患者，严重或不稳定型心绞痛患者，未控制的心衰患者，重度心律失常患者，或严重瓣膜病患者在进行外科治疗时有较高风险出现心搏骤停或心源性死亡，因此，这些患者在疾病未控制前不应进行口腔治疗。

第二，口腔治疗对心脏病患者的影响。不同手术带给心脏病患者的影响也不一样。大型口腔颌面外科手术、牙槽外科手术和种植手术属于中度风险的手术，术中有1%～5%的可能性会出现心搏骤停或心源性死亡等严重并发症。而其他常规口腔治疗，如龋病治疗、根管治疗、牙周刮治、常规拔牙和种植手术出现这些严重并发症的风险则低于1%。

第三，患者对治疗的耐受性。口腔治疗造成的紧张和焦虑以及镇痛不足可增加患者的心脏负荷，并引发心血管意外。因此，制订治疗计划时应评估患者的心脏功能，并判断患者对口腔治疗的耐受性。如果患者能够耐受轻微的体力活动，如爬一层楼，或以中等速度走500～1000米等，则治疗中出现严重心血管并发症的风险相对较低。

根据风险评估，术前应制订完善的计划以预防心血管并发症的发生。具体而言，在治疗过程中规避风险的关键措施包括以下几点：

1. 制订安全合理的治疗方案

在制订治疗方案时，应综合考虑三个因素：①心脏疾病的严重程度和病情稳定性；②口腔治疗的复杂程度及手术的大小；③患者心功能状况。对于高风险的急诊患者，口腔治疗局限于缓解疼痛、控制感染、处理外伤及止血。术前应请心内科会诊，严格规避风险。另外，对于心血管疾病患者，在口腔治疗过程中还应注意：术前预防性使用硝酸甘油（0.25～0.5mg，舌下含服）；术中心电监护；给氧；有条件时，可预防性地建立静脉通道；严格执行无痛操作；避免使用肾上腺素；术前/术中镇静；术后给予足够的抗炎镇痛措施。

一般情况较差、心脏储备功能较低的患者如需拔除多个牙进行大型牙周手术或复杂种植手术时，由于这些手术可造成较大创伤、术后炎症和剧痛，使患者血压升高和心脏负荷增加，应考虑分次治疗。对于这些患者，虽然某些牙已无保留价值，如多根的、死髓的后牙，但为了避免拔牙带来的风险，也可考虑根管治疗。

正在使用阿司匹林、氯吡格雷等抗血小板聚集药物的患者在口腔治疗时出现不可控制出血的风险较小，基于目前的证据，不建议在拔牙、种植和牙周手术时停药。对于这类有出血风险的患者，可采用局部缝合、使用凝血酶原冻干粉、止血纱布等措施来控制术后出血。

2. 降低术前、术中的紧张焦虑情绪

心脏病患者的口腔治疗一般建议安排在上午，且每次就诊时间不宜过长。应尽可能减少患者候诊时间，避免加剧患者的紧张和焦虑情绪。治疗前与患者充分沟通，帮助患者了解治疗计划和治疗过程中可能出现的问题，耐心解答患者疑问，打消其顾虑。对于重度焦虑患者，可以考虑术前给予地西泮类抗焦虑药，或使用一氧化二氮（笑气）镇静。

3. 谨慎使用血管收缩药物

肾上腺素可使血压升高，心率加快，增加心脏负荷。因此，有心脏疾患的患者，应慎用肾上腺素或其他缩血管药物。如需使用，肾上腺素的剂量不应超过0.036mg。对于不稳定型心绞痛、不稳定型冠脉综合征以及心肌梗死发生后6个月内的患者，应避免使用肾上腺素或含肾上腺素的排龈棉线。此外，非选择性β受体阻断剂（如普萘洛尔等）可与肾上腺素相互作用，造成严重高血压，并可导致肺水肿，引发严重的全身并发症，因此，使用非选择性β受体阻断剂的患者在口腔治疗过程中应避免使用肾上腺素。

4. 良好的术中镇痛

对于心脏病患者，口腔治疗过程中应严格遵循无痛操作原则，避免疼痛导致的血压和心率的波动。

5. 良好的术后管理

拔牙及其他外科治疗后的疼痛和炎症可造成患者血压和心率波动，并增加心血管系统的负担。因此，应给予患者足够的抗炎镇痛药物，以避免出现严重的心血管并发症。

（三）糖尿病老年患者的治疗计划

糖尿病患者由于糖代谢和脂代谢异常，导致动脉硬化及微血管病变，可伴发心血管、肾、眼和神经等多器官并发症，可能发生心绞痛、心肌梗死、脑血管意外、肾衰竭和周围神经病变等。对于血糖控制较好的糖尿病患者，空腹血糖低于8.88mmol/L（10mg/dL）时，可以进行常规口腔治疗、一般拔牙或局麻小手术。但由于糖尿病患者免疫力差，易发生感染，术后创口愈合困难，应给予抗感染治疗。同时，要尽量安排患者早晨或上午十点以前就诊，就诊前正常饮食。患牙周病的糖尿病患者应在牙周病病情稳定后再行修复治疗。血糖控制极差的糖尿病患者，如空腹血糖 > 11.4mol/L时，应暂缓有创性口腔治疗，先行急症处理，同时建议患者就诊内科以控制血糖。对于糖尿病患者，尤其是接受胰岛素治疗的糖尿病患者，要警惕患者出现低血糖症状，一旦出现出汗、无力、心慌、头晕甚至昏迷，要马上停止治疗，给予口服糖类制剂升高血糖，待症状好转后再继续治疗。询问病史时注意询问患者第一次发生低血糖时的症状以便及时发现，及时采取措施。

（四）肾脏疾病老年患者的治疗计划

对于老年肾脏疾病患者，首先要判断患者肾功能。慢性肾衰竭处于代偿期，内生肌酐清除率 > 50%，血肌酐 < 133μmmol/L（1.5ng/dL），临床无症状时，可以进行包括拔牙在内的口腔治疗。术中尽量减少创伤，减少出血和感染风险，术后注意抗感染，预防继发感染引起肾功能恶化，治疗前后注意控制血压，避免使用肾毒性药物。接受血液透析的肾衰竭患者，由于透析使用肝素抗凝，最好避免当天进行有创性口腔治疗，以免引起出血。严重肾衰竭患者的口腔修复治疗应考虑患者的预期寿命，综合考虑各种因素后，制订最适合患者身体状况和口腔健康需求的治疗计划。各类急性肾病应该暂缓口腔治疗，

对于有口腔感染的患者，给予维护口腔卫生和清除感染的基本治疗，待肾功能稳定后再制订个性化治疗方案。

（五）放化疗老年患者的治疗计划

1. 头颈部放疗老年患者治疗计划

头颈部放疗由于无特异性，射线可能损伤皮肤、黏膜、肌肉、颌骨、唾液腺，导致口腔黏膜炎、口干、味觉减退、继发感染（病毒、细菌和真菌感染）、肌肉僵硬（张口困难）和猖獗龋。同时，由于老年患者机体抵抗力低，组织愈合力差，放疗反应和不良反应更严重，这类患者的口腔治疗计划应贯穿放疗的全过程，统筹安排以维护患者口腔健康，提高患者生存质量。放疗前，口腔科医生应该：①仔细进行口腔检查，拔除无法保留的牙齿，处理严重的龋坏和牙周病，完成修复前的口腔手术，并给予足够的愈合时间（＞2周），也可给予高浓度氧来促进愈合；②充填龋损和进行完善的根管治疗；③治疗颌骨感染；④制订个性化口腔卫生方案，采用氟化物防龋。针对患者放疗中出现的症状做相应处理，控制黏膜炎和口干，对症处理，缓解症状，减少患者痛苦；坚持开闭口和舌运动来预防张口受限；使用氯己定含漱液和抗真菌药物控制菌斑和念珠菌感染；强化每天应用氟化物防龋；维持口腔卫生；同时，加强营养支持，给予流质食物及各种维生素。

放疗后治疗计划：①安排患者每3～4个月复诊，干预患者口干和味觉慢性减退；②定期检查，避免口腔感染；③一经发现龋损应立即治疗；④继续加强口腔卫生维护。持续放疗总剂量超过600cGy，应尽力避免骨坏死。放疗后，如果能够防止损伤，可以进行除拔牙和手术外的大部分口腔治疗。

2. 化疗老年患者治疗计划

化疗导致骨髓抑制，使血细胞生成减少，红细胞、白细胞和血小板减少，引起贫血、感染、凝血障碍和出血倾向。在口腔可以表现为黏膜炎、创伤后出血过多、自发性牙龈出血、口干、口腔感染和伤口愈合差。由于老年患者抵抗力较差，口腔治疗应在两次化疗之间进行。化疗前需要控制牙周、软组织和根尖周感染，治疗严重的龋损，调磨过锐的牙尖，以防损伤颊、舌黏膜，拆除口腔内修复体，进行个性化的口腔卫生指导。化疗过程中一般不建议进行任何有创治疗，任何有创性的口腔治疗都须请肿瘤专家会诊。如果治疗无法避免，则应遵循以下原则：①粒细胞计数$<2\times10^9$/L或绝对中性粒细胞计数$<0.5\times10^9$/L，考虑抗感染治疗；②血小板数$<50\times10^9$/L，应补充血小板。如果出现感染，可以从感染区域采集组织做细菌培养和药敏试验，指导用药。如果出现自发性牙龈出血，可以用纱布、牙周塞治剂和口腔软组织保护剂来控制出血。同时，局部用氟防龋、氯己定漱口液等控制菌斑和念珠菌感染，缓解黏膜炎和口干症状。对于使用双膦酸盐治疗肿瘤骨转移的患者，要警惕骨坏死。严重贫血的患者，要避免全身麻醉，可以根据口腔情况调整口腔维护措施，若出现出血过多或组织刺激的情况，则减少或停止使用牙线和刷牙，

改用湿纱布擦拭牙齿和牙龈，也可以用盐水或苏打水漱口来清洁口内溃疡。化疗期间只进行口腔急症治疗，化疗结束后患者需要定期复查，根据症状给予相应治疗。目前没有证据显示化疗患者口腔治疗后需要预防性使用抗生素，但应根据患者的治疗结果决定。

（六）呼吸系统疾病老年患者的治疗计划

老年人常见的呼吸系统疾病是慢性阻塞性肺疾病，口腔治疗可能加重损害患者已经受损的肺功能。因此，有急性上呼吸道感染的患者要避免口腔治疗，以免引起吸入性肺炎。患者就诊时使用较高的椅位，减轻患者呼吸症状，也可以低流量给氧。严重病例应避免使用橡皮障。患者有紧张情绪时，可以给予小剂量的地西泮，但重症患者要避免使用笑气。治疗中可以使用局麻药，但门诊患者要避免全身麻醉，避免使用巴比妥类药物、麻醉剂、抗组胺类药物和抗胆碱类药物。正在服用茶碱类药物的患者应避免使用大环内酯类抗生素（如红霉素、克拉霉素）和环丙沙星类抗生素；长期使用类固醇药物的患者手术期间需要给予额外的类固醇制剂。

（七）高龄老年人的治疗计划

老年人的全身情况存在个体差异，有些老年人有完全行为能力，有些人不能完全照顾自己，部分时间需要他人照顾，还有一些人完全需要他人照顾，因此在为老年人制订治疗计划时，全面评估患者的机体和认知功能非常重要。有完全行为能力的老年人可以按照上述的治疗计划步骤，根据患者的情况进行具体治疗。对于部分自理须帮助的老人，制订治疗计划时要确定患者身体和认知功能状态，评估其口腔卫生维护和配合临床治疗的能力，是否有足够的照料和支持来完成。完全不能自理患者就医的交通情况、经济状况，都是在制订治疗计划时需要考虑的问题。

（八）运动功能障碍和认知功能障碍患者的治疗计划

患者的认知状况对口腔疾病的诊疗和预后有较大影响，应根据患者认知功能受损程度制订相应的治疗计划。轻度认知功能障碍对口腔治疗影响较小。对于这类患者，口腔治疗的主要目标为预防口腔疾病，恢复口腔健康和功能。对于伴有焦虑的患者，可增加复诊次数来完成治疗。另外，治疗时要注意评估患者提供信息的准确性，以及患者按医嘱进行口腔卫生维护的能力。在制订预防计划时，可考虑使用氟化物，并通过口腔卫生宣教和功能训练来加强患者的口腔自我清洁能力。邀请家属或护理人员参与制订口腔治疗计划，有利于鼓励并监督患者维护口腔健康。

中度认知功能障碍的患者由于认知功能进一步损害，治疗应重点针对预防疼痛和感染，维持口腔健康和功能。制订治疗计划时要尽量减小对口腔状态的改变，例如，对于固位不良的义齿，应尽量重衬旧义齿而不是重新制作。由于患者配合治疗的能力进一步下降，应缩短每次治疗时间、增加复诊次数完成治疗目标。必要时，可给予地西泮类镇静剂以缓解患者的焦虑和紧张，使患者配合治疗。中度认知功能障碍患者维护口腔健康能力进一步减弱，需要照料者参与制定口腔治疗策略和患者日常口腔健康维护。因此，在日常门诊中应培训患者家属，帮助他们掌握口腔护理方法以及检查口腔护理质量的方法。

重度认知功能障碍患者的口腔治疗目标是保留现有牙列，预防感染和疼痛。由于患者多无法配合治疗，因此尽量采取姑息治疗。为这类患者制订治疗计划的原则与中度认知功能障碍患者基本一致，但由于这类患者表述能力减弱，需要照料者注意观察患者口腔疼痛和感染以及相关的行为变化，针对症状给予姑息治疗。

此外，脑卒中患者在进行口腔治疗前应监测血压，治疗过程中应有良好的镇痛，并注意缓解患者的紧张和焦虑，减少使用肾上腺素以防止再次发生脑卒中。阿尔茨海默病、脑卒中、帕金森病及其他神经系统疾病患者都存在吞咽困难的问题，在进行口腔治疗时应注意体位，加强吸唾，防止误吸造成的吸入性肺炎。对于严重的下颌不自主运动患者，可在医生指导下口服镇静剂以控制下颌不自主运动。

第二节　老年口腔疾病的无痛治疗

一、术前评估和麻醉前准备

（一）术前评估

术前评估的内容主要包括熟悉患者、询问健康状况和既往手术史、评估患者的生理和精神状况，进行必要的术前检查，目的是判断患者能否耐受手术和麻醉，以及选择何种麻醉方式及麻醉药物。

1. 老年人术前常见疾病

①心血管系统：高血压、冠心病、心律失常等；②呼吸系统：慢性阻塞性肺疾病（COPD）、肺源性心脏病、肺部感染等；③神经系统：脑血管病、阿尔茨海默病等；④内分泌系统：糖尿病等。麻醉前应充分了解患者心肺疾患的严重程度，进行必要的治疗，如控制高血压，改善呼吸功能，治疗心律失常，纠正水、电解质、酸碱平衡紊乱和营养不良等。

2. 老年患者麻醉并发症

随着现代外科、麻醉和监测技术的发展，老年患者手术麻醉的禁区不断缩小，越来越多的高龄患者在遭遇外科疾病时能够接受择期或急诊手术。麻醉医师最基本的职责是确保患者处于无痛状态下，预防和处理围术期并发症，确保患者安全。但老年患者病理生理、药效、药动学的变化，同时合并多种疾病，麻醉并发症的发生率是中青年的 2 ～ 4

倍。主要并发症有麻醉知晓、苏醒延迟、术后精神功能障碍、术后呼吸抑制、低血压及肺部并发症等。

3. 围麻醉期危险状态

围麻醉期危险状态主要包括：缺氧、二氧化碳蓄积、喉痉挛、呼吸抑制、气管插管困难与失败、麻醉中急性肺水肿、麻醉中急性呼吸衰竭、围麻醉期躁动、顽固性呃逆、急性肺不张、寒战、术毕苏醒延迟、恶性高热、过敏反应等。

（二）心血管系统的麻醉前准备

（1）改善全身状况，维持内环境稳定，纠正电解质及酸碱平衡失调，如纠正低氧、低钾、高钾、脱水、酸中毒；纠正贫血、低蛋白血症及低血容量。

（2）控制高血压。高血压有引起脑出血、肾衰竭的可能性，持续服药者增加麻醉管理难度，尤其是椎管内麻醉时，血压大幅度下降，间接交感神经抑制药不敏感时可选用去氧肾上腺素、去甲肾上腺素，但应从小剂量开始。降压的目标是正常值的高限140/90mmHg。降压药应持续到术日，停药易出现反跳。非急诊手术可考虑延期。

（3）改善冠心病患者的心肌缺血。老年人心肌灌流量低，心肌易缺血缺氧，疑有心肌缺血时，术前应做动态心电图。心肌梗死（MI）患者再梗病死率为54%。围手术期再梗的危险因素包括：①手术距心肌梗死的时间。1～3个月，再梗率为27%～40%；4～6个月，再梗率为11%～18%；＞6个月，再梗率为5%。相对急诊距心肌梗死的时间要求（如肿瘤）至少4～6周；如行紧急手术，术前应用足量镇静剂及长效硝酸盐类，或先行主动脉内球囊反搏（IABP），或经皮腔内冠状动脉成形术（PTCA），或搭桥手术。②心肌梗死部位。后壁心肌梗死常伴有心律失常。③年龄。65～74岁，病死率比非冠心病者高10倍。④手术时间。1小时再梗发生率为1.9%，6小时再梗发生率为16.7%，急诊手术再梗发生率高。⑤血流动力学状态，如血压波动、缺氧、血栓等。

（4）判断心律失常。老年人心律失常的发生率为16%～30%，最高达75%。期前收缩最多，其次为房颤。偶发的房性或室性期前收缩、无症状的左右束支传导阻滞、无症状的一度或二度Ⅰ型房室传导阻滞、慢性房颤，术前可不做特殊处理，但术中应高度警惕。频发房性或室性早搏应使用药物控制后再行手术。二度Ⅱ型或三度房室传导阻滞、病窦综合征须安装临时起搏器。药物控制不好的快速心律失常可行射频消融。

（5）心脏瓣膜病较少见，主要为主动脉瓣狭窄及关闭不全，主动脉瓣狭窄（AS）可引起高血压、心动过速、低血容量；主动脉瓣关闭不全（AI）可引起心动过缓、对血管扩张药敏感；严重时影响循环，并易发生冠脉供血不足。

（三）患者心理准备

老年人多有衰弱感、孤独感和忧郁感，对自身病情和健康状况过度关注，害怕麻醉风险，对手术效果患得患失，恐惧手术甚至拒绝手术等。因此，医生术前应做好耐心细致的解释工作，与患者及家属建立良好的医患关系，尽可能取得他们的合作。改善患者精神心理状态，无疑对减少麻醉药物用量、维持生理状态稳定和减少术后并发症都有重要意义。

二、麻醉方法的选择和管理

（一）术前用药

任何麻醉方法和药物对老年患者都有一定的危险。麻醉选择的依据包括：①全身状况和重要器官功能受损情况；②手术部位及手术大小；③麻醉条件及设备；④麻醉师的操作技巧及临床经验；⑤患者的意愿。目前尚无适合老年人的麻醉方法和药物。总的原则：简单、安全、效果确切。常使用麻醉性镇痛药、地西泮类药和抗胆碱药。为减少胃内容物反流，有时也使用抗酸药。因老年人代谢缓慢，肝、肾血流减缓，用药量应相应减少。

（1）老年人对镇静催眠药敏感。高龄及危重患者易因意识消失而引起呼吸抑制，年龄每增加 10 岁，咪达唑仑用量减少 15%，90 岁为 0.02 ～ 0.03mg/kg。

（2）老年人对镇静药耐受量小。镇静药可导致呼吸抑制、恶心呕吐等不良反应，高龄、体重轻、体质差、肾功能异常者使用时易发生呼吸循环抑制，因此，药物用量应减少。60 岁用成人剂量的 1/3，70 岁用成人剂量的 1/4，80 岁用成人剂量的 1/5。常用镇静药有吗啡、哌替啶。通常术前 1 ～ 2 小时肌注 5 ～ 10mg 地西泮对老年人已有足够的镇静作用。

（3）镇静方法：口服给药常用地西泮 10mg，术前 30 分钟口服。肌内注射常用地西泮 10mg 或苯巴比妥钠 0.1 ～ 0.2g。静脉注射常用地西泮 0.2mg/kg，咪达唑仑 0.05 ～ 0.1mg/kg，异丙酚 200mg+ 芬太尼 0.1mg，生理盐水稀释至 50mL，用微量泵连续输注。笑气吸入也可以用于镇静。

（4）老年人唾液腺萎缩退化，分泌减少，使用抗胆碱药主要用于对抗迷走神经反射，术前应禁食水。目前认为，抗胆碱药与老年术后急性谵妄相关，如患者心率较慢，在麻醉诱导前静脉注射阿托品比麻醉前用药效果更佳。东莨宕碱的中枢抑制作用较阿托品强，更易致术后急性谵妄。

（二）麻醉药在老年人群的药代学与药效学

1. 影响麻醉药在老年人群的药代学及药效学的因素

（1）血浆蛋白结合力

老年患者血浆蛋白与麻醉药的结合力降低，使药物作用增强。老年人血浆蛋白与药物结合力降低的原因包括：①随着衰老过程，血浆蛋白，尤其是白蛋白浓度降低，限制了与麻醉药的结合；②血液循环中的白蛋白可能发生质的改变，降低其结合效能；③同时使用其他药物影响麻醉药与血浆蛋白结合；④某些并发疾病可能限制麻醉药与蛋白质结合。由于上述因素的影响，老年患者如果使用与蛋白质结合力强的麻醉药，则会产生超强的临床效应。

（2）组织成分的变化

与年龄相关的机体组织成分的重要变化包括：①骨骼肌减少，血容量减少（75 岁时减少 20% ～ 30%），因此，常规剂量的麻醉药很快扩散到相对减少的血容量中，单位时间血浆药物浓度增高而产生异常的药效；②脂肪组织随年龄增加，继而引起类脂物储存部分增加，脂溶性麻醉药易蓄积，血浆药物清除时间增加，麻醉作用时间延长。

（3）肝、肾功能改变

老年人肝脏发生退行性改变，肝细胞数量减少，肝血流量相应减少，常有萎缩和硬变，肝酶活性降低，清除率下降，解毒能力降低，使药物生物降解过程延长。再者，肝合成蛋白质的能力降低，血浆蛋白减少，白蛋白与球蛋白比值降低，影响了血浆蛋白与麻醉药的结合，使更多的药物以游离形式进入中枢神经系统产生作用。

老年人肾组织萎缩，质量减轻，肾单位减少，肾血管硬化，肾血流量减少，肾小球滤过率（老年人肾小球滤过率仅为年轻人的 60%）和尿浓缩能力降低，药物排泄减慢，血药浓度增加，药效增强，作用时间延长。

（4）中枢神经系统功能改变

表现为：①脑重量下降，容积缩小，脑沟加深，脑回变窄，脑室扩大，尤以颞、额叶为主；②神经细胞数减少，轴突减少，与相邻的神经元联系减少；③有髓纤维脱髓、变性，神经冲动传递减少、时间延长；④脑血流不随神经活动增加而增加，对高碳酸血症的反应减弱或消失，对低氧的反应性也降低，即低氧不能明显使脑血流增加；⑤受体数目减少、亲和力下降，但东莨菪碱例外。随着年龄增长，中枢神经系统的生理功能亦随神经元物质减少、脑血流量降低、脑氧耗降低以及神经递质减少等因素而降低，因此对麻醉药的需要量亦相应减少。

2. 衰老对麻醉药量 – 效关系的影响

药物对老年人的实际效应存在着显著的个体差异。围手术期麻醉药的量 – 效关系亦因老年人代谢率低、药物吸收和代谢缓慢、并发疾病等而受影响。

（1）静脉麻醉药

老年人对巴比妥类、苯二氮䓬类和麻醉性镇痛药的敏感性显著增高。硫苯妥钠使意识消失的半数有效量（ED_{50}）在老年人为 1.8mg/kg，年轻人则为 2.8mg/kg。地西泮在老年人的清除半衰期延长，其代谢产物不仅有地西泮的药效，且清除半衰期比地西泮更长，故须谨慎选择。芬太尼静脉滴注维持用药的药效比单次全量注射要长，心功能差的老年人联合使用地西泮或氧化亚氮会发生明显的循环抑制。吗啡、盐酸哌替啶用于老年人，药效可增强 2 ～ 4 倍。因此，老年人静脉用麻醉药应分次小量，避免多次重复，应观其效、充其量。

（2）吸入麻醉药

心排血量减少，对吸入麻醉药的摄取和分布有重要影响。老年人 MAC 比年轻人低，40 岁以后每增加 10 岁，MAC 下降 4%，80 岁时氟烷、安氟醚和异氟醚的 MAC 分别由 0.75%、1.68%、1.15% 降至 0.64%、1.41%、0.8%。心、脑、肾功能减退者，宜选用异氟醚。

（3）肌松药及其拮抗药

老年人血浆胆碱酯酶活力降低，清除率降低，琥珀胆碱剂量须酌减，重复使用时更应减少。对非去极化类肌松药，老年人与年轻人的剂量和药效相仿，但起效慢，作用时间延长。泮库溴铵在 75 岁老人体内的清除，半衰期为中青年的 2 倍；阿曲可林的剂量和药效几乎不受年龄影响；新斯的明的拮抗效应与年龄明显相关，静脉注射 0.05mg/kg 的起效时间和最大拮抗作用在老年人中与年轻人相仿，但作用时间明显延长。

3. 老年人麻醉特点

老年人麻醉的特点有：①老年人内环境稳定性降低，心肌储备功能减退。因此，对麻醉等应激反应的调节能力降低。②老年人局部血液循环较差，皮下或肌内注射药物吸收慢而不规则，生物利用度低。③体内水分及肌肉成分降低，脂肪比上升和非脂肪部分减少，水溶性药物在脂肪组织中分布较少，在血浆中浓度较高，平均剂量都易产生蓄积中毒。④脂溶性药物分布容积增加，使药物从脂肪库中反流至循环血中的时间延长，血药浓度上升，作用增加，维持时间延长。⑤老年人肝血流减少，肝药酶活性下降，对药物的代谢降低，药物半衰期延长。肾功能低下导致药物从肾排泄减少，药物作用时间延长，多次用药易蓄积中毒。⑥老年患者有部分或全口缺牙，或有牙槽嵴的不均衡吸收，有可能影响注射的准确性。

（三）颌面部手术的麻醉特点及麻醉方法的选择

从麻醉角度而言，口腔颌面部手术的麻醉难点在于如何建立和维持呼吸道通畅。由于颌面部解剖的特点，麻醉诱导时，咽喉肌松弛易致呼吸道不同程度的梗阻，同时又因张口困难，颈部活动受限而增加插管难度，气管拔管后易发生气道梗阻窒息。加上老年患者常合并有心、肺、肝、肾、脑等重要脏器功能改变，更增加了麻醉的难度。

麻醉方法的选择不仅取决于患者的病理生理状况和手术方式，还要根据麻醉医师的经验和技术。麻醉方案尽量简单，在有效抑制手术应激反应的同时，还要减少对患者生理的干扰，麻醉关键是要维持术中生理状态，包括细胞供氧 / 需氧平衡，体液平衡及血流动力学稳定等。

对于某些手术，选择局部麻醉的优点在于：①降低术后负氮平衡；②减少手术刺激引起的内分泌系统应激反应；③减少失血量；④减少术后血栓形成；⑤减少术后中枢神经系统功能障碍。但老年患者由于局麻镇痛不全或手术应激反应过强而致的心脑意外，也不能忽视。由于手术部位及某些解剖位置，不宜采用局麻者，或手术范围大、时间长或多区域手术患者，以及精神极度紧张不能合作者，为避免局麻药过量或镇痛不全，宜选全身麻醉。全麻优点在于能完全消除手术疼痛或不适，并能较好地调控机体反应。

（四）常用麻醉方法

口腔颌面外科手术要求麻醉平稳，镇痛完全，常不需要特别的肌肉松弛效果。麻醉应以患者能接受，手术区无痛、安全，术后恢复迅速为原则，结合患者的体质、精神、手术部位、时间等综合考虑。

1. 局部麻醉

局部麻醉简称局麻，是利用神经传导药物使麻醉作用局限于身体某一局部的方法。感觉神经传导功能被阻滞后，局部的痛觉及感觉被抑制或消失；如果运动神经同时被阻滞，则肌肉运动减弱或完全松弛。大部分口腔颌面部手术和操作，都可在局麻下进行。老龄患者临床最常用的是局部麻醉。局麻安全有效，操作简单，患者保持清醒，术后护理方便，口腔科常用来控制牙痛，治疗牙体、牙髓、牙周疾病和施行一般口腔颌面外科手术。局部麻醉适用于部位浅表、范围较小的手术，神经阻滞麻醉要求操作者熟练掌握颌面部神经的分布、走向及阻滞方法。

局麻药按照其化学结构可以分为酯类和酰胺类。现在国内临床常用的酯类局麻药物有普鲁卡因和地卡因等，酰胺类局麻药物有利多卡因和布比卡因等。酯类局麻药和酰胺类局麻药除了在起效时间和时效有明显不同外，酯类局麻药是在血浆内被水解或被胆碱酯酶所分解；酰胺类局麻药则在肝脏被酰胺酶所分解。酯类局麻药所含的对氨基化合物可形成半抗原，以致引起变态反应（即过敏）；酰胺类局麻药则不形成半抗原，故引起变态反应者甚为少见。临床上常用的局部麻醉方法有表面麻醉、浸润麻醉以及阻滞麻醉。

理想的局麻药物应具备的条件有：①能产生完全的局部麻醉，不损伤神经和其他组织，不遗留有感觉和运动障碍。②麻醉起效迅速，穿透力强，弥散广，毒性低。③麻醉维持时间长，足以完成手术治疗。④易溶于适当的溶剂中，并且在溶液中可长时间保持性能稳定。⑤容易消毒，经高温高压消毒不分解。⑥对组织无刺激性，无成瘾性，不产生不良反应。

2. 全身麻醉

全身麻醉因给药方式的不同，可分为吸入麻醉、静脉麻醉和静吸复合麻醉。

吸入麻醉是经呼吸道吸入麻醉气体或挥发性麻醉药的蒸气而产生全身麻醉作用。吸入麻醉药分为挥发性麻醉药和气体麻醉药。目前临床常用的吸入麻醉药有安氟醚、异氟醚、七氟醚、地氟醚、氧化亚氮（笑气）等。这些药物对呼吸道刺激较小，对手术刺激及疼痛抑制效果良好，且有缓解支气管痉挛的作用。这些药较少代谢分解，大部分以原形自肺排出，苏醒较快，适合老年人麻醉。

静脉麻醉是经静脉给人麻醉药物产生全身麻醉作用。全麻药物经静脉给药后，通过血流转运迅速进入中枢系统并作用于效应部位，使机体达到麻醉状态。常用的静脉麻醉药物包括异丙酚、咪达唑仑、依托咪酯等。静脉麻醉的给药方式包括单次注射、恒速注射和靶控输注技术。全凭静脉麻醉指完全采用静脉麻醉药及其辅助药来对患者实施麻醉的方法。

静脉麻醉和吸入麻醉相结合的麻醉方法称静吸复合麻醉。常用的方法是静脉诱导后采用静吸复合维持麻醉。

口腔颌面部手术以及一般情况差、手术范围广、创伤大的出血性手术，宜采用气管内插管结合全身麻醉的方式。在气管插管的全身麻醉中，控制患者呼吸，合理选配和应用静脉或吸入麻醉药，采用静脉麻醉或静吸复合全身麻醉可以最大限度维持循环的稳定。全麻维持原则为：选时效短、术后苏醒快、毒性小、麻醉深浅可调节的多种药物小剂量复合。现代全身麻醉虽选择用药侧重不同，但多为平衡麻醉技术，复合使用不同的麻醉药物和方法，如静吸复合或全凭静脉麻醉，尽可能减少麻醉药物用量。

（五）老年人颌面部手术的麻醉管理和术后处理

老年人麻醉管理的总则主要包括：①尽力维持适合于患者的心率及血压，心动过速比低血压更易造成心肌缺血；②注意诱发心律失常的因素，如二氧化碳蓄积和缺氧、儿茶酚胺增高、血压波动、电解质及酸碱平衡紊乱（尤其钾离子显著）、手术刺激及低温；③加强监测。

1. 麻醉期间患者的管理

（1）循环监测和管理

麻醉及手术过程中，除常规监测血压、脉搏、呼吸和心率外，还应监测血氧饱和度，呼气末 CO_2 分压及尿量。有心血管病变者，最好监测中心静脉压。手术范围广、出血量较多者，应检测动脉血压。

（2）进行呼吸监测和气道管理

确保呼吸道通畅及通气量充足。在发生麻醉意外的患者中，90% 是因呼吸管理不善，包括气道管理和通气管理两方面。口腔颌面手术患者麻醉后极易发生呼吸道梗阻，如舌后坠、喉痉挛、支气管痉挛、呼吸道被分泌物、血液及异物堵塞等，应注意托扶患者下颌，随时清除口腔分泌物，并及时行气管内插管。在气道及其周围进行手术操作会影响气道畅通。术中患者头部转向对侧或取侧卧位，亦可造成导管折曲，导管斜面与气管壁相贴受阻，造成气道通气不畅。因此要恰当固定导管，并随时调整导管深浅和位置，防止导管脱出。

（3）局麻应充分阻滞，完善镇痛

全麻深度应根据患者身体状况、手术要求、手术进程和患者对麻醉用药的反应等做出适时调整，有效的麻醉能完善镇痛、保持肌肉松弛，又能在手术结束后使患者尽快苏醒。

（4）控制液体入量

就颌面外科手术来讲，输液主要是补充手术失血，其次是补充手术中的功能性细胞外液丢失。对于老年患者，应根据其心肺功能严格控制输入量，谨防输液量不当引起心衰、肺水肿等并发症。此外，输液要保持血压平稳。伴有高血压的患者，调控血压的标准应以基础值为准，而非“正常值”，术中以不低于或高出基础值的 30% 为宜。对造成老年人围手术期心律失常的因素应及时纠正。

（5）监测和管理颅内压

持续监测颅内压是颅颌面手术的常规监测项目，目的是将颅内压控制在一个安全范围内，必要时可采取一些降低颅内压的措施，临床上首选过度通气。还可以输注甘露醇，应用肾上腺皮质激素等，以预防脑水肿的发生。

2. 术后管理

（1）颌面部手术后极易出现呼吸道不通畅，其预防的重点在于防止气道阻塞。即使患者术毕完全清醒，循环、呼吸等生命体征及各种监测参数在正常范围内，也不能贸然轻率拔管。

（2）老年人最常见的术后并发症是呼吸道感染和心血管意外。气管插管及吸痰操作应注意无菌操作，减少感染机会，还应防止术后缺氧及通气不足导致的呼吸衰竭。老年人多有冠心病、高血压等系统性疾病，应注意维持心血管系统稳定，特别要防止术后疼痛导致的高血压、心动过速及心肌缺血。

（3）适当镇痛。术后疼痛常使患者躁动不安、恶心、呕吐，甚至诱发心血管并发症，故术后应视情况给予适量的镇静、镇痛药，减轻患者创伤应激反应，但应注意老年人用药剂量不宜过大。

（4）防治术后恶心、呕吐。术后恶心、呕吐可能是麻醉药的不良反应，也可能是分泌物、血液或手术创伤刺激咽部所致。在消除诱因的同时，可给予适量氟哌啶镇静、镇吐。

（5）神经系统功能异常。老年人术后神经系统功能异常主要表现为清醒时间延长，苏醒期兴奋或谵妄，定向障碍等。应密切观察，排除麻醉因素后，针对病因给予对症处理。

参考文献

[1] 王玮 . 现代实用口腔医学 [M]. 昆明：云南科学技术出版社，2020.

[2] 葛强 . 儿童口腔新思维场景化运营 [M]. 沈阳：辽宁科学技术出版社，2020.

[3] 何宏文 . 实验口腔颌面解剖学 [M]. 广州：中山大学出版社，2020.

[4][美] 泽耶夫・达维奥维奇 . 临床整合口腔正畸学 [M]. 上海：同济大学出版社，2020.

[5][英]Eliakim Mizrahi. 口腔正畸临床技巧与科学管理 [M]. 北京 / 西安：世界图书出版公司，2020.

[6] 宋蓉 . 现代口腔医学修复技术与教育创新 [M]. 北京：中国纺织出版社，2020.

[7] 张志愿，俞光岩 . 口腔颌面外科临床解剖学 [M]. 济南：山东科学技术出版社，2020.

[8] 姚江武 . 团队口腔医学 [M]. 沈阳：辽宁科学技术出版社，2019.

[9] 张志愿 . 口腔医学（四）[M]. 北京：中国协和医科大学出版社，2019.

[10] 潘巧玲 . 临床口腔疾病诊治 [M]. 长春：吉林科学技术出版社，2019.

[11] 秦昌娟 . 口腔临床实用技术 [M]. 北京：中国纺织出版社，2019.

[12] 王佃亮，唐志辉，危岩 . 口腔科医师处方 [M]. 北京：中国协和医科大学出版社，2019.

[13] 王楠 . 实用口腔医学 [M]. 第 2 版长春：吉林科学技术出版社，2019.

[14] 吴补领，刘洪臣，范兵 . 老年口腔医学 [M]. 西安：西安交通大学出版社，2019.

[15] 姜蕾 . 口腔科疾病诊治 [M]. 长春：吉林科学技术出版社，2019.

[16] 唐红萍，朱兰省，崔永新 . 现代口腔诊疗学 [M]. 汕头：汕头大学出版社，2019.

[17] 徐国权 . 口腔临床技术与临床实践 [M]. 长春：吉林科学技术出版社，2019.

[18] 刘青，许玲，赵永波 . 当代口腔疾病诊断与治疗 [M]. 长春：吉林科学技术出版社，2019.

[19] 陈乃玲，孙传红，吴国荣 . 口腔科疾病处置要点 [M]. 长春：吉林科学技术出版社，2019.

[20] 张江云 . 口腔疾病诊疗技术常规 [M]. 长春：吉林科学技术出版社，2019.

[21] 米方林 . 口腔医学 [M]. 第 2 版南京：江苏凤凰科学技术出版社，2018.

[22] 刘健 . 精编临床口腔医学 [M]. 上海：上海交通大学出版社，2018.

[23] 靳松，马春燕，杨涛 . 口腔医学与美容 [M]. 南昌：江西科学技术出版社，2018.

[24] 燕贵军 . 精编口腔科学 [M]. 上海：上海交通大学出版社，2018.

[25] 卞金有 . 口腔公共卫生 [M]. 南宁：广西科学技术出版社，2018.

[26] 刘龙坤 . 实用口腔疾病诊疗技术 [M]. 天津：天津科学技术出版社，2018.

[27] 高玉琴 . 口腔护理临床操作流程 [M]. 沈阳：辽宁科学技术出版社，2018.

[28] 李洁 . 口腔疾病临床策略与技巧 [M]. 北京：科学技术文献出版社，2018.

[29] 陈宜辉 . 实用临床口腔诊疗精要 [M]. 哈尔滨：黑龙江科学技术出版社，2018.

[30] 李晔，陈玮粲，蒋斯 . 口腔科实用诊疗技术 [M]. 北京：科学技术文献出版社，2018.

[31] 卜华伟 . 牙周病与口腔正畸治疗 [M]. 天津：天津科学技术出版社，2018.

[32] 曲兆明 . 口腔种植与牙周病诊治技术 [M]. 天津：天津科学技术出版社，2018.

[33] 徐平 . 临床口腔医学疾病诊断与治疗 [M]. 长春：吉林科学技术出版社，2018.